RECUEIL
DES PIECES
LES PLUS INTÉRESSANTES

SUR

LE MAGNÉTISME ANIMAL.

Chez GASTELIER, Libraire,
Parvis Notre-Dame, N°. 15.

M. DCC. LXXXIV.

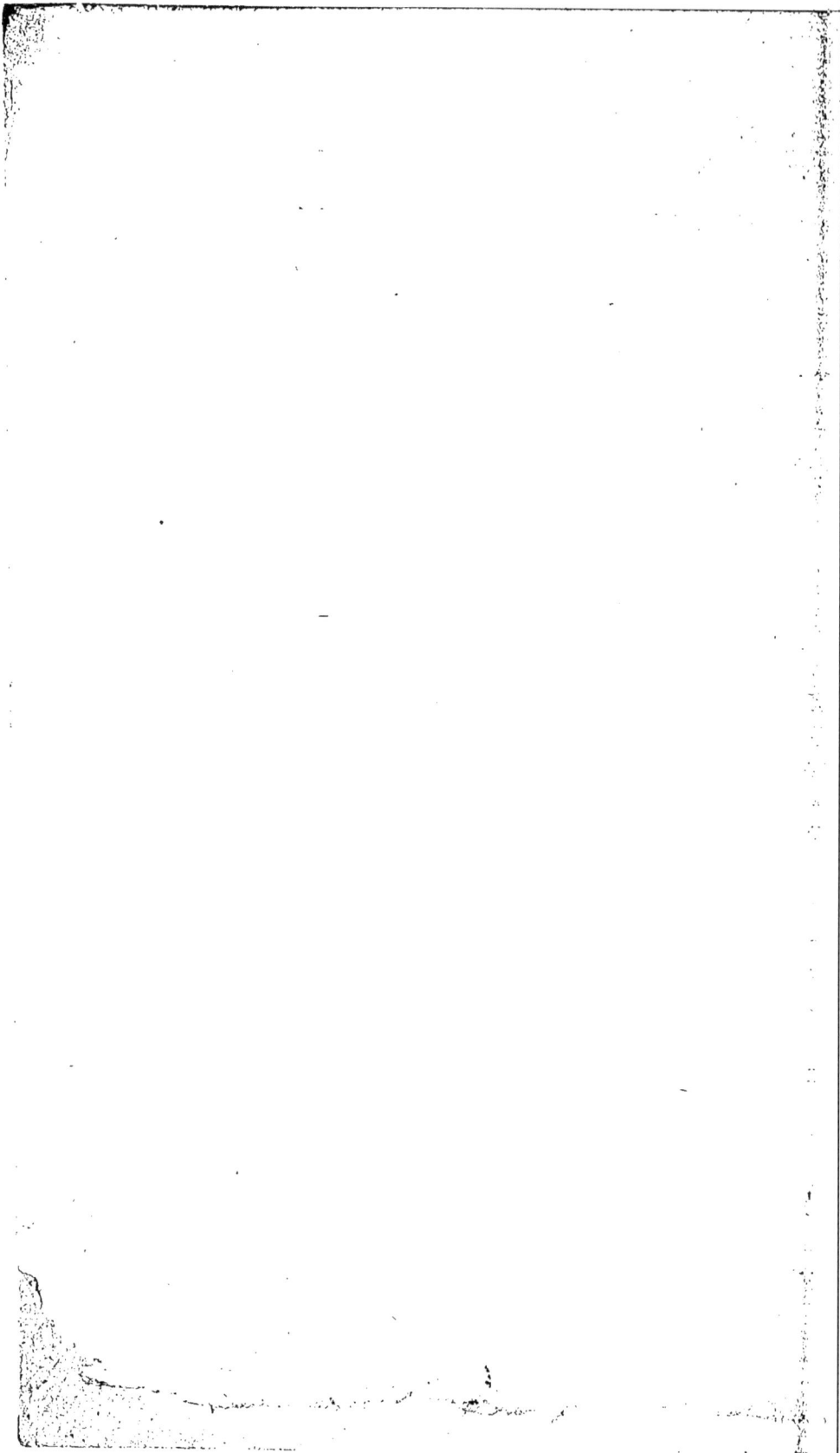

AVERTISSEMENT.

LA découverte du MAGNÉTISME ANIMAL, de ce phénomene ſi grand & ſi peu connu, devoit naturellement exciter la curioſité du Public ; ſon application à la guériſon des maladies, ajoute à l'intérêt que doivent y prendre les Savans & les Médecins. Le principe de ſon action, ſes effets variés, la différence de ſes impreſſions ſur les individus, ont donné lieu à un grand nombre d'Écrits dans leſquels on a cherché à diſcuter les effets & l'utilité de cet agent extraordinaire. Des hommes prévenus en ont parlé différemment, & ont porté un jugement trop précipité ſur un objet qui demandoit un examen lent, impartial & réfléchi. Nous avons cru rendre ſervice au Public, en entreprenant le Recueil des Pieces les plus intéreſſantes qui ont été données ſur cette matiere, & en mettant ſous ſes yeux dès-à-préſent, le Tableau des effets *ſalutaires que l'application du* MAGNÉTISME ANIMAL *a produits.*

Déſirant d'être utiles & d'inſtruire plutôt que d'amuſer, nous avons mis de côté les Pieces que la plaiſanterie ſeule a pu dicter, & celles où l'eſprit de parti & l'amertume de la diſpute ſe montroient trop ouvertement.

Ce Recueil ne renferme pas encore tout ce qui peut intéreſſer le Lecteur dans les Écrits qui ont déja vu le jour ſur cette matiere ; mais ſi le Public accueille cette premiere Collection, nous nous empreſſerons de lui offrir inceſſamment la ſuite des Pieces les plus eſſentielles qui ont paru ou qui pourront paroître, en ne faiſant aucune diſtinction d'opinions, & en ne mettant d'autre regle à notre choix que l'utilité publique & l'avancement des connoiſſances.

MÉMOIRE

MÉMOIRE

SUR

LA DÉCOUVERTE

DU

MAGNÉTISME ANIMAL,

Par M. MESMER, *Docteur en Médecine de la Faculté de Vienne.*

AVIS
AU LECTEUR.

LA découverte ſi long-temps déſirée, d'un principe agiſſant ſur les nerfs, doit intéreſſer tous les hommes ; elle a le double objet d'ajouter à leurs connoiſſances & de les rendre plus heureux, en leur offrant un moyen de guérir des maladies qui jusqu'à préſent ont été traitées avec peu de ſuccès. L'avantage & la ſingularité de ce ſyſtême déterminerent, il y a quelques années, l'empreſſement du Public à ſaiſir avidement les premieres eſpérances que j'en donnai ; c'eſt en les dénaturant, que l'envie, la préſomption & l'incrédulité ſont parvenues en peu de temps à les placer au rang des illuſions, & à les faire tomber dans l'oubli.

Je me ſuis vainement efforcé de les faire revivre par la multiplicité des faits ; les préjugés ont prévalu, & la vérité a été ſacrifiée. Mais, dit-on aujourd'hui, *en quoi conſiſte cette découverte ? — comment y êtes-vous parvenu ? — quelles idées peut-on ſe faire de ſes avantages ? — & pourquoi n'en avez-vous pas enrichi vos concitoyens ?* Telles ſont les queſtions qui m'ont été faites depuis mon séjour à Paris, par les personnes les plus capables d'approfondir une question nouvelle.

C'est pour y répondre d'une maniere satisfaisante, donner une idée générale du systême que je propose, le dégager des erreurs dont il a été enveloppé, & faire connoître les contrariétés qui se sont opposées à sa publicité, que je publie ce Mémoire : il n'est que l'avant-coureur d'une théorie que je donnerai, dès que les circonstances me permettront d'indiquer les regles pratiques de la méthode que j'annonce. C'est sous ce point de vue, que je prie le Lecteur de considérer ce petit Ouvrage. Je ne me dissimule pas qu'il offrira bien des difficultés ; mais il eſt néceſſaire de ſavoir qu'elles ſont de nature à n'être aplanies par aucun raiſonnement, ſans le concours de l'expérience : elle ſeule diſſipera les nuages, & placera dans ſon jour cette importante vérité : que LA NATURE OFFRE UN MOYEN UNIVERSEL DE GUÉRIR ET DE PRÉSERVER LES HOMMES.

MÉMOIRE

SUR

LA DÉCOUVERTE

DU

MAGNÉTISME ANIMAL.

L'HOMME eſt naturellement Obſervateur. Dès ſa naiſſance, ſa ſeule occupation eſt d'obſerver, pour apprendre à faire uſage de ſes organes. L'œil, par exemple, lui ſeroit inutile, ſi la Nature ne le portoit d'abord à faire attention aux moindres variations dont il eſt ſuſceptible. C'eſt par les effets alternatifs de la jouiſſance & de la privation, qu'il apprend à connoître l'exiſtence de la lumiere & ſes différentes gradations ; mais il reſteroit dans l'ignorance de la diſtance, de la grandeur & de la forme des objets, ſi, en comparant & combinant les impreſſions des autres organes, il n'apprenoit à les rectifier l'un par l'autre. La plupart des ſenſations, ſont donc le réſultat de ſes réflexions ſur les impreſſions réunies dans ſes organes.

C'eſt ainſi que l'homme paſſe ſes premieres années à acquérir l'uſage prompt & juſte de ſes ſens : ſon penchant à obſerver, qu'il tient de la Nature, le met en état de ſe former lui-même ; & la perfection de ſes facultés dépend de ſon application plus ou moins conſtante.

Dans le nombre infini d'objets qui s'offrent ſucceſſivement à lui, ſon attention ſe porte eſſentiellement ſur ceux qui l'intéreſſent par des rapports plus particuliers.

Les obſervations des effets que la Nature opere univerſellement & conſtamment ſur chaque individu, ne ſont pas l'apanage excluſif des Philoſophes ; l'intérêt univerſel fait preſque de tous les individus autant d'Obſervateurs. Ces obſervations multipliées, de tous les temps & de tous les lieux, ne nous laiſſent rien à déſirer ſur leur réalité.

L'activité de l'eſprit humain, jointe à l'ambition de ſavoir, qui n'eſt jamais ſatiſfaite, cherchant à perfectionner des connoiſſances précédemment acquiſes, abandonne l'obſervation, & y ſupplée par des ſpéculations vagues & ſouvent frivoles; elle forme & accumule des ſyſtêmes qui n'ont que le mérite de leur myſtérieuſe abſtraction; elle s'éloigne inſenſiblement de la vérité, au point de la faire perdre de vue, & de lui ſubſtituer l'ignorance & la ſuperſtition.

Les connoiſſances humaines, ainſi dénaturées, n'offrent plus rien de la réalité qui les caractériſoit dans le principe.

La Philoſophie a quelquefois fait des efforts pour ſe dégager des erreurs & des préjugés; mais, en renverſant ces édifices avec trop de chaleur, elle en a recouvert les ruines avec mépris, ſans fixer ſon attention ſur ce qu'elles renfermoient de précieux.

Nous voyons chez les différens peuples les mêmes opinions conſervées ſous une forme ſi peu avantageuſe & ſi peu honorable pour l'eſprit humain, qu'il n'eſt pas vraiſemblable qu'elles ſe ſoient établies ſous cette forme.

L'impoſture & l'égarement de la raiſon, auroient en vain tenté de concilier les Nations, pour leur faire généralement adopter des ſyſtêmes auſſi évidemment abſurdes & ridicules que nous les voyons aujourd'hui; la vérité ſeule & l'intérêt général, ont pu donner à ces opinions leur univerſalité.

On pourroit donc avancer, que parmi les opinions vulgaires de tous les temps, qui n'ont pas leurs principes dans le cœur humain, il en eſt peu qui, quelque ridicules & même extravagantes qu'elles paroiſſent, ne puiſſent être conſidérées comme le reſte d'une vérité primitivement reconnue.

Telles ſont les réflexions que j'ai faites ſur les connoiſſances en général, & plus particuliérement ſur le ſort de la doctrine de l'influence des corps céleſtes ſur la planete que nous habitons. Ces réflexions m'ont conduit à rechercher, dans les débris de cette ſcience, avilie par l'ignorance, ce qu'elle pouvoit avoir d'utile & de vrai.

D'après mes idées ſur cette matiere, je donnai à *Vienne*, en 1766, une Diſſertation *de l'influence des planetes ſur le corps humain.* J'avançois d'après les principes connus de l'attraction univerſelle, conſtatée par les obſervations qui nous apprennent que les planetes s'affectent mutuellement dans leurs orbites, & que la lune & le ſoleil cauſent & dirigent ſur notre globe le flux & reflux dans la mer, ainſi que dans l'atmoſphere; j'avançois, dis-je, que ces ſpheres exercent auſſi une action directe ſur toutes les parties conſtitutives des corps animés, particuliérement ſur le *ſyſtême nerveux*, moyennant un fluide qui pénetre tout : je déterminois cette action par L'INTENSION ET LA RÉMISSION des propriétés de la *matiere & des corps organiſés*, telles que ſont la *gravité*, la *cohéſion*, l'*élaſticité*, l'*irritabilité*, l'*électricité*.

Je ſoutenois que, de même que les effets alternatifs, à l'égard de la gravité, produiſent dans la mer le phénomene ſenſible que nous appelons flux & reflux, L'INTEN-

SION ET LA RÉMISSION desdites propriétés, étant sujettes à l'action du même principe, occasionnent, dans les corps animés, des effets alternatifs analogues à ceux qu'éprouve la mer. Par ces considérations j'établissois que le corps animal, étant soumis à la même action, éprouvoit aussi une sorte de *flux & reflux*. J'appuyois cette théorie de différens exemples de révolutions périodiques. Je nommois la propriété du corps animal, qui le rend susceptible de l'action des corps célestes & de la terre, MAGNÉTISME ANIMAL; j'expliquois par ce magnétisme, les révolutions périodiques que nous remarquons dans le sexe, & généralement celles que les Médecins de tous les temps & de tous les pays ont observées dans les maladies.

Mon objet alors n'étoit que de fixer l'attention des Médecins; mais loin d'avoir réussi, je m'apperçus bientôt qu'on me taxoit de singularité, qu'on me traitoit d'homme à systême, & qu'on me faisoit un crime de ma propension à quitter la route ordinaire de la Médecine.

Je n'ai jamais dissimulé ma façon de penser à cet égard, ne pouvant en effet me persuader que nous ayons fait dans l'art de guérir les progrès dont nous nous sommes flattés ; j'ai cru au contraire, que, plus nous avancions dans les connoissances du mécanisme & de l'économie du corps animal, plus nous étions forcés de reconnoître notre insuffisance. La connoissance que nous avons acquise aujourd'hui de la nature & de l'action des nerfs, toute imparfaite qu'elle est, ne nous laisse aucun doute à cet égard. Nous savons qu'ils sont les principaux agens des sensations & du mouvement, sans savoir les rétablir dans l'ordre naturel, lorsqu'il est altéré ; c'est un reproche que nous avons à nous faire. L'ignorance des siecles précédens sur ce point, en a garanti les Médecins. La confiance superstitieuse qu'ils avoient & qu'ils inspiroient dans leurs spécifiques & leurs formules, les rendoit despotes & présomptueux.

Je respecte trop la NATURE, pour pouvoir me persuader que la conservation individuelle de l'homme ait été réservée au hasard des découvertes, & aux observations vagues qui ont eu lieu dans la succession de plusieurs siecles, pour devenir le domaine de quelques particuliers.

La Nature a parfaitement pourvu à tout

pour l'exiſtence de l'individu ; la génération ſe fait ſans ſyſtême, comme ſans artifice. Comment la conſervation ſeroit-elle privée du même avantage ? celle des bêtes eſt une preuve du contraire.

Une aiguille non-aimantée, miſe en mouvement, ne reprendra que par haſard une direction déterminée ; tandis qu'au contraire, celle qui eſt aimantée ayant reçu la même impulſion, après différentes oſcillations proportionnées à l'impulſion & au magnétiſme qu'elle a reçu, retrouvera ſa premiere poſition & s'y fixera. C'eſt ainſi que l'harmonie des corps organiſés, une fois troublée, doit éprouver les incertitudes de ma premiere ſuppoſition, ſi elle n'eſt rappelée & déterminée par L'AGENT GÉNÉRAL dont je reconnois l'exiſtence : lui ſeul peut rétablir cette harmonie dans l'état naturel.

Auſſi a-t-on vu, de tous les temps, les maladies s'aggraver & ſe guérir avec & ſans le ſecours de la Médecine, d'après différens ſyſtêmes & les méthodes les plus oppoſées. Ces conſidérations ne m'ont pas permis de douter qu'il n'exiſte dans la Nature, un principe univerſellement agiſſant, & qui, indépendamment de nous, opere ce que nous attribuons vaguement à l'Art & à la Nature.

Ces réflexions m'ont insensiblement écarté du chemin frayé. J'ai soumis mes idées à l'expérience pendant douze ans, que j'ai consacrés aux observations les plus exactes sur tous les genres de maladies ; & j'ai eu la satisfaction de voir les maximes que j'avois pressenties, se vérifier constamment.

Ce fut sur-tout pendant les années 1773 & 1774, que j'entrepris chez moi le traitement d'une demoiselle, âgée de vingt-neuf ans, nommée Œsterline, attaquée depuis plusieurs années d'une maladie convulsive dont les symptômes les plus fâcheux étoient, que le sang se portoit avec impétuosité vers la tête, & excitoit dans cette partie les plus cruelles douleurs de dents & d'oreilles, lesquelles étoient suivies de délire, fureur, vomissement & syncope. C'étoit pour moi l'occasion la plus favorable d'observer avec exactitude, ce genre de *flux & reflux* que le MAGNÉTISME ANIMAL fait éprouver au corps humain. La malade avoit souvent des crises salutaires, & un soulagement remarquable en étoit la suite ; mais ce n'étoit qu'une jouissance momentanée & toujours imparfaite.

Le désir de pénétrer la cause de cette imperfection, & mes observations non-interrompues, m'amenerent successivement au point de reconnoître l'opération de la Nature, & de la pénétrer assez pour prévoir & annoncer, sans incertitude, les différentes révolutions de la maladie. Encouragé par ce premier succès, je ne doutai plus de la possibilité de la porter à sa perfection, si je parvenois à découvrir qu'il existât entre les corps qui composent notre globe, une action également réciproque & semblable à celle des corps célestes, moyennant laquelle je pourrois imiter artificiellement les révolutions périodiques du flux & reflux dont j'ai parlé.

J'avois sur l'aimant les connoissances ordinaires : son action sur le fer, l'aptitude de nos humeurs à recevoir ce minéral, & les différens essais faits tant en France, qu'en Allemagne & en Angleterre, pour les maux d'estomac & douleur de dents, m'étoient connus. Ces motifs, joints à l'analogie des propriétés de cette matiere avec le systême général, me la firent considérer comme la plus propre à ce genre

d'épreuve.

d'épreuve. Pour m'aſſurer du ſuccès de cette expérience, je préparai la malade, dans l'intervalle des accès, par un uſage continué des martiaux.

Mes relations de ſociété avec le Pere Hell, Jéſuite, Profeſſeur d'Aſtronomie à Vienne, me fournirent enſuite l'occaſion de le prier de me faire exécuter par ſon artiſte pluſieurs pieces aimantées, d'une forme commode à l'application: il voulut bien s'en charger & me les remettre.

La malade ayant éprouvé, le 28 juillet 1774, un renouvellement de ſes accès ordinaires, je lui fis l'application ſur l'eſtomac & aux deux jambes, de trois pieces aimantées. Il en réſultoit, peu de temps après, des ſenſations extraordinaires; elle éprouvoit intérieurement des courans douloureux d'une matiere ſubtile, qui, après différens efforts pour prendre leur direction, ſe déterminerent vers la partie inférieure, & firent ceſſer pendant ſix heures tous les ſymptômes de l'accès. L'état de la malade m'ayant mis le lendemain dans le cas de renouveler la même épreuve, j'en obtins les mêmes ſuccès. Mon obſervation ſur ces effets, combinée avec mes idées ſur le ſyſtême général, m'éclaira d'un nouveau jour : en confirmant mes précédentes idées ſur l'influence de L'AGENT GÉNÉRAL, elle m'apprit qu'un autre principe faiſoit agir l'aimant, incapable par lui-même de cette action ſur les nerfs ; & me fit voir que je n'avois que quelques pas à faire pour arriver à la THÉORIE IMITATIVE qui faiſoit l'objet de mes recherches.

Quelques jours après, ayant rencontré le Pere Hell, je lui appris, par forme de converſation, le meilleur état de la malade, les bons effets de mon procédé, & l'eſpoir que j'avois, d'après cette opération, de rencontrer bientôt le moyen de guérir les maladies de nerfs.

J'appris, peu de temps après, dans le public & par les Journaux, que ce Religieux, abuſant de ſa célébrité en Aſtronomie, & voulant s'approprier une découverte dont il ignoroit entiérement la nature & les avantages, s'étoit permis de publier qu'avec des pieces aimantées, auxquelles il ſuppoſoit une vertu ſpécifique dépendante de leur forme, il s'étoit aſſuré des moyens de guérir les maladies de nerfs les plus graves. Pour accréditer cette opinion, il avoit adreſſé à pluſieurs Académies des garnitures composées de pieces aimantées de toutes les formes, en indiquant, d'après leur figure, l'analogie qu'elles avoient avec les différentes maladies. Voici comme il s'exprimoit: » J'ai découvert, » dans ces figures conformes au *tourbillon* » *magnétique*, une perfection de laquelle » dépend la vertu spécifique contre les ma- » ladies; c'est par le défaut de cette per- » fection, que les épreuves faites en An- » gleterre & en France, n'ont eu aucun » succès «. Et en affectant de confondre la fabrication des figures aimantées, avec la découverte dont je l'avois entretenu, il terminoit par dire » qu'il avoit tout com- » muniqué aux Médecins, & particuliére- » ment à moi, dont il continueroit à se » servir pour faire ses épreuves «.

Les écrits réitérés du Pere Hell sur cette matiere, transmirent au public, toujours avide d'un spécifique contre les maladies nerveuses, l'opinion mal-fondée, savoir, que la découverte en question consistoit dans le seul emploi de l'aimant. J'écrivis à mon tour pour détruire cette erreur, en publiant l'existence du MAGNÉTISME ANIMAL, essentiellement distinct de l'*aimant*; mais le public, prévenu par un homme en réputation, resta dans son erreur.

Je continuai mes épreuves sur différentes maladies, afin de généraliser mes connoissances & d'en perfectionner l'application.

Je connoissois particuliérement M. le Baron de *Stoërck*, Président de la Faculté de Médecine à Vienne, & premier Médecin de Sa Majesté. Il étoit d'ailleurs convenable qu'il fût bien instruit de la nature de ma découverte & de son objet. Je mis en conséquence sous ses yeux les détails circonstanciés de mes opérations, particuliérement sur la communication & les courans de la matiere magnétique animale; & je l'invitai à s'en assurer par lui-même, en lui annonçant que mon intention étoit de lui rendre compte, par la suite, de tous les progrès que je pourrois faire dans cette nouvelle carriere; & que pour lui donner la preuve la plus certaine de mon attachement, je lui communiquerois mes moyens sans aucune réserve.

La timidité naturelle de ce Médecin, appuyée sans doute sur des motifs que mon intention n'est pas de pénétrer, le détermina à me répondre qu'il ne vouloit rien connoître de ce que je lui annonçois, & qu'il m'invitoit à ne pas compromettre la

Faculté par la publicité d'une innovation de ce genre.

Les préventions du public & les incertitudes ſur la nature de mes moyens, me déterminerent à publier une *Lettre le 5 Janvier 1775 à un Médecin étranger*, dans laquelle je donnois une idée préciſe de ma théorie, des ſuccès que j'avois obtenus juſqu'alors, & de ceux que j'avois lieu d'eſpérer. J'annonçois la nature & l'action du MAGNÉTISME ANIMAL, & l'analogie de ſes propriétés avec celles de l'*aimant* & de l'*électricité*. J'ajoutois, » que tous les » corps étoient, ainſi que l'aimant, ſuſ- » ceptibles de la communication de ce » principe magnétique; que ce fluide pé- » nétroit tout; qu'il pouvoit être accumulé » & concentré comme le fluide électrique; » qu'il agiſſoit dans l'éloignement; que » les corps animés étoient diviſés en deux » claſſes, dont l'une étoit ſuſceptible de » ce magnétiſme, & l'autre d'une vertu » oppoſée qui en ſupprime l'action «. Enfin, je rendois raiſon des différentes ſenſations, & j'appuyois ces aſſertions des expériences qui m'avoient mis en état de les avancer.

Peu de jours avant la publication de cette Lettre, j'appris que M. Ingenhouſze,

Membre de l'Académie Royale de Londres, & Inoculateur à Vienne, qui, en amusant la noblesse & les personnes distinguées, par des expériences d'électricité renforcées, & par l'agrément avec lequel il varioit les effets de l'aimant, avoit acquis la réputation d'être Physicien; j'appris, dis-je, que ce particulier entendant parler de mes opérations, les traitoit de chimere, & alloit jusqu'à dire, » que le » génie Anglois étoit seul capable d'une » telle découverte, si elle pouvoit avoir » lieu «. Il se rendit chez moi, non pour se mieux instruire, mais dans l'intention unique de me persuader que je m'exposois à donner dans l'erreur, & que je devois supprimer toute publicité, pour éviter le ridicule qui en seroit la suite.

Je lui répondis qu'il n'avoit pas assez de lumieres pour me donner ce conseil; & qu'au surplus, je me ferois un plaisir de le convaincre à la premiere occasion. Elle se présenta deux jours après. La demoiselle Œsterline éprouva une frayeur & un refroidissement qui lui occasionnerent une suppression subite; elle retomba dans ses premieres convulsions. J'invitai M. Ingenhousze à se rendre chez moi. Il y vint accompagné d'un jeune Médecin. La malade étoit alors en ſyncope avec des convulſions. Je le prévins que c'étoit l'occaſion la plus favorable pour ſe convaincre par lui-même de l'éxiſtence du principe que j'annonçois, & de la propriété qu'il avoit de ſe communiquer. Je le fis approcher de la malade, dont je m'éloignai, en lui diſant de la toucher. Elle ne fit aucun mouvement. Je le rappelai près de moi, & lui communiquai le magnétiſme animal en le prenant par les mains : je le fis enſuite rapprocher de la malade, me tenant toujours éloigné, & lui dis de la toucher une ſeconde fois ; il en réſulta des mouvemens convulſifs. Je lui fis répéter pluſieurs fois cet attouchement, qu'il faiſoit du bout du doigt, dont il varioit chaque fois la direction ; & toujours, à ſon grand étonnement, il opéroit un effet convulſif dans la partie qu'il touchoit. Cette opération terminée, il me dit qu'il étoit convaincu. Je lui propoſai une ſeconde épreuve. Nous nous éloignâmes de la malade, de maniere à n'en être pas apperçus, quand même elle auroit eu ſa connoiſſance. J'offris à M. Ingenhouſze ſix taſſes de porcelaine, & le priai de m'indiquer celle à laquelle il vouloit que je communiquaſſe la vertu magnétique. Je la touchai d'après ſon choix : je fis enſuite appliquer ſucceſſivement les ſix taſſes ſur la main de la malade; lorſqu'on parvint à celle que j'avois touchée, la main fit un mouvement & donna des marques de douleurs. M. Ingenhouſze ayant fait repaſſer les ſix taſſes, obtint le même effet.

Je fis alors rapporter ces taſſes dans le lieu où elles avoient été priſes ; & après un certain intervalle, lui tenant une main, je lui dis de toucher avec l'autre, celle de ces taſſes qu'il voudroit ; ce qu'il fit : ces taſſes rapprochées de la malade, comme précédemment, il en réſulta le même effet.

La communicabilité du principe étant bien établie aux yeux de M. Ingenhouſze, je lui propoſai une troiſieme expérience, pour lui faire connoître ſon action dans l'éloignement, & ſa vertu pénétrante. Je dirigeai mon doigt vers la malade à la diſtance de huit pas : un inſtant après, ſon corps fut en convulſion, au point de la ſoulever ſur ſon lit avec les apparences de la douleur. Je continuai, dans la même poſition, à diriger mon doigt vers la malade, en plaçant M. Ingenhouſze entre elle

& moi ; elle éprouva les mêmes ſenſations. Ces épreuves répétées au gré de M. Ingenhouſze, je lui demandai s'il en étoit ſatisfait, & s'il étoit convaincu des propriétés merveilleuſes que je lui avois annoncées ; lui offrant, dans le cas contraire, de répéter nos procédés. Sa réponſe fut, qu'il n'avoit plus rien à déſirer, & qu'il étoit convaincu ; mais qu'il m'invitoit, par l'attachement qu'il avoit pour moi, à ne rien communiquer au public ſur cette matiere, afin de ne pas m'expoſer à ſon incrédulité. Nous nous ſéparâmes. Je me rapprochai de la malade pour continuer mon traitement ; il eut le plus heureux ſuccès. Je parvins le même jour à rétablir le cours ordinaire de la nature, & à faire ceſſer par-là tous les accidens qu'avoit occaſionnés la ſuppreſſion.

Deux jours après, j'appris avec étonnement que M. Ingenhouſze tenoit dans le public des propos tout oppoſés à ceux qu'il avoit tenus chez moi ; qu'il démentoit le ſuccès des différentes expériences dont il avoit été témoin ; qu'il affectoit de confondre le MAGNÉTISME ANIMAL avec l'*aimant* ; & qu'il cherchoit à ternir ma réputation, en répandant, qu'*avec le ſecours de plusieurs pieces aimantées, dont il s'étoit pourvu, il étoit parvenu à me démasquer, & à connoître que ce n'étoit qu'une supercherie ridicule & concertée.*

J'avouerai que de tels propos me parurent d'abord incroyables, & qu'il m'en coûta d'être forcé d'en regarder M. Ingenhousze comme l'auteur; mais son association avec le Jésuite Hell, les écrits inconséquens de ce dernier, pour appuyer d'aussi odieuses imputations, & détruire l'effet de ma Lettre du 5 Janvier, ne me permirent plus de douter que M. Ingenhousze ne fût coupable. Je réfutai le pere Hell, & me disposois à former une plainte, lorsque la demoiselle Œsterline, instruite des procédés de M. Ingenhousze, fut tellement blessée de se voir ainsi compromise, qu'elle retomba encore dans ses premiers accidens, aggravés d'une fievre nerveuse. Son état fixa toute mon attention pendant quinze jours. C'est dans cette circonstance, qu'en continuant mes recherches, je fus assez heureux pour surmonter les difficultés qui s'opposoient à ma marche, & pour donner à ma théorie la perfection que je désirois. La guérison de cette demoiselle en fut le premier fruit; & j'ai eu la satisfaction de la voir, depuis cette époque, jouir d'une bonne ſanté, ſe marier, & avoir des enfans.

Ce fut pendant ces quinze jours que, déterminé à juſtifier ma conduite, & à donner au public une juſte idée de mes moyens, en dévoilant la conduite de M. Ingenhouſze, j'en inſtruiſis M. de Stoërck, & lui demandai de prendre les ordres de la Cour, pour qu'une Commiſſion de la Faculté fût chargée des faits, de les conſtater & de les rendre publics. Ma démarche parut être agréable à ce premier Médecin; il eut l'air de partager ma façon de penſer, & il me promit d'agir en conſéquence, en m'obſervant toutefois qu'il ne pouvoit pas être de la Commiſſion. Je lui propoſai pluſieurs fois de venir voir la demoiſelle Œſterline, & de s'aſſurer par lui-même du ſuccès de mon traitement. Ses réponſes, ſur cet article, furent toujours vagues & incertaines. Je lui expoſai combien il ſeroit avantageux à l'humanité d'établir dans la ſuite ma méthode dans les hôpitaux; & je lui demandai d'en démontrer dans ce moment l'utilité dans celui des Eſpagnols: il y acquieſça, & donna l'ordre néceſſaire à M. Reinlein, Médecin de cette maiſon. Ce dernier fut témoin pendant huit jours des effets & de l'utilité de mes visites ; il m'en témoigna plusieurs fois son étonnement, & en rendit compte à M. de Stoërck. Mais je m'apperçus bientôt qu'on avoit donné de nouvelles impressions à ce premier Médecin : je le voyois presque tous les jours, pour insister sur la demande d'une Commission, & lui rappeler les choses intéressantes dont je l'avois entretenu ; je ne voyois plus de sa part qu'indifférence, froideur, & éloignement pour tout ce qui avoit quelque relation avec cette matiere. N'en pouvant rien obtenir, M. Reinlein ayant cessé de me rendre compte, étant d'ailleurs instruit que ce changement de conduite étoit le fruit des démarches de M. Ingenhousze, je sentis mon insuffisance pour arrêter les progrès de l'intrigue, & je me condamnai au silence.

M. Ingenhousze, enhardi par le succès de ses démarches, acquit de nouvelles forces ; il se fit un mérite de son incrédulité, & parvint en peu de temps à faire taxer d'esprit foible quiconque suspendoit son jugement, ou n'étoit pas de son avis. Il est aisé de comprendre qu'il n'en falloit pas davantage pour éloigner la multitude,

& me faire regarder au moins comme un visionnaire, d'autant que l'indifférence de la Faculté sembloit appuyer cette opinion. Ce qui me parut bien étrange, fut de la voir accueillir, l'année suivante, par M. Klinkosch, Professeur de Médecine à Prague, qui, sans me connoître & sans avoir aucune idée de l'état de la question, eut la foiblesse, pour ne rien dire de plus, d'appuyer dans des écrits publics (1), le singulier détail des impostures que M. Ingenhouſze avoit avancées sur mon compte.

Quoi qu'il en fût alors de l'opinion publique, je crus que la vérité ne pouvoit être mieux appuyée que par des faits. J'entrepris le traitement de différentes maladies, telles, entre autres, qu'une hémiplégie, suite d'une apoplexie; des suppressions, des vomissemens de sang, des coliques fréquentes & un sommeil convulsif dès l'enfance, avec un crachement de sang & ophtalmies habituelles. M. Bauer, Profes-

(1) *Lettre sur le Magnétisme animal & l'Electrophore, adressée à M. le Comte de Kinszky.* Elle a été insérée dans les Actes des Savans de Bohême, de l'année 1776, Tome II. Elle fut aussi imprimée séparément, & répandue à Vienne l'année suivante.

ſeur de Mathématiques à Vienne, d'un mérite diſtingué, étoit attaqué de cette derniere maladie. Mes travaux furent ſuivis du plus heureux ſuccès; & M. Bauer eut l'honnêteté de donner lui-même au public une relation détaillée de ſa guériſon; mais la prévention avoit pris le deſſus. J'eus cependant la ſatisfaction d'être aſſez bien connu d'un grand Miniſtre, d'un Conſeiller privé & d'un Conſeiller aulique, amis de l'humanité, qui avoient ſouvent reconnu la vérité par eux-mêmes, pour la leur voir ſoutenir & protéger: ils firent même pluſieurs tentatives pour écarter les ténebres dont on cherchoit à l'obſcurcir; mais on les éloigna conſtamment, en leur oppoſant que l'avis des Médecins étoit ſeul capable de déterminer: leur bonne volonté ſe réduiſit ainſi à m'offrir de donner à mes écrits la publicité qui me ſeroit néceſſaire dans les pays étrangers.

Ce fut par cette voie que ma Lettre explicative du 5 Janvier 1775, fut communiquée à la plupart des Académies des Sciences, & à quelques Savans. La ſeule Académie de Berlin, fit le 24 Mars de cette année, une réponſe écrite, par laquelle, en confondant les propriétés du Magnétiſme animal que j'annonçois, avec celles de l'aimant, dont je ne parlois que comme conducteur, elle tomboit dans différentes erreurs; & ſon avis étoit que j'étois dans l'illuſion.

Cette Académie n'a pas ſeule donné dans l'erreur de confondre le MAGNÉTISME ANIMAL avec le *minéral*, quoique j'aie toujours perſiſté dans mes écrits à établir que l'uſage de l'aimant, quoique utile, étoit toujours imparfait ſans le ſecours de la théorie du Magnétiſme animal. Les Phyſiciens & Médecins avec leſquels j'ai été en correſpondance, ou qui ont cherché à me pénétrer, pour uſurper cette découverte, ont prétendu & affecté de répandre, les uns, que l'aimant étoit le ſeul agent que j'employaſſe; les autres, que j'y joignois l'électricité; & cela, parce qu'on ſavoit que j'avois fait uſage de ces deux moyens. La plupart d'entre eux ont été détrompés par leur propre expérience; mais au lieu de reconnoître la vérité que j'annonçois, ils ont conclu, de ce qu'ils n'obtenoient pas de ſuccès par l'uſage de ces deux agens, que les guériſons annoncées de ma part étoient ſuppoſées, & que ma théorie étoit illuſoire. Le déſir d'écarter pour jamais de semblables erreurs, & de mettre la vérité dans son jour, m'a déterminé à ne plus faire aucun usage de l'électricité ni de l'aimant depuis 1776.

Le peu d'accueil fait à ma découverte, & la foible espérance qu'elle m'offroit pour l'avenir, me déterminerent à ne plus rien entreprendre de public à Vienne, & à faire un voyage en Souabe & en Suisse, pour ajouter à mon expérience, & me mener à la vérité par des faits. J'eus effectivement la satisfaction d'obtenir plusieurs guérisons frappantes en Souabe, & d'opérer dans les hôpitaux, sous les yeux des Médecins de Berne & de Zurich, des effets qui, en ne leur laissant aucun doute sur l'existence du MAGNÉTISME ANIMAL, & sur l'utilité de ma théorie, dissiperent l'erreur dans laquelle mes contradicteurs les avoient déjà jetés.

Ce fut de l'année 1774 à celle de 1775, qu'un Ecclésiastique, homme de bonne foi, mais d'un zele excessif, opéra dans le diocese de Ratisbonne, sur différens malades du genre nerveux, des effets qui parurent surnaturels, aux yeux des hommes les moins prévenus & les plus éclairés de cette contrée. Sa réputation s'étendit jusqu'à Vienne,

Vienne, où la ſociété étoit diviſée en deux partis: l'un traitoit ces effets d'impoſtures & de ſupercherie ; tandis que l'autre les regardoit comme des merveilles opérées par la puiſſance divine. L'un & l'autre cependant étoient dans l'erreur ; & mon expérience m'avoit appris dès-lors, que cet homme n'étoit en cela que l'inſtrument de la Nature. Ce n'étoit que parce que ſa profeſſion, ſecondée du haſard, déterminoit près de lui certaines combinaiſons naturelles, qu'il renouveloit les ſymptômes périodiques des maladies, ſans en connoître la cauſe. La fin de ces paroxiſmes étoit regardée comme des guériſons réelles : le temps ſeul put déſabuſer le public.

Me retirant à Vienne, ſur la fin de l'année 1775, je paſſai par Munich, où Son Alteſſe l'Electeur de Baviere, voulut bien me conſulter ſur cette matiere, & me demander ſi je pouvois lui expliquer ces prétendues merveilles. Je fis ſous ſes yeux des expériences qui écarterent les préjugés de ſa perſonne, en ne lui laiſſant aucun doute ſur la vérité que j'annonce. Ce fut peu de temps après que l'Académie des Sciences de cette Capitale me fit l'honneur de m'admettre au rang de ſes Membres.

Je fis, en l'année 1776, un second voyage en Baviere ; j'y obtins les mêmes succès dans des maladies de différens genres. J'opérai particuliérement la guérison d'une goutte-sereine imparfaite, avec paralysie des membres, dont étoit attaqué M. d'Osterwald, Directeur de l'Académie des Sciences de Munich ; il a eu l'honnêteté d'en rendre compte au public, ainsi que des autres effets dont il avoit été témoin (1). De retour à Vienne, je persistai jusqu'à la fin de la même année à ne plus rien entreprendre ; & je n'aurois pas changé de résolution, si mes amis ne s'étoient réunis pour la combattre : leurs instances, jointes au désir que j'avois de faire triompher la vérité, me firent concevoir l'espérance d'y parvenir par de nouveaux succès, & surtout par quelque guérison éclatante. J'entrepris dans cette vue, entre autres malades, la demoiselle Paradis, âgée de dix-huit ans, née de parens connus : particuliérement

(1) On a publié au commencement de 1778, un *Recueil des Cures opérées par le Magnétisme*, imprimé à *Leipsig*. Ce Recueil informe, dont j'ignore l'Auteur, n'a que le mérite d'avoir réuni fidellement, & sans partialité, les Relations & les Ecrits pour & contre mon systême.

connue elle-même de Sa Majeſté l'Impératrice-Reine, elle recevoit de ſa bienfaiſance une penſion dont elle jouiſſoit, comme abſolument aveugle, depuis l'âge de quatre ans. C'étoit une goutte-ſereine parfaite, avec des convulſions dans les yeux. Elle étoit de plus attaquée d'une mélancolie, accompagnée d'obſtructions à la rate & au foie, qui la jetoient ſouvent dans des accès de délire & de fureur propres à perſuader qu'elle étoit d'une folie conſommée.

J'entrepris encore la nommée Zwelferine, âgée de dix-neuf ans, étant aveugle dès l'âge de deux ans d'une goutte ſereine, accompagnée d'une taie rideuſe & très-épaiſſe, avec atrophie du globe; elle étoit de plus attaquée d'un crachement de ſang périodique. J'avois pris cette fille dans la maiſon des Orphelins à Vienne; ſon aveuglement étoit atteſté par les Adminiſtrateurs.

J'entrepris, dans le même temps, la demoiſelle Offine, âgée de dix-huit ans, penſionnée de Sa Majeſté, comme fille d'un Officier de ſes armées. Sa maladie conſiſtoit dans une phthiſie purulente & une mélancolie atrabilaire, accompagnée de convulſions, fureurs, vomiſſemens, crachemens de ſang, & ſyncopes. Ces trois malades étoient, ainſi que d'autres, logées dans ma maiſon, pour pouvoir ſuivre mon traitement ſans interruption. J'ai été aſſez heureux pour pouvoir les guérir toutes les trois.

Le pere & la mere de la demoiſelle Paradis, témoins de ſa guériſon, & des progrès qu'elle faiſoit dans l'uſage de ſes yeux, s'empreſſerent de répandre cet événement & leur ſatisfaction. On accourut en foule chez moi pour s'en aſſurer; & chacun, après avoir mis la malade à un genre d'épreuve, ſe retiroit dans l'admiration, en me diſant les choſes les plus flatteuſes.

Les deux Préſidens de la Faculté, à la tête d'une députation de leur corps, déterminés par les inſtances répétées de M. Paradis, ſe rendirent chez moi; & après avoir examiné cette demoiſelle, ils joignirent hautement leur témoignage à celui du public. M. de Stoërck, l'un de ces Meſſieurs, qui connoiſſoit particuliérement cette jeune perſonne, l'ayant traitée pendant dix ans ſans aucun ſuccès, m'exprima ſa ſatisfaction d'une cure auſſi intéreſſante, & ſes regrets d'avoir autant différé à favoriſer, par ſon aveu, l'importance de cette découverte. Pluſieurs Médecins, chacun en particulier, ſuivirent l'exemple de nos chefs, & rendirent le même hommage à la vérité.

D'après des démarches auſſi authentiques, M. Paradis crut devoir exprimer ſa reconnoiſſance en la tranſmettant, par ſes écrits, à toute l'Europe. C'eſt lui qui, dans le temps, a conſacré dans les Feuilles publiques les détails (1) intéreſſans de la guériſon de ſa fille.

---

(1) Voici pour la ſatisfaction du Lecteur, le Précis hiſtorique de cette cure ſinguliere; il a été fidellement extrait de la Relation écrite en Langue Allemande, par le pere lui-même. C'eſt lui qui me l'a remiſe au mois de Mars de l'année 1777, pour la rendre publique; elle eſt actuellement ſous mes yeux.

Marie-Thérèſe Paradis, fille unique de M. Paradis, Secrétaire de LL. MM. II. & RR. eſt née à Vienne le 15 Mai 1759: elle avoit les yeux bien organiſés.

Le 9 Décembre 1762, on s'apperçut à ſon réveil qu'elle n'y voyoit plus; ſes parens furent d'autant plus ſurpris & affligés de cet accident ſubit, que depuis ſa naiſſance, rien n'avoit annoncé de l'altération dans cet organe.

On reconnut que c'étoit une goutte-ſereine parfaite, dont la cauſe pouvoit être une humeur répercutée, ou une frayeur dont cet enfant pouvoit avoir été frappé la même nuit, par un bruit qui ſe fit à la porte de ſa chambre.

Du nombre des Médecins qui étoient venus chez moi ſatisfaire leur curioſité, étoit M. Barth, Profeſſeur d'Anatomie des maladies des yeux, & opérant de la cataracte; il avoit même reconnu deux fois que la demoiſelle Paradis jouiſſoit de la faculté de voir. Cet homme, emporté par l'envie, oſa répandre dans le public que cette demoiſelle ne voyoit pas, & qu'il s'en étoit aſſuré par lui-même; il appuyoit

---

Les parens déſolés, employerent d'abord les moyens qui furent jugés les plus propres à remédier à cet accident, tels que les véſicatoires, les ſangſues & les cauteres.

Le premier de ces moyens fut même porté fort loin, puiſque pendant plus de deux mois ſa tête fut couverte d'un emplâtre, qui entretenoit une ſuppuration continuelle. On y joignit pendant pluſieurs années les purgatifs & apéritifs, l'uſage de la plante pulſatille & de la racine de valériane. Ces différens moyens n'eurent aucun ſuccès; ſon état même étoit aggravé de convulſions dans les yeux & les paupieres, qui, en ſe portant vers le cerveau, donnoient lieu à des tranſports qui faiſoient craindre l'aliénation d'eſprit. Ses yeux devinrent ſaillans, & ils étoient tellement déplacés, qu'on n'appercevoit le plus ſouvent que le blanc; ce qui, joint à la convulſion, rendoit ſon aſpect déſagréable & pénible à ſupporter. On eut recours, l'année derniere, à l'électricité, qui lui a été adminiſtrée ſur les yeux, par plus de trois mille ſecouſſes; elle en éprouvoit juſqu'à cent par ſéance. Ce dernier moyen lui a été funeſte, & il a tellement ajouté à ſon irritabilité & à ſes convulſions, qu'on n'a pu la préſerver d'accident que par des ſaignées réitérées.

cette assertion, de ce qu'elle ignoroit ou confondoit le nom des objets qui lui étoient présentés. On lui répondoit de toute part qu'il confondoit en cela l'incapacité nécessaire des aveugles de naissance ou du premier âge, avec les connoissances acquises des aveugles opérés de la cataracte. Comment, lui disoit-on, un homme de votre profession peut-il produire une erreur aussi grossiere ? Mais son impudence répondoit à tout par l'affirmative du contraire. Le

---

M. le Baron de Wenzel, dans son dernier séjour à Vienne, fut chargé de la part de S. M de l'examiner & de lui donner des secours, s'il étoit possible; il dit après cet examen, qu'il la croyoit incurable.

Malgré cet état & les douleurs qui l'accompagnoient, ses parens ne négligerent rien pour son éducation & la distraire de ses souffrances : elle avoit fait de grands progrès dans la musique ; & son talent sur l'orgue & le clavecin, lui procura l'heureux avantage d'être connue de l'Impératrice-Reine. Sa Majesté, touchée de son malheureux état, a bien voulu lui accorder une pension.

Le Docteur Mesmer, Médecin, connu depuis quelques années par la découverte du Magnétisme animal, & qui avoit été témoin des premiers traitemens qui lui avoient été faits dans son enfance, observoit depuis quelque temps cette malade avec une attention particuliere, toutes les fois qu'il avoit occasion de la rencontrer ; il s'informoit des circonstances qui avoient accompagné cette maladie, & des moyens dont on s'étoit servi pour la traiter jusqu'alors. Ce qu'il jugeoit le plus contraire, & qui paroissoit l'inquiéter, fut la maniere dont on avoit fait usage de l'électricité.

public avoit beau lui répéter que mille témoins dépoſoient en faveur de la guériſon ; lui ſeul ſoutenant la négative, s'aſſocioit ainſi à M. Ingenhouſze, Inoculateur, dont j'ai parlé.

Ces deux perſonnages, traités d'abord comme extravagans par les perſonnes honnêtes & ſenſées, parvinrent à former une cabale pour enlever la demoiſelle Paradis à mes ſoins, dans l'état d'imperfection où

Nonobſtant le degré où cette maladie étoit parvenue, il fit eſpérer à la famille qu'il feroit reprendre aux yeux leur poſition naturelle, en appaiſant les convulſions & calmant les douleurs ; & quoiqu'on ait ſu par la ſuite qu'il avoit dès lors conçu l'eſpérance de lui rendre la faculté de voir, il ne la témoigna point aux parens, auxquels une expérience malheureuſe & des contrariétés ſoutenues, avoient fait former la réſolution de ne plus faire aucune tentative pour une guériſon qu'ils regardoient comme impoſſible.

M. Meſmer a commencé ſon traitement le 20 Janvier dernier : ſes premiers effets ont été de la chaleur & de la rougeur à la tête ; elle avoit enſuite du tremblement aux jambes & aux bras ; elle éprouvoit à la nuque un léger tiraillement, qui portoit ſa tête en arriere, & qui, en augmentant ſucceſſivement, ajoutoit à l'ébranlement convulſif des yeux.

Le ſecond jour du traitement, M. Meſmer produiſit un effet qui ſurprit beaucoup les perſonnes qui en furent témoins : étant aſſis à côté de la malade, il dirigeoit ſa canne vers ſa figure repréſentée par une glace, & en même temps qu'il agitoit cette canne, la tête de la malade en ſuivoit les mouvemens ; cette ſenſation étoit ſi forte,

étoient encore ses yeux, d'empêcher qu'elle fût présentée à Sa Majesté, comme elle devoit l'être, & d'accréditer ainsi sans retour l'imposture avancée. On entreprit à cet effet d'échauffer M. Paradis, par la crainte de voir supprimer la pension de sa fille, & plusieurs autres avantages qui lui étoient annoncés. En conséquence, il réclama sa fille. Celle-ci, de concert avec sa mere, lui témoigna sa répugnance, &

---

qu'elle annonçoit elle-même les différentes variations du mouvement de la canne. On s'apperçut bientôt, que l'agitation des yeux s'augmentoit & diminuoit alternativement, d'une maniere très-sensible; leurs mouvemens multipliés en dehors & en dedans, étoient quelquefois suivis d'une entiere tranquillité; elle fut absolue dès le quatrieme jour, & les yeux prirent leur situation naturelle: ce qui donna lieu de remarquer que le gauche étoit plus petit que le droit; mais en continuant le traitement, ils s'égaliserent parfaitement.

Le tremblement des membres cessa peu de jours après; mais elle éprouvoit à l'occiput une douleur qui pénétroit la tête, & augmentoit en s'insinuant en avant: lorsqu'elle parvint à la partie où s'unissent les nerfs optiques, il lui sembla pendant deux jours que sa tête se divisoit en deux parties. Cette douleur suivit les nerfs optiques, en se divisant comme eux; elle la définissoit comme des piqûres de pointes d'aiguilles, qui, en s'avançant successivement vers les globes, parvinrent à les pénétrer & à s'y multiplier, en se répandant dans la rétine. Ces sensations étoient souvent accompagnées de secousses.

L'odorat de la malade étoit altéré depuis plusieurs années, & la sécrétion du mucus ne se faisoit pas. Son traila crainte que ſa guériſon ne fût imparfaite. On inſiſta ; & cette contrariété, en renouvelant ſes convulſions, lui occaſionna une rechûte fâcheuſe. Elle n'eut cependant point de ſuite relativement à ſes yeux ; elle continua à en perfectionner l'uſage. Le pere la voyant mieux, & toujours animé par la cabale, renouvela ſes démarches ; il redemanda ſa fille avec chaleur, & força ſa femme à l'exiger. La fille

---

tement lui fit éprouver un gonflement intérieur du nez & des parties voiſines, qui ſe détermina dans huit jours, par une évacuation copieuſe d'une matiere verte & viſqueuſe ; elle eut en même temps une diarrhée d'une abondance extraordinaire ; les douleurs des yeux s'augmenterent, & elle ſe plaignit de vertiges. M. Meſmer jugea qu'ils étoient l'effet des premieres impreſſions de la lumiere ; il fit alors demeurer la malade chez lui, afin de s'aſſurer des précautions néceſſaires.

La ſenſibilité de cet organe devint telle, qu'après avoir couvert ſes yeux d'un triple bandeau, il fut encore forcé de la tenir dans une chambre obſcure, d'autant que la moindre impreſſion de la lumiere, ſur toutes les parties du corps indifféremment, l'agitoit au point de la faire tomber. La douleur qu'elle éprouvoit dans les yeux changea ſucceſſivement de nature : elle étoit d'abord générale & cuiſante ; ce fut enſuite une vive démangeaiſon, qui ſe termina par une ſenſation ſemblable à celle que produiroit un pinceau légérement promené ſur la rétine.

Ces effets progreſſifs donnerent lieu à M. Meſmer de penſer que la cure étoit aſſez avancée, pour donner à la malade une premiere idée de la lumiere & de ſes modifications. Il lui ôta le bandeau, en la laiſſant dans la

résista, par les mêmes motifs que précédemment. La mere, qui jusqu'alors les avoit appuyés, & m'avoit prié d'excuser les extravagances de son mari, vint m'annoncer le 29 Avril, qu'elle entendoit dès l'instant retirer sa fille. Je lui répondis qu'elle en étoit la maîtresse; mais que s'il en résultoit de nouveaux accidens, elle devoit renoncer à mes soins. Ce propos fut en-

---

chambre obscure, & l'invita à faire attention à ce qu'éprouvoient ses yeux, devant lesquels il plaçoit alternativement des objets blancs & noirs; elle expliquoit la sensation que lui occasionnoient les premiers, comme si on lui insinuoit dans le globe des pointes subtiles, dont l'effet douloureux prenoit la direction du cerveau: cette douleur & les différentes sensations qui l'accompagnoient, augmentoient & diminuoient en raison du degré de blancheur des objets qui étoient présentés; & M. Mesmer les faisoit cesser tout-à-fait, en leur substituant des noirs.

Par ces effets successifs & opposés, il fit connoître à la malade que la cause de ses sensations étoit externe, & qu'elles différoient en cela de celles qu'elle avoit eues jusqu'alors; il parvint ainsi à lui faire concevoir la différence de la lumiere & de sa privation, ainsi que de leur gradation. Pour continuer son instruction, M. Mesmer lui présenta les différentes couleurs; elle observoit alors que la lumiere s'insinuoit plus doucement, & lui laissoit quelque impression: elle les distingua bientôt en les comparant, mais sans pouvoir retenir leurs noms, quoiqu'elle eût une mémoire très-heureuse. A l'aspect du noir, elle disoit tristement qu'elle ne voyoit plus rien, & que cela lui rappeloit sa cécité.

tendu de sa fille ; il émut sa sensibilité, & elle retomba dans un état de convulsion. Elle fut secourue par M. le Comte de Pellegrini, l'un de mes malades. La mere qui entendit ses cris, me quitta brusquement, arracha sa fille avec fureur des mains de la personne qui la secouroit, en disant: Malheureuse, tu es aussi d'intelligence avec les gens de cette maison ! & la jeta avec

---

Dans les premiers jours, l'impression d'un objet sur la rétine, duroit une minute après l'avoir regardé ; en sorte que pour en distinguer un autre, & ne le pas confondre avec le premier, elle étoit forcée de couvrir ses yeux pendant que duroit sa premiere impression.

Elle distinguoit dans une obscurité où les autres personnes voyoient difficilement ; mais elle perdit successivement cette faculté, lorsque ses yeux purent admettre plus de lumiere.

Les muscles moteurs de ses yeux ne lui ayant point servi jusque-là, il a fallu lui en apprendre l'usage pour diriger les mouvemens de cet organe, chercher les objets, les voir, les fixer directement, & indiquer leur situation. Cette instruction, dont on ne peut rendre les difficultés multipliées, étoit d'autant plus pénible, qu'elle étoit souvent interrompue par des accès de mélancolie, qui étoient une suite de sa maladie.

Le 9 Février, M. Mesmer essaya, pour la premiere fois, de lui faire voir des figures & des mouvemens ; il se présenta lui-même devant elle dans la chambre obscure. Elle fut effrayée en voyant la figure humaine : le nez lui parut ridicule, & pendant plusieurs jours elle ne pouvoit le regarder sans éclater de rire. Elle demanda à voir un chien qu'elle caressoit souvent ; l'aspect de cet animal lui

rage la tête contre la muraille. Tous les accidens de cette infortunée se renouvelerent. J'accourus vers elle pour la secourir; la mere, toujours en fureur, se jeta sur moi pour m'en empêcher, en m'accablant d'injures. Je l'éloignai par la médiation de quelques personnes de ma famille, & je me rapprochai de sa fille pour lui donner mes soins. Pendant qu'elle m'occupoit, j'entendis de nouveaux cris de fureur, &

parut plus agréable que celui de l'homme. Ne sachant pas le nom des figures, elle en désignoit exactement la forme avec le doigt. Un point d'instruction des plus difficiles, a été de lui apprendre à toucher ce qu'elle voyoit & à combiner ces deux facultés. N'ayant aucune idée de la distance, tout lui sembloit à sa portée, quel qu'en fût l'éloignement, & les objets lui paroissoient s'agrandir à mesure qu'elle s'en approchoit.

L'exercice continuel qu'elle étoit obligée de faire pour combattre sa mal-adresse, & le grand nombre de choses qu'elle avoit à apprendre, la chagrinoit quelquefois au point de lui faire regretter son état précédent; d'autant que, lorsqu'elle étoit aveugle, on admiroit son adresse & son intelligence. Mais sa gaieté naturelle lui faisoit prendre le dessus, & les soins continués de M. Mesmer lui faisoient faire de nouveaux progrès. Elle est insensiblement parvenue à soutenir le grand jour, & à distinguer parfaitement les objets à toute distance; rien ne lui échappoit, même dans les figures peintes en miniature, dont elle contrefaisoit les traits & l'attitude. Elle avoit même le talent singulier de juger, avec une exactitude surprenante, le caractere des personnes qu'elle voyoit, par leur phy-

des efforts répétés pour ouvrir & fermer alternativement la porte de la piece où j'étois. C'étoit le ſieur Paradis, qui, averti par un domeſtique de ſa femme, s'étoit introduit chez moi l'épée à la main, & vouloit entrer dans cet appartement, tandis que mon domeſtique cherchoit à l'éloigner en aſſurant ma porte. On parvint à déſarmer ce furieux, & il ſortit de ma maiſon, après avoir vomi mille imprécations contre moi & ma famille. Sa femme, d'un autre côté, étoit tombée en foibleſſe; je lui fis donner les ſecours dont elle avoit beſoin, & elle ſe retira quelques heures après; mais leur malheureuſe fille éprouvoit des vomiſſemens, des convulſions & des fu-

ſionomie. La premiere fois qu'elle a vu le ciel étoilé, elle a témoigné de l'étonnement & de l'admiration; & depuis ce moment, tous les objets qui lui ſont préſentés, comme beaux & agréables, lui paroiſſent très-inférieurs à l'aſpect des étoiles, pour leſquelles elle témoigne une préférence & un empreſſément décidés.

Le grand nombre de perſonnes de tous les états, qui venoient la voir, a fait craindre à M. Meſmer qu'elle n'en fût exceſſivement fatiguée, & ſa prudence l'a engagé à prendre des précautions à cet égard. Ses contradicteurs s'en ſont prévalus, ainſi que de la mal-adreſſe & de l'incapacité de la jeune perſonne, pour attaquer la réalité de ſa guériſon; mais M. Meſmer aſſure que l'organe eſt dans ſa perfection, & qu'elle en facilitera l'uſage en l'exerçant avec application & perſévérance.

reurs, que le moindre bruit, & ſur-tout le ſon des cloches, renouveloit avec excès. Elle étoit même retombée dans ſon premier aveuglement, par la violence du coup que ſa mere lui avoit occaſionné, ce qui me donnoit lieu de craindre pour l'état du cerveau.

Tels furent, pour elle & pour moi, les funeſtes effets de cette affligeante ſcene. Il m'eût été facile d'en faire conſtater juridiquement les excès, par le témoignage de M. le Comte de Pellegrini, & celui de huit perſonnes qui étoient chez moi, ſans parler d'autant de voiſins qui étoient en état de dépoſer la vérité; mais uniquement occupé de ſauver, s'il étoit poſſible, la demoiſelle Paradis, je négligeois tous les moyens que m'offroit la Juſtice. Mes amis ſe réunirent en vain pour me faire entrevoir l'ingratitude démontrée de cette famille, & les ſuites infructueuſes de mes travaux; j'inſiſtois dans ma premiere réſolution, & j'aurois à m'en féliciter, ſi j'avois pu vaincre, par des bienfaits, les ennemis de la vérité & de mon repos.

J'appris le lendemain que le ſieur Paradis, cherchant à couvrir ſes excès, répandoit dans le public les imputations les plus atroces sur mon compte, & toujours dans la vue de retirer sa fille, & de prouver, par son état, le danger de mes moyens. Je reçus, en effet, par M. Ost, Médecin de la Cour, un *ordre* par écrit de M. de Stoërck, en sa qualité de premier Médecin, *daté de Schoenbrunn, le 2 Mai 1777*, qui m'enjoignoit de *finir cette supercherie* (c'étoit son expression), » & de rendre » la demoiselle Paradis à sa famille, si je » pensois qu'elle pût l'être sans danger «.

Qui auroit pu croire que M. de Stoërck, qui étoit bien instruit, par le même Médecin, de tout ce qui s'étoit passé chez moi, & qui, depuis sa premiere visite, étoit venu deux fois se convaincre par lui-même des progrès de la malade, & de l'utilité de mes moyens, se fût permis d'employer à mon égard l'expression de l'offense & du mépris? J'avois lieu de penser au contraire, qu'essentiellement placé pour reconnoître une vérité de ce genre, il en seroit le défenseur. J'ose même dire que, comme Président de la Faculté, plus encore comme dépositaire de la confiance de Sa Majesté, c'étoit le premier de ses devoirs de protéger, dans cette circonstance, un Membre de la Faculté qu'il savoit être sans reproche,

&

& qu'il avoit cent fois aſſuré de ſon attachement & de ſon eſtime. Je répondis, au ſurplus, à cet ordre peu réfléchi, que la malade étoit hors d'état d'être tranſportée ſans être expoſée à périr.

Le danger de la mort auquel étoit expoſée Mademoiſelle Paradis, en impoſa ſans doute à ſon pere, & lui fit faire quelques réflexions. Il employa près de moi la médiation de deux perſonnes recommandables, pour m'engager à donner encore mes ſoins à ſa fille. Je lui fis dire que ce ſeroit à la condition, que ni lui ni ſa femme ne paroîtroient plus dans ma maiſon. Mon traitement, en effet, ſurpaſſa mes eſpérances, & neuf jours ſuffirent pour calmer entiérement les convulſions & faire ceſſer les accidens; mais l'aveuglement étoit le même.

Quinze jours de traitement le firent ceſſer, & rétablirent l'organe dans l'état où il étoit avant l'accident. J'y joignis encore quinze jours d'inſtruction, pour perfectionner & raffermir ſa ſanté. Le public vint alors s'aſſurer de ſon rétabliſſement; & chacun en particulier me donna, même par écrit, de nouveaux témoignages de ſa ſatisfaction. Le ſieur Paradis, aſſuré du bon état de ſa fille par M. Oſt, qui, à ſa réquiſition, & de mon conſentement, ſuivoit les progrès du traitement, écrivit une lettre à ma femme, où il la remercioit de ſes ſoins maternels. Il m'adreſſa auſſi le même remercîment, en me priant d'agréer ſes excuſes ſur le paſſé, & ſa reconnoiſſance pour l'avenir : il terminoit en me priant de lui renvoyer ſa fille, pour lui faire reſpirer l'air de la campagne où il alloit ſe rendre; que de là il la renverroit chez moi toutes les fois que je le jugerois néceſſaire pour continuer ſon inſtruction, & qu'il eſpéroit que je voudrois bien lui accorder mes ſoins. Je le crus de bonne foi, & lui renvoyai ſa fille le 8 du mois de Juin. J'appris dès le lendemain, que ſa famille affectoit de répandre qu'elle étoit toujours aveugle & convulſive, & la préſentoit comme telle, en la forçant d'imiter les convulſions & l'aveuglement. Cette nouvelle éprouva d'abord quelques contradictions de la part des perſonnes qui s'étoient aſſurées du contraire; mais elle fut ſoutenue & accréditée par la cabale obſcure dont le ſieur Paradis étoit l'inſtrument, ſans qu'il me fût poſſible d'en arrêter les progrès par les témoignages les plus recommandables, tels que ceux de M. Spielmann, Conſeiller Aulique de LL. MM. & Directeur de la Chancellerie d'Etat ; de MM. les Conſeillers de LL. MM. de Molitor, de Umlauer Médecin de LL. MM., de Boulanger, de Heufeld, & de MM. le Baron de Colnbach & de Weber, qui, indépendamment de pluſieurs autres perſonnes, ont ſuivi par eux-mêmes, preſque tous les jours, mes procédés & leurs effets. C'eſt ainſi qu'on eſt ſucceſſivement parvenu, malgré ma perſévérance & mes travaux, à placer au rang des ſuppoſitions, ou tout au moins des choſes les plus incertaines, la vérité la plus authentiquement démontrée.

Il eſt aiſé de concevoir combien je devois être affecté de l'acharnement de mes adverſaires à me nuire, & de l'ingratitude d'une famille que j'avois comblée de bienfaits. Néanmoins, je continuai pendant les ſix derniers mois de l'année 1777, à perfectionner la guériſon de la demoiſelle Oſſine & de la nommée Swelferine, dont on ſe rappellera qu'à l'égard des yeux, l'état étoit encore plus grave que celui de la demoiſelle Paradis. Je continuai encore avec ſuccès le traitement des malades qui me reſtoient, particuliérement celui de la demoiſelle Wipior, âgée de neuf ans, ayant ſur un œil une excroiſſance de la cornée, connue ſous le nom de ſtaphylome; & cette élévation de nature cartilagineuſe, qui étoit de trois à quatre lignes, la privoit de la faculté de voir de cet œil-là. Je ſuis heureuſement parvenu à réſoudre cette excroiſſance, au point de lui rendre la faculté de lire de côté. Il ne lui reſtoit qu'une taie légere au centre de la cornée, & je ne doute pas que je ne l'euſſe fait diſparoître entiérement, ſi les circonſtances m'avoient permis de prolonger ſon traitement; mais fatigué de mes travaux depuis douze ans conſécutifs, plus encore de l'animoſité ſoutenue de mes adverſaires, ſans avoir recueilli de mes recherches & de mes peines, d'autre ſatisfaction que celle que l'adverſité ne pouvoit m'ôter, je crus avoir rempli, juſqu'alors, tout ce que je devois à mes concitoyens; & perſuadé qu'un jour on me rendroit plus de juſtice, je réſolus de voyager, dans l'unique objet de me procurer le délaſſement dont j'avois beſoin. Mais pour aller, autant qu'il étoit en moi, au devant du préjugé & des imputations, je diſpoſai les choſes de maniere à laiſſer chez moi, pendant mon abſence, la demoiſelle Oſſine & la nommée Zwelferine. J'ai pris depuis la précaution de dire au public le motif de cet arrangement, en lui annonçant que ces perſonnes étoient dans ma maiſon, pour que leur état pût être conſtaté à chaque inſtant, & ſervir d'appui à la vérité. Elles y ont reſté huit mois depuis mon départ de Vienne, & n'en ſont ſorties que par ordre ſupérieur.

Arrivé à Paris (1) au mois de Février 1778, je commençai à y jouir des douceurs du repos, & à me livrer entiérement à l'intéreſſante relation des Savans & des Médecins de cette Capitale, lorſque, pour répondre aux prévenances & aux honnêtetés dont ils me combloient, je fus porté

(1) Mes adverſaires, toujours occupés de me nuire, s'empreſſerent de répandre, à mon arrivée en France, des préventions ſur mon compte. Ils ſe ſont permis de compromettre la Faculté de Vienne, en faiſant inſérer une Lettre anonyme dans *le Journal Encyclopédique* du mois de Mars 1778, page 506; & M. *Hell*, *Bailli d'Hirſingen & de Lundzer*, n'a pas craint de prêter ſon nom à cet écrit diffamatoire. Je n'en étois cependant pas connu; & je ne l'ai vu qu'à Paris, depuis cette époque, pour en recevoir des excuſes. L'infidélité, les inconſéquences & la malignité de cette Lettre, ne méritent au ſurplus que du mépris; il ſuffit de la lire pour s'en convaincre.

à ſatisfaire leur curioſité, en leur parlant de mon ſyſtême. Surpris de ſa nature & de ſes effets, ils m'en demanderent l'explication. Je leur donnai mes aſſertions ſommaires en dix-neuf articles (1). Elles leur parurent ſans aucune relation avec les connoiſſances établies. Je ſentis, en effet, combien il étoit difficile de perſuader, par le ſeul raiſonnement, l'exiſtence d'un principe dont on n'avoit encore aucune idée; & je me rendis, par cette conſidération, à la demande qui m'étoit faite, de démontrer la réalité & l'utilité de ma théorie, par le traitement de quelques maladies graves.

Pluſieurs malades m'ont donné leur confiance; la plupart étoient dans un état ſi déſeſpéré, qu'il a fallu tout mon déſir de leur être utile, pour me déterminer à les entreprendre: cependant j'ai obtenu la guériſon d'une mélancolie vaporeuſe avec vomiſſement ſpaſmodique; de pluſieurs obſtructions invétérées à la rate, au foie

(1) Ces mêmes Aſſertions ont été tranſmiſes en 1776, à la Société Royale de Londres, par M. Elliot, Envoyé d'Angleterre à la Diete de Ratisbonne; je les avois communiquées à ce Miniſtre, ſur ſa demande, après avoir fait ſous ſes yeux des expériences multipliées à Munich & à Ratisbonne.

& au méſentere ; d'une goutte-ſereine imparfaite, au degré d'empêcher la malade de ſe conduire ſeule ; d'une paralyſie générale avec tremblement, qui donnoit au malade, âgé de quarante ans, toutes les apparences de la vieilleſſe & de l'ivreſſe : cette maladie étoit la ſuite d'une gelure ; elle avoit été aggravée par les effets d'une fievre putride & maligne, dont ce malade avoit été attaqué, il y a ſix ans, en Amérique. J'ai encore obtenu le même ſuccès ſur une paralyſie abſolue des jambes, avec atrophie ; ſur un vomiſſement habituel, qui réduiſoit la malade dans l'état de maraſme ; ſur une cachexie ſcrophuleuſe ; & enfin, ſur une dégénération générale des organes de la tranſpiration.

Ces malades, dont l'état étoit connu & conſtaté des Médecins de la Faculté de Paris, ont tous éprouvé des criſes & des évacuations ſenſibles, & analogues à la nature de leurs maladies, ſans avoir fait uſage d'aucun médicament ; & après avoir terminé leur traitement, ils m'en ont laiſſé une déclaration détaillée.

En voila ſans doute plus qu'il n'en falloit pour démontrer, ſans réplique, les avantages de ma méthode, & j'avois lieu de me flatter que la conviction en seroit la suite; mais les personnes qui m'avoient déterminé à entreprendre ce traitement, ne se sont point mises à portée d'en reconnoître les effets, & cela, par des considérations & des motifs dont le détail seroit déplacé dans ce Mémoire. Il est résulté que les cures, n'ayant point été communiquées, contre mon attente, à des Corps dont la seule considération pouvoit fixer l'opinion publique, n'ont rempli que très-imparfaitement l'objet que je m'étois proposé, & dont on m'avoit flatté; ce qui me porte à faire aujourd'hui un nouvel effort pour le triomphe de la vérité, en donnant plus d'étendue à mes premieres Assertions, & une publicité qui leur a manqué jusqu'ici.

PROPOSITIONS.

I. Il existe une influence mutuelle entre les Corps Célestes, la Terre & les Corps animés.

II. Un fluide universellement répandu, & continué de maniere à ne souffrir aucun vide, dont la subtilité ne permet aucune comparaiſon, & qui, de ſa nature, eſt ſuſceptible de recevoir, propager & communiquer toutes les impreſſions du mouvement, eſt le moyen de cette influence.

III. Cette action réciproque eſt ſoumiſe à des lois mécaniques, inconnues juſqu'à préſent.

IV. Il réſulte de cette action, des effets alternatifs, qui peuvent être conſidérés comme un Flux & Reflux.

V. Ce flux & reflux eſt plus ou moins général, plus ou moins particulier, plus ou moins composé, ſelon la nature des cauſes qui le déterminent.

VI. C'eſt par cette opération (la plus univerſelle de celles que la Nature nous offre) que les relations d'activité s'exercent entre les corps céleſtes, la terre & ſes parties conſtitutives.

VII. Les propriétés de la Matiere & du Corps organiſé, dépendent de cette opération.

VIII. Le corps animal éprouve les effets alternatifs de cet agent ; & c'eſt en s'inſinuant dans la ſubſtance des nerfs, qu'il les affecte immédiatement.

IX. Il ſe manifeſte particuliérement dans le corps humain, des propriétés analogues à celles de l'aimant ; on y diſtingue des pôles également divers & oppoſés, qui peuvent être communiqués, changés, détruits & renforcés ; le phénomene même de l'inclinaiſon y eſt obſervé.

X. La propriété du corps animal, qui le rend ſuſceptible de l'influence des corps céleſtes, & de l'action réciproque de ceux qui l'environnent, manifeſtée par ſon analogie avec l'aimant, m'a déterminé à la nommer MAGNÉTISME ANIMAL.

XI. L'action & la vertu du Magnétiſme animal, ainſi caractériſées, peuvent être communiquées à d'autres corps animés & inanimés. Les uns & les autres en ſont cependant plus ou moins ſuſceptibles.

XII. Cette action & cette vertu, peuvent

être renforcées & propagées par ces mêmes corps.

XIII. On obſerve à l'expérience l'écoulement d'une matiere dont la ſubtilité pénetre tous les corps, ſans perdre notablement de ſon activité.

XIV. Son action a lieu à une diſtance éloignée, ſans le ſecours d'aucun corps intermédiaire.

XV. Elle eſt augmentée & réfléchie par les glaces, comme la lumiere.

XVI. Elle eſt communiquée, propagée & augmentée par le ſon.

XVII. Cette vertu magnétique peut être accumulée, concentrée & tranſportée.

XVIII. J'ai dit que les corps animés n'en étoient pas également ſuſceptibles: il en eſt même, quoique très-rares, qui ont une propriété ſi oppoſée, que leur ſeule préſence détruit tous les effets de ce magnétiſme dans les autres corps.

XIX. Cette vertu oppoſée pénetre auſſi

tous les corps ; elle peut être également communiquée, propagée, accumulée, concentrée & transportée, réfléchie par les glaces, & propagée par le son ; ce qui constitue, non-seulement une privation, mais une vertu opposée positive.

XX. L'aimant, soit naturel, soit artificiel, est, ainsi que les autres corps, susceptible du Magnétisme animal, & même de la vertu opposée, sans que, ni dans l'un ni dans l'autre cas, son action sur le fer & l'aiguille souffre aucune altération ; ce qui prouve que le principe du Magnétisme animal differe essentiellement de celui du minéral.

XXI. Ce systême fournira de nouveaux éclaircissemens sur la nature du feu & de la lumiere, ainsi que dans la théorie de l'attraction, du flux & reflux, de l'aimant & de l'électricité.

XXII. Il fera connoître que l'aimant & l'électricité artificielle, n'ont à l'égard des maladies, que des propriétés communes avec plusieurs autres agens que la Nature nous offre ; & que s'il est résulté quelques effets utiles de l'administration de ceux-là, ils sont dus au Magnétisme animal.

XXIII. On reconnoîtra par les faits, d'après les regles pratiques que j'établirai, que ce principe peut guérir immédiatement les maladies des nerfs, & médiatement les autres.

XXIV. Qu'avec son secours, le Médecin est éclairé sur l'usage des médicamens; qu'il perfectionne leur action; & qu'il provoque & dirige les crises salutaires, de maniere à s'en rendre le maître.

XXV. En communiquant ma méthode, je démontrerai par une théorie nouvelle des maladies, l'utilité universelle du principe que je leur oppose.

XXVI. Avec cette connoissance, le Médecin jugera sûrement l'origine, la nature & les progrès des maladies, même des plus compliquées; il en empêchera l'accroissement, & parviendra à leur guérison, sans jamais exposer le malade à des effets dangereux ou des suites fâcheuses, quels que soient l'âge, le tempérament &

le ſexe. Les femmes même dans l'état de groſſeſſe & lors des accouchemens, jouiront du même avantage.

XXVII. Cette doctrine, enfin, mettra le Médecin en état de bien juger du degré de ſanté de chaque individu, & de le préſerver des maladies auxquelles il pourroit être expoſé. L'art de guérir, parviendra ainſi à ſa derniere perfection.

QUOIQU'IL ne ſoit aucune de ces Aſſertions, ſur laquelle mon obſervation conſtante, depuis douze ans, m'ait laiſſé de l'incertitude, je conçois facilement, d'après les principes reçus & les connoiſſances établies, que mon ſyſtême doit paroître, au premier aſpect, tenir à l'illuſion autant qu'à la vérité. Mais je prie les perſonnes éclairées d'éloigner les préjugés, & de ſuſpendre au moins leur jugement, juſqu'à ce que les circonſtances me permettent de donner à mes principes l'évidence dont ils ſont ſuſceptibles. La conſidération des hommes qui gémiſſent dans les ſouffrances & le malheur, par la ſeule inſuffiſance des moyens connus, eſt bien de nature à inſpirer le déſir, & même l'eſpoir d'en reconnoître de plus utiles.

Les Médecins, comme dépoſitaires de la confiance publique, ſur ce qui touche de plus près la conſervation & le bonheur des hommes, ſont ſeuls capables, par les connoiſſances eſſentielles à leur état, de bien juger de l'importance de la découverte que je viens d'annoncer, & d'en préſenter les ſuites. Eux ſeuls, en un mot, ſont capables de la mettre en pratique.

L'avantage que j'ai de partager la dignité de leur profeſſion, ne me permet pas de doûter qu'ils ne s'empreſſent d'adopter & de répandre des principes qui tendent au plus grand ſoulagement de l'humanité, dès qu'ils ſeront fixés par ce Mémoire, qui leur eſt eſſentiellement deſtiné, ſur la véritable idée du MAGNÉTISME ANIMAL.

LETTRE

LETTRE
DE L'AUTEUR
DU MONDE PRIMITIF,
A
MESSIEURS SES SOUSCRIPTEURS.

SUR LE MAGNÉTISME ANIMAL.

MESSIEURS,

Au lieu d'un Volume que j'espérois vous donner cette année, vous ne recevrez qu'une Brochure : j'ose me flatter que vous y aurez quelque regret, mais que vous serez bien persuadés que je n'ai pu mieux faire ; & qu'au lieu de me blâmer, vous voudrez bien me plaindre, en apprenant par ce Pamflet qu'aussi-tôt que j'eus fait paroître mon IX.e Volume, ma ſanté ſe dérangea au point qu'à l'entrée du Printemps dernier j'étois aux portes de la mort. J'eſpere auſſi que vous apprendrez avec quelque plaiſir qu'un célebre Médecin m'a donné les forces néceſſaires pour reprendre mes nombreux & pénibles travaux; & que vous m'aurez quelque obligation de vous préſenter ici mes idées relativement aux découvertes de cet homme célebre, dont on a parlé diverſement. J'aurois cru manquer à la reconnoiſſance que je vous dois, & être coupable envers l'humanité entiere, ſi j'avois gardé le ſilence à l'égard de celui auquel je dois l'avantage de pouvoir remplir mes engagemens envers vous: je l'ai pu d'autant moins, que la renommée a déjà répandu en divers lieux ce que je dois au Magnétiſme animal, & que nombre de particuliers diſtingués, & même des Compagnies reſpectables, ſe ſont empreſſées à me demander tous les renſeignemens que je pouvois leur donner.

J'oſe me flatter, Meſſieurs, que ce que j'en dis aura le bonheur de réunir vos ſuffrages, de ne pas déplaire au Gouvernement, de mériter même l'attention la plus ſérieuſe des Médecins les plus habiles: je rapporte purement & ſimplement ce que j'ai éprouvé, ce que j'ai vu, ce dont je ſuis convaincu ; ſi je me trompe, je ſerai très-reconnoiſſant envers ceux qui me redreſſeront ; & ſi je dis vrai, & que ma foible voix puiſſe contribuer à la guériſon de quelques-uns, je me féliciterai de n'avoir pas craint de rendre témoignage à ce que je crois la vérité.

D'ailleurs, je n'ai ſuivi d'autre méthode dans le cours de ce Pamflet, que de laiſſer courir ma plume par queſtions, à meſure qu'elles ſe ſont préſentées en écrivant : j'ai cru qu'il ne falloit pas plus d'art pour dire que j'avois été hors d'état de travailler ; que j'avois l'obligation au Docteur *Meſmer* d'avoir pu reprendre mes travaux, & que je croyois que ceux qui étoient dans l'état dont j'ai été tiré, pourroient ſe trouver bien d'éprouver le même traitement.

Je ſouhaite vivement qu'aucun de vous, Meſſieurs, ne ſoit dans la néceſſité d'y recourir, & qu'en bonne ſanté, vous puiſſiez me ſuivre juſques à la fin des objets que j'ai entrepris de mettre ſous vos yeux.

OBJET DE CETTE LETTRE.

J'ÉTOIS à la mort, je ſuis guéri. Ce fait eſt peu intéreſſant ſans doute : ce qui peut l'être davantage, c'eſt de ſavoir quelle eſt la cauſe ou le Médecin heureux qui m'a rétabli : ſi c'eſt l'imagination, la Nature, ou l'habileté d'un Eſculape : car mes chers Concitoyens ſe partagent ſur tout cela ; ils rient quand je leur dis que j'ai été guéri ; & à force d'eſprit, ils embrouillent ſi bien cette queſtion ; qu'ils me perſuaderoient preſque que je n'ai point été malade, ou que je n'ai point été guéri.

Pour me tirer d'embarras, je prends la liberté d'en appeler au Public, & ſur-tout au Public-Médecin. Je décrirai ce que j'ai appelé ma maladie à la mort ; enſuite ce que j'appelle ma guériſon ; & ſi, d'après cela, on juge que j'ai éprouvé effectivement ces deux états l'un après l'autre, on me permettra de diſcuter ſi la maniere dont j'ai été guéri eſt raiſonnable & raiſonnée ; ſi elle peut être utile à ceux qui ſont à la mort comme j'étois : ſi elle fait faire un grand pas à la Médecine ; & ſi MM. les Docteurs peuvent en conſcience l'accueillir. Ainſi, quoique je ne plaide que ma cauſe, pour ſavoir ſi j'ai été malade ou non, guéri ou non; & quoique d'un fait particulier, on ne puiſſe conclure au général, il ſe trouvera, j'eſpere, que j'aurai plaidé la cauſe de l'humanité & de MM. les Médecins, qui forment un corps non moins reſpectable qu'intéreſſant. Je demande ſeulement qu'en faveur de mon motif, on me traite avec indulgence: il eſt ſi difficile de ſavoir ſur des matieres de cette nature, ſi on reſte en-deçà ou ſi on va au par-delà! ſi on parle de ſang froid, ou ſi l'on eſt entraîné par un enthouſiaſme dont on ne ſe méfie pas! D'ailleurs, qu'on ne s'attende pas à un diſcours éloquent; je n'ai rien à déguiſer: je n'ai qu'à expoſer des vérités grandes & utiles: je le ferai ſimplement: je leur nuirois en les fardant.

Et vous, Nation Pariſienne, tout-à-la-fois profonde & frivole, dont tous les Peuples ſe diſputent les faveurs, qui diſpenſez la gloire littéraire; ſuſpendez un inſtant vos plaiſirs, & prêtez un moment d'attention à un Ecrivain qui fut toujours jaloux de votre approbation; & qui, d'après ſa propre & heureuſe expérience, ſe propoſe aujourd'hui de fixer vos yeux ſur un Perſonnage qui, des rives du Danube, vous apporte ſanté & guériſon, & ſur lequel vous ne ſauriez prendre le change qu'à votre détriment.

Ai-je été malade ?

Voici le neuvieme mois où tous mes travaux ont été ſuſpendus, où j'ai été hors d'état de m'occuper : je prétends avoir été très-malade pendant les cinq premiers, & d'avoir été dans un tel état à la fin du cinquieme, que la Médecine ordinaire m'offroit peu d'eſpérance : afin qu'on en puiſſe juger, je vais faire en peu de mots le triſte journal de ces cinq mois.

A peine eus-je achevé la compoſition & l'impreſſion du neuvieme Volume du Monde Primitif, qu'il ſe fit en moi une révolution fâcheuſe, ſoit par l'effet des grands travaux que je ſoutiens depuis ſi long-temps, ſoit par d'autres ſujets d'agitation. Cette révolution ſe manifeſta par une fluxion ardente ſur l'œil gauche. Quelques eaux appliquées extérieurement déplacerent l'humeur : je rendis pendant quelques jours le ſang par les urines : c'étoit au mois d'Août 1782. Des tiſanes, des bains, une médecine, du repos, firent disparoître ces premiers symptômes d'indisposition : il m'en resta une lassitude qui ne me permettoit point de course un peu longue ; ce qui fit dire au mois d'Octobre à un de mes plus illustres Patrons, que j'avois certainement des obstructions qui me joueroient quelque mauvais tour si je n'y faisois attention. La prophétie ne tarda pas à s'accomplir.

Au commencement de Novembre, je reçus un coup à la jambe gauche : il emporta presque la piece ; on me fit mettre dessus du papier avec de la salive : il s'incorpora avec la plaie, & je n'y pensai plus : je fis même de grandes courses les jours suivans : mais le cinquieme, il fallut se mettre au lit ; la plaie avoit cavé : trois semaines suffirent à peine pour m'en tirer. Deux jours après mon rétablissement, une escabelle chavire sous moi & déchire la même jambe ; me voilà de nouveau condamné à garder le lit : tout alloit au mieux, lorsque les compresses se défont en me levant, & déchirent la plaie avec tant de douleur, que je m'en évanouis : la guérison en est retardée : lorsque j'espérois d'être enfin en état de me lever, des clous érysipélateux larges & profonds s'emparent de cette même jambe, & en font le tour pendant deux mois entiers, sans que je puisse marcher, par l'excès de la douleur & d'une pesanteur extraordinaire dans la jambe, dont la cause m'étoit inconnue.

Tout cela accompagné d'hémorrhoïdes, d'ébullitions & d'une soif dévorante qui résistoit à la limonade & à toutes les tisanes possibles : autant de signes, disoit-on, d'un sang appauvri.

En état cependant de me lever au commencement de Mars, cette jambe gauche étoit si lourde, qu'elle me sembloit de beaucoup plus courte que l'autre ; & en peu de jours, il s'y manifesta, ainsi qu'à la cuisse, une enflure si considérable, accompagnée de douleurs si vives, que je fus obligé de me remettre au lit & de le garder constamment ; tandis que la jambe droite se desséchoit, que je n'avois plus de force, que je n'osois pas même manger à cause des vents qui me tourmentoient aussi-tôt ; & dans cette étrange situation, ne trouvant aucun soulagement, je pris le parti d'attendre tranquillement la mort, sans me fatiguer par des remedes inutiles.

Ai-je été guéri ?

Si j'ai été guéri ? Je crois l'être auſſi parfaitement qu'aucun de ceux dont on dit tous les jours qu'ils l'ont été : car ce mot eſt bien indéterminé, & l'on pourroit citer une multitude d'exemples frappans qui prouveroient qu'on en reſſerre ou qu'on en étend le ſens à volonté, ſuivant qu'on eſt ami ou ennemi. Si on raſſembloit ce que chaque Médecin exige pour conſtituer une *guériſon*, on ſe trouveroit guéri ſelon les uns, & bien mal ſelon les autres. Ceci paroît un paradoxe, & c'eſt malheureuſement une vérité.

En effet, ceux qui ne regardent comme maladie que les ſymptômes par leſquels la maladie intérieure ſe manifeſte au dehors, regardent néceſſairement comme guéris ceux de chez qui on a fait diſparoître ces ſymptômes : ceux qui voient plus loin, prétendent au contraire qu'on n'a point été guéri, du moins radicalement, puiſque l'intérieur eſt encore ſouffrant : d'autres, autoriſés par ces faits, ſont aſſurés de ne point ſe tromper, en niant que dans aucun cas on ſoit guéri, puiſqu'on n'a aucune preuve que l'intérieur ſoit parfaitement rétabli, & que les mêmes fâcheux ſymptômes ne reparoiſſent un jour : ainſi tandis que le Médecin confiant dit qu'il a guéri, ſon Confrere modeſte dit qu'il faut attendre : & moi, en attendant, je vais changer ma queſtion, & demander :

Suis-je mieux ?

J'ai vu peu à peu s'évanouir ces terribles ſymptômes qui ne me laiſſoient plus d'eſpoir. L'enflure & ſes douleurs, la ſoif & ſes tourmens, les vents déſeſpérans, les hémorrhoïdes, l'affaiſſement total, le manque d'appétit, tout a diſparu en peu de temps : la bile épaiſſe & tenace a coulé en fuſion comme de l'eau : la couleur pâle & livide du viſage a fait place à une plus naturelle : les pieds ont acquis une vie qu'ils avoient perdue depuis plus de vingt ans : je marche mieux & ſoutiens mieux la fatigue, que je ne faiſois il y a un an ; & ce n'eſt pas une illuſion : tous ceux qui m'ont vu ſouffrant & qui compatiſſoient à mon état, m'ont félicité chaque jour des progrès rapides que faiſoit mon *mieux-être.* C'eût été une illuſion ſinguliere de croire que mes deux jambes étoient fort inégales en grosseur, & que j'étois fort incommodé, fort altéré, fort défait, sans qu'il en fût rien. Mais voyons quelle a été la cause de ce mieux.

A qui ou à quoi dois-je ce mieux ?

Ici commencent les difficultés : tout effet a sa cause : mais quelle cause a produit en moi ce mieux dont je me félicite ? Suis-je compétent pour en décider ? D'abord, je suis forcé d'avouer que ce n'est à aucun Médecin de la Faculté de Paris : j'ai l'avantage d'en connoître quelques-uns, d'être aimé de quelques-uns, d'être leur très-humble serviteur à tous ; mais je regardois ma maladie comme ne pouvant être guérie par leur science : je ne voyois nulle analogie entre elle & les remedes les plus excellens, les plus admirables qu'ils emploient ; & je m'étois décidé, comme j'ai dit, à attendre en paix la fin de ma destinée, sans la tourmenter par des essais inutiles. Il se peut qu'en cela j'ai mal jugé des grandes ressources de la Médecine ordinaire, & qu'elle eût pu me guérir mieux & plus vîte : aussi ne décidé-je pas ; je me contente de faire des queſtions & d'expoſer naïvement ce que j'ai fait, & les motifs d'après leſquels j'ai agi.

J'ajoute que je ne dois ce mieux à aucun remede quelconque; que je n'ai rien pris intérieurement, & qu'on ne m'a fait aucune application extérieure d'aucun remede viſible.

Pas poſſible, dit-on. Je conviens que cela eſt dur à digérer, très-dur, & que ſi on m'eût dit il y a dix ans, qu'un jour je ſerois guéri de cette maniere, j'en aurois ri; mais je me ſerois, vil Ariſtophane, moqué de la ſageſſe, & c'eſt de moi qu'on auroit eu raiſon de rire, ſi j'avois perſiſté dans ma fâcheuſe incrédulité.

C'eſt l'imagination, c'eſt la Nature qui vous ont valu ce mieux : l'imagination perſuade ce qu'on ne voit & qu'on ne ſent: la Nature, & ſur-tout la Nature au Printemps, ranime tous les êtres, & leur rend une activité qu'ils n'avoient plus.

Je le ſais; l'imagination en délire nous fait voir ce que nous ne voyons point: elle a ſur nous un pouvoir plus grand peut-être que ne penſent ceux même qui nous font cette objection : je n'ignore pas non plus ce que peut la Nature pour nous ſauver, les criſes étonnantes & ſalutaires qui en ſont quelquefois la ſuite : mais je ſuis très-convaincu que nos ſavans Docteurs ſe garderont bien de recourir à de pareilles ſolutions : ils craindroient trop qu'on ne leur dît : Si l'imagination, ſi la Nature ſont de ſi puiſſans remedes, s'ils ont tant d'efficace, comment ne vous en rendez-vous pas les maîtres ? Comment ſont-ils ſi puiſſans hors de vos mains, ſi foibles quand vous voulez vous en ſervir ? Comment la confiance qu'on a en vous n'enflamme-t elle pas l'imagination ? Et comment, avec cette imagination, la Nature & votre profond ſavoir, n'opérez-vous pas ces mêmes effets que vous ſemblez attribuer à la Nature ſeule, ou aux illuſions mobiles & inconſtantes de l'imagination ? Avec plus de moyens, produiriez-vous moins d'effets ?

Qui vous a donc guéri, s'écriera-t-on d'impatience ! Oſerai-je le dire ? faut-il ſe mettre à deux genoux ? C'eſt à M. *Meſmer* que doit la vie l'Auteur du Monde Primitif. — A *Meſmer ?* à ce Charlatan, à cet Empyrique rejeté de toutes les...... ? Oui, à lui.

Que ce ſoit lui qui m'ait guéri, c'eſt un fait ; & j'en vais rendre compte.

Qu'il ſoit Charlatan, Empyrique, c'eſt bientôt dit; mais injure n'eſt pas raiſon; & quand on ſaura ce qu'il eſt, ce qu'il fait, on pourra décider s'il mérite des épithetes données d'un ton ſi leſte.

Mais avant tout, que je diſe comment j'ai fait connoiſſance avec M. *Meſmer*: ce préliminaire, qui ne ſemble rien, eſt cependant eſſentiel pour la diſcuſſion de l'objet qui nous occupe.

Comment j'ai connu M. Meſmer?

Ainſi que tout Paris, j'avois entendu parler depuis quelques années de M. *Meſmer*, comme d'un très-habile Docteur en Médecine de la Faculté de Vienne, qui devoit avoir fait une très-grande découverte pour la guériſon des maladies, mais d'une maniere ſi étrange & ſi oppoſée, qu'il m'eût été difficile d'avoir quelque confiance en lui: d'ailleurs, tout entier à mon travail immenſe, je n'ai jamais ſu l'interrompre, pour me mêler de ce dont je n'avois que faire.

Au cinquieme mois de ma maladie, un excellent ami qui m'a toujours ſoutenu par ſes exhortations & par ſa belle Bibliotheque dans les recherches immenſes que je faiſois pour jeter les fondemens du Monde Primitif, M. de Borville eut la complaiſance de m'apporter les Ouvrages qui traitent du *Meſmériſme :* il le fit comme on apporteroit des dragées à un enfant malade pour l'amuſer : je parcourus ces Brochures : elles m'intéreſſerent ; mais de cet intérêt vague qu'on prend à ce qui concerne le bien général de l'humanité : cette cauſe étoit trop au-deſſus de mes forces actuelles pour m'en occuper même légérement.

Il n'en étoit pas de même de l'activité de mon ami : loin de s'endormir, il ſuivoit de près les opérations de M. *Meſmer*, il en voyoit les heureux effets ; & pour vaincre ma prétendue indifférence, mon apathie continuelle, il engage M. *Meſmer* à ſe tranſporter chez moi. C'étoit le jour de l'Annonciation à quatre heures du ſoir : je venois de me lever pour qu'on pût faire mon-lit, car je ne marchois plus. Notre converſation fut froide ; j'étois ſouffrant, & bien éloigné de penſer que M. *Meſmer* pût me guérir ; ou plutôt, je n'avois la force de penſer à rien.

Quelle fut notre conversation ?

Vous avez une jambe bien enflée ! — Oui, très-enflée, & la cuisse aussi. — A quoi attribuez-vous ce fâcheux état ? — Il n'est pas étonnant qu'ayant été cinq mois au lit, cette jambe soit enflée. — Mais l'autre desseche ? — Oui, & à vue d'œil. — L'enflure n'est donc pas produite par le lit, car elle seroit commune aux deux jambes ? — Je me suis donc trompé : mais quelle en seroit donc la cause ? — Des obstructions : elles seules peuvent empêcher la libre circulation des humeurs. — Cela peut être, on m'avoit déjà dit que j'avois des obstructions, ce qui ne seroit pas étonnant, ayant eu l'enfance très-languissante, & travaillant depuis l'âge de sept ans : mais je ne faisois aucun remede, n'en connoissant aucun qui guérisse ce genre de maladie.

Cependant M. *Mesmer* examine ma jambe, passe & repasse la main sur cette enflure excessive, & me dit : Mon traitement pourroit vous être utile. — Fort bien ! mais je ne puis ni marcher ni monter en voiture : ainsi je reste sans espérance. —

M.

M. *Meſmer* ſe retire après m'avoir dit qu'il faut abſolument marcher, quitter le lit, garnir de bandelettes le bas de la jambe pour donner du ton aux muſcles, boire de la crême de tartre.

Comment j'ai été guéri ?

Le lendemain mon ami revient, & me décide à aller chez M. *Meſmer* : je me ſentois plus fort, comme ſi la viſite & l'attouchement de ce célebre Etranger, m'eût donné plus de force : car la Nature & l'imagination n'avoient pas plus fait pour moi ce jour-là qu'auparavant. Je me rends donc chez lui, le ſoulier en pantoufle & ſans boutons arrêtés ſur le genou : j'y demeure environ une heure & demie ; j'ouvre de grands yeux, & ayant preſque regret à ma ſortie, je dis : Qu'eſt-ce que tout cela me fera ?

Cependant le lendemain, je puis chauſſer le ſoulier, mettre deux boutons ſur le genou : il y a donc du mieux en moins de vingt-quatre heures. C'eſt avec cette imagination pas plus échauffée que je vois diſparoître ſucceſſivement & rapidement tous les ſymptômes : la ſoif au bout de deux ou trois jours ; l'enflure de la cuiſſe & ſes douleurs au bout de ſept ou huit ; qu'alors je puis déjà revenir à pied : les vents diſparoître à la même époque, & faire place au plus grand appétit : qu'au bout de trente-ſix heures je commence à être purgé, puis une fois les vingt-quatre, puis une fois les douze, puis de ſix en ſix ; & au bout de quinze jours, dix à douze fois par jour.

Cette guériſon eſt-elle l'effet d'un heureux haſard ?

Dira-t-on que c'eſt l'effet d'un heureux haſard, & qu'il n'y a rien dans la doctrine & dans la pratique de M. *Meſmer* qui prouve qu'il poſſede une faculté de guérir inconnue juſques à lui ?

Je ſais qu'on le prétend, qu'on a fait l'impoſſible pour le perſuader aux hommes, qu'on s'eſt ſoulevé contre ceux qui ont oſé publier & imprimer qu'ils avoient été guéris par M. *Meſmer :* je ſais que tout ce qui peut ſéduire a été mis en œuvre, & l'a été par des hommes que leurs talens & leurs connoiſſances ſembloient devoir mettre à cet égard hors de pair : je ſais auſſi que je ne ſaurois lutter contre eux, n'étant d'aucune Faculté & n'ayant jamais fait profeſſion de la ſcience la plus utile ſur cette terre, celle de conſerver & de guérir.

Mais quoique je ſois le plus foible des Champions que puiſſe avoir M. *Meſmer*, les faits & la vérité parlent ſi victorieuſement en ſa faveur, qu'avec ces armes je ne crains point de me mettre en avant, & d'inviter le Public à donner à ſa découverte l'attention qu'elle mérite.

Comment eſt-on aſſuré que M. *Meſmer a guéri nombre de perſonnes ?*

On peut ſe convaincre que M. *Meſmer* qui m'a guéri, a guéri également un grand nombre de malades, ſoit en conſultant ceux-ci qui ſont de tout état, de tout ſexe, incapables de tromper, & dont la plupart tiennent à des familles très-diſtinguées; ſoit en raſſemblant toutes les relations compoſées par ceux qu'il a guéris, ou dans leſquelles on fait mention de ceux qui ont eu ce bonheur.

M. Bauer, célebre Profeſſeur de Mathématiques à Vienne, guéri en 1775 par M. *Meſmer*, d'une ophtalmie habituelle, publia une Relation détaillée de sa guérison, sans se mettre en peine de la prévention dans laquelle on étoit contre cette découverte.

M. D'OSTERWALD, Directeur de l'Académie des Sciences de Munich, en a fait de même en 1776. Il a publié sa guérison d'une goutte-sereine imparfaite avec paralysie des membres, & y a ajouté d'autres faits dont il avoit été témoin.

M. FOURNIER-MICHEL, Trésorier de France, fit imprimer en 1781, la Relation du rétablissement de Mademoiselle de Berlancourt, sa niece, signée de M. l'Evêque de Beauvais, d'un Médecin, de trois Chirurgiens, des Officiers Municipaux & des Chanoines de la Ville, d'un grand nombre d'Officiers aux Gardes, qui tous déposent que de leur connoissance cette Demoiselle avoit été dans un état déplorable de maladie, & paralytique de plusieurs de ses membres, tels que la jambe & le bras gauche, la langue & les yeux; & qu'elle est revenue de Paris marchant librement, usant de ses bras avec aisance, voyant les objets de près & de loin, parlant avec facilité, & paroissant jouir d'une bonne santé.

Ce Certificat eſt accompagné d'un Diſtique Latin, qui peint le triſte état de cette Demoiſelle, & tout ce qu'elle doit à M. *Meſmer.*

Infans, cœca, trahens greſſum, te, MESMER, *poſco*
Verba, pedes, oculos: Ambulo, cerno, loquor.

M. *Meſmer* fit imprimer en 1781, à la ſuite d'un *Précis hiſtorique*, relatif au Magnétiſme animal, trois Relations d'autant de perſonnes qu'il venoit de tirer de la ſituation la plus fâcheuſe; & de ce nombre, M. le Chevalier du Hauſſay, Major d'Infanterie, & Chevalier de Saint-Louis.

Il vient de paroître une Lettre imprimée de M. le Comte de C.... P...., ſur le Magnétiſme animal, & dans laquelle cet Auteur, auſſi bon Phyſicien qu'excellent Marin, s'exprime ainſi en parlant de ſa propre guériſon.

» Le haſard me conduiſit chez M. *Meſ-*
» *mer*, au mois de Mars de l'année 1780.
» J'étois attaqué, ſuivant l'avis de Méde-
» cins célebres, d'un aſthme ſec: je fus
» *touché* par M. *Meſmer*, pour ainſi dire,
» malgré moi; & quelques minutes après,
» je perdis connoiſſance. Revenu à moi
» au bout d'une heure, je me trouvai plus

» frais, plus léger, à-peu-près dans l'état » où l'on ſe trouve après un bain dans un » Eté fort chaud. Convaincu par cet eſſai, » que M. *Meſmer* agiſſoit réellement ſur » les hommes, je n'héſitai pas à me con- » fier à ſes ſoins. Pour chercher à vérifier » par moi-même ſi cette action étoit auſſi » utile qu'elle étoit réelle, j'allai chez lui » pendant trois mois aſſidument, éprou- » vant dans cet intervalle des ſueurs, des » évacuations, ſans prendre aucun remede. » Au bout de ce temps, je voulus vérifier » mon état: comme il m'étoit impoſſible » avant mon traitement de faire aucun » exercice, ſans être ſaiſi auſſi-tôt après » d'une attaque d'aſthme, il me fut aiſé » de me convaincre que ma maladie avoit » diſparu, lorſque j'eus fait de longues » promenades, & joué à la paume pendant » quatre heures ſans en éprouver aucune » incommodité «.

Cet Ecrivain venoit de dire : » La dé- » couverte de M. *Meſmer* a eſſuyé de » grandes contradictions, comme toutes » les vérités nouvelles : c'eſt en vain qu'il » a appelé l'expérience à ſon ſecours ; on » a refuſé de s'y rendre, lors même qu'on a » été forcé d'avouer qu'on étoit convaincu.

» Quant à moi, ajoute-t-il, dès que
» je l'ai été, j'ai cru devoir le dire ou-
» vertement, ſans appréhender d'être traité
» de viſionnaire; perſuadé que lorſqu'on
» a fait tous ſes efforts pour ſe convaincre
» d'une vérité, & qu'on croit y être par-
» venu, la droiture & la juſtice exigent
» également que l'on s'éleve au-deſſus des
» craintes puériles que peuvent faire naître
» les propos des gens à routine «.

Obſervons que M. le Comte de C... P... eſt trop éclairé pour que ſon jugement puiſſe être invalidé; & qu'il a ſi bien profité de ce qu'il a vu & ſenti, qu'il a été en état de faire lui-même des cures très-remarquables, dans des lieux fort éloignés de M. *Meſmer*.

A tous ces faits, on en pourroit ajouter nombre d'autres ſemblables qui ſe ſont paſſés ſous mes yeux, & nombre d'autres paſſés ſous ceux des perſonnes que M. *Meſmer* traitoit déjà lorſque je me ſuis livré à ſes ſoins, & entre leſquelles des Chevaliers de Saint-Louis, des Commandeurs de Malte, des Colonels de Maiſons diſtinguées; perſonnes qui ne ſont faites ni pour ſe laiſſer ſéduire par un fol enthouſiaſme, ni pour tromper.

J'ai vu des guériſons vraiment étonnantes : une Epileptique de naiſſance & parfaitement guérie, droite comme un jonc & d'un viſage agréable, qu'on ne diroit pas avoir jamais été en convulſion.

J'ai vu des perſonnes obſtruées, à l'égard deſquelles avoit échoué la Médecine ordinaire, & qui ont été délivrées de leurs maux.

D'autres, dans le plus grand maraſme, par un dévoiement de pluſieurs années, parfaitement rétablies en peu de temps, & acquérir le meilleur eſtomac.

Un Paralytique hors d'état de parler, & ſouffrant des douleurs inouies de tête qui lui faiſoient courir les champs, délivré de cet état effroyable.

Des femmes hors d'état d'accoucher, qui y ſont parvenues par ce traitement.

D'autres qui ont été miſes par ce moyen en état de ſoutenir des ponctions déclarées leur coup de mort par la Médecine ordinaire.

Quand M. *Meſmer* n'auroit trouvé que le moyen de donner aux malades, à une nature épuiſée, la force néceſſaire pour ſoutenir les remedes de cette Médecine, il devroit être infiniment précieux aux hommes : ſa découverte mériteroit d'être reçue avec tranſports ; & n'eſt-ce pas la perfection de l'Art?

Que m'importe?

Que m'importe, ſemblent s'écrier ici d'un commun accord tous nos beaux-eſprits, & tous ceux qui ſe portent bien? La plupart des hommes ont une telle frayeur, qu'ils fuient l'aſpect même de la vérité, & qu'ils ſont, à l'égard de la plus belle découverte, d'une indifférence qu'on ne ſauroit caractériſer. Pendant qu'on leur annonce un moyen aſſuré de rendre la ſanté, de conſerver à la Nation une foule de Citoyens précieux, on les laiſſe mourir par milliers, ſans eſſayer même de les ſoulager par ce moyen. Ceux auquels ces Citoyens confient le maintien de leur ſanté, ou leur laiſſent ignorer ce ſecours auquel ils ne peuvent croire, ou qu'ils ne peuvent que décrier, & ôtent, de la meilleure foi du monde, à ces infortunés toute confiance pour ce nouveau genre de guériſon : ceux-ci, victimes eux-mêmes de leur ignorance ou de vains préjugés, aiment mieux attribuer ces heureux effets à l'imagination, & souffrir leurs maux, que de passer pour des esprits foibles : moi-même je ne serois pas en vie, si dans mon état de langueur, je m'étois laissé conduire par les mêmes préjugés. On comprendra bien moins encore comment j'ai osé écrire en sa faveur ; on me regardera comme la victime d'un aveugle enthousiasme, ou comme un visionnaire simple & crédule, qui attribue au Mesmérisme des effets qu'il ne sauroit opérer.

Je conviens que l'aveu d'un grand Médecin qui publieroit qu'il doit la vie à M. *Mesmer*, seroit infiniment plus flatteur pour lui, & devroit avoir aux yeux du Public un poids infiniment plus grand : mais si j'ai joui d'un bonheur dont n'a pu profiter aucun Médecin, en ai-je moins été conservé, en dois-je moins témoigner ma vive reconnoissance, & inviter tous les malades à venir éprouver les mêmes avantages ? Il y a plus ; je me croirois coupable de lese-Humanité, si je me conduisois autrement : j'ai presque dit de lese-Majesté ; car si mon Roi étoit malade, & que ma foible voix pût aller jusqu'à lui, je ne pourrois m'empêcher de lui dire : Il ne tient qu'à vous d'être guéri ; écoutez *Mesmer*, & bénissez la Providence de l'avoir conduit dans vos Etats : & que faire d'un grand Etat sans la santé & lorsqu'on lutte contre la mort ?

Pour moi qui ne suis ni Roi ni Prince, je bénis Dieu de m'avoir amené, le jour de l'Annonciation, un sauveur tel que M. *Mesmer* ; & j'admire que, nés l'un & l'autre dans des climats éloignés, nous nous soyons rencontrés à Paris, & qu'avec sa découverte étonnante, il m'ait mis en état de continuer les miennes sur des objets moins intéressans sans doute, mais liés aux siens comme des portions d'un même tout, de cette Vérité éternelle & immuable sans laquelle rien n'existe.

La conduite des Contradicteurs de M. Mesmer ne dépose-t-elle pas en sa faveur ?

Mais, abandonnant tous ces faits, il ne faut d'autre témoignage en faveur de la découverte de M. *Mesmer*, que la conduite même de ceux qui se sont élevés contre lui.

Le savant M. Ingenhousze, qui, ayant

été lié avec M. *Mesmer*, a pris tant de peine pour prévenir contre lui les Savans de Paris, de Londres, de Berlin, &c. étoit très-convaincu que M. *Mesmer* avoit fait une découverte unique & à laquelle on ne sauroit se refuser.

M. de Stoërck, premier Médecin de Vienne, qui refuse à M. *Mesmer* tout examen, toute expérience pour constater sa découverte, est une preuve convaincante qu'on redoutoit cette expérience. Si M. *Mesmer* est un imposteur, il falloit le démasquer. Vous n'êtes pas adroit, M. de Stoërck, si vous êtes ennemi de l'ignorant *Mesmer* : & si vous êtes son ami, si vous n'avez rien à opposer à ses découvertes, quel ami êtes-vous? & de quel prix la vérité est-elle à vos yeux?

Comment n'a-t-on pas vu que c'étoit ici la cause, non d'un particulier, mais de l'Humanité entiere? que plus M. *Mesmer* éblouiroit les hommes, plus il étoit essentiel de le démasquer, & qu'on ne pouvoit y parvenir qu'en suivant pied à pied ses expériences? que les hommes en appelleroient toujours à cette expérience, puisqu'ils n'ont qu'elle pour se conduire? qu'ils ne s'arrêteroient pas toujours à de vaines déclamations, & que lorſque la vérité triompheroit, ſes détracteurs ſeroient néceſſairement couverts de honte, comme des ignorans qui ne diſtinguoient pas le vrai du faux?

Tels furent couverts de honte, & voués à l'indignation publique, ceux qui avoient dix mille raiſons à alléguer contre la circulation du ſang, contre la découverte à faire de l'Amérique, contre celles de l'illuſtre Galilée, & qui y ajouterent la perſécution la plus odieuſe.

Le temps fait plus que toutes les déclamations; il fait juſtice de l'erreur; il met la vérité ſur le trône. Si M. *Meſmer* eſt un impoſteur, tout ce qu'on dira, tout ce qu'on fera, tout ce qu'on écrira pour lui, tombera comme les feuilles en Automne, comme un brouillard que diſſipe le ſouffle le plus léger. Mais s'il tient la vérité dans ſes mains, s'il a fait une découverte précieuſe, en vain l'Univers ſe ſouleveroit contre lui, en vain on redoubleroit d'efforts pour lui nuire, le Magnétiſme animal triomphera de tout.

M. Meſmer a-t-il fait une découverte ? Peut-on en faire en Médecine ?

M. *Meſmer* a-t-il fait une découverte ou non ? Mais comment le ſaura-t-on, ſi on ne ſe donne la peine d'examiner de près ſes opérations & les effets qui en réſultent ? Dira-t-on que le temps des découvertes eſt paſſé ; qu'on ne peut en faire en Médecine ? Mais on donneroit un trop grand démenti à MM. les Médecins, & à ce qui ſe paſſe ſans ceſſe ſous nos yeux.

MM. les Médecins ſont tellement convaincus que leur ſcience eſt imparfaite, & qu'elle a encore un grand eſpace à parcourir pour ſe perfectionner, qu'ils ne ceſſent de faire les efforts les plus étonnans pour y parvenir. C'eſt dans cette vue ſi eſtimable, ſi honorable, qu'ils cultivent plus que jamais la Phyſique & la Chimie ; qu'ils perfectionnent les Hôpitaux ; qu'ils impriment des Journaux de Santé & de Médecine ; qu'ils propoſent des Prix nombreux ; qu'ils indiquent même les objets à découvrir. C'eſt ainſi que la Société Royale de Médecine vient de propoſer des Prix ſur divers objets : Quelles ſortes d'hydropiſies, par exemple, exigent un traitement ſec, & quelles hydropiſies exigent un traitement humide ? Si le ſcorbut eſt épidémique ou non ? Si la maladie appelée *Groups* exiſte en France, & la maniere de la traiter ? & autres queſtions importantes qui prouvent le déſir qu'ont MM. les Médecins de porter leur Art à la plus grande perfection, & l'ardeur avec laquelle ils s'y portent.

Ajoutons que leurs Ouvrages ſont remplis d'une longue liſte de maux qu'ils regardent comme incurables ; c'eſt-à-dire, comme des maux pour la guériſon deſquels ils n'ont encore découvert aucun remede.

Toutes les fois donc que quelqu'un annonce une découverte en ce genre, ils ne ſont pas fondés à la rejeter ſimplement à titre de découverte, comme ſi on n'en pouvoit point faire : mais ils ſont obligés, s'ils veulent être juſtes, d'entrer dans l'examen de la découverte, & de voir ſi en effet on eſt guéri par un moyen qui avoit été inconnu juſqu'alors : tout le reſte n'eſt que vaine déclamation, & d'autant plus condamnable, que la vie même en dépend, en ſorte qu'on devient homicide & meurtrier dans tous les cas où l'on écarte une découverte ſalutaire pour la conſervation des Êtres.

Ne ſoyons pas étonnés s'il y a tant de découvertes à faire en Médecine, & ſi M. *Meſmer* eſt dans le cas d'en avoir fait une des plus brillantes. Aucun Art, aucune Science qui ait été portée à ſa perfection, & qu'on n'ait ſinguliérement enrichie depuis vingt à trente ans.

On a remarqué, il y a long-temps, que la Nature, toujours ſemblable à elle-même, opéroit dans le moral de la même maniere que dans le phyſique : que les connoiſſances & les découvertes des hommes n'avoient lieu que par maſſes & par intervalles, ainſi qu'ils ſont eux-mêmes placés ſur le globe à grandes diſtances les uns des autres : que ſi les Nations s'élevent & s'abaiſſent ſans ceſſe, de même les Sciences ont un flux & reflux au moyen deſquels elles paroiſſent & diſparoiſſent alternativement, ſe ramenant toutes entre elles, ou s'évanouiſſant à la fois.

On ne ſauroit nier que nous ne vivions dans un de ces ſiecles extraordinaires, où les connoiſſances, après avoir fui de deſſus le le globe, reparoissent avec une nouvelle vigueur, sans que nous puissions prévoir jusqu'à quel point elles seront portées. On a tout à espérer à cet égard, si aucune cause morale ou physique n'en vient arrêter les progrès, si l'Europe n'est plus exposée à ces affreux événemens & à ces dévastations qui l'ont ravagée tant de fois.

Depuis dix siecles cette belle Partie du Monde étoit en proie à une ignorance inconcevable, lorsqu'au milieu du quinzieme elle se réveilla, comme à l'instant, de sa profonde léthargie. Les bons esprits de ce temps-là sentirent qu'ils n'étoient pas faits pour les ténebres dont ils étoient enveloppés. Dès ce moment une forte impulsion vers la lumiere devint le partage des principales Nations de l'Europe.

D'abord on se livra aux objets d'érudition : c'étoit l'enfance de la Littérature, le berceau de l'esprit humain : il ne pouvoit en être autrement. Avant de penser, il faut rassembler des faits, & connoître ce qu'ont déjà pensé ceux sur les traces de qui on veut s'élever.

Les objets qui dépendent d'une imagination brillante & agréable, vinrent presque aussi-tôt embellir la scene : nous eûmes de grands Poëtes, de grands Orateurs, de grands Artiſtes : l'Eloquence, la Poéſie & les Arts parvinrent au plus haut point de gloire : ce fut l'adoleſcence de l'eſprit humain.

Les Beaux-Arts amenerent à leur ſuite des occupations plus ſérieuſes : on parcourut l'étendue immenſe des Mathématiques, on défricha les diverſes branches de la Philoſophie : c'étoient les occupations de l'âge mûr.

Lorſqu'on eut franchi cette vaſte carriere, qu'on eut fait toutes ces conquêtes ſur l'ignorance & ſur l'erreur, qu'on eſpéroit d'avoir atteint, par les travaux infatigables de trois ſiecles entiers, les bornes les plus reculées des connoiſſances humaines, on s'apperçut qu'on étoit encore bien en arriere : qu'il reſtoit encore des découvertes à faire de la plus grande importance ; à rectifier, à perfectionner la plupart de celles qu'on avoit déjà faites : qu'on s'étoit trop hâté d'élever l'édifice immenſe de ces connoiſſances : qu'on l'avoit ſouvent appuyé ſur des fondemens ruineux, ſur des principes mal-aſſurés : qu'on y avoit réuni des parties hétérogenes : que tout y étoit interrompu par des lacunes & des vides immenſes.

On s'en apperçut avec la plus grande ſurpriſe, dès qu'exiſta l'Encyclopédie, cet Ouvrage trop mal jugé, deſtiné à préſenter le tableau de ces connoiſſances; plus on en eſpéroit de grandes choſes, plus on fut étonné de voir qu'il ne répondoit pas à cette attente. On avoit tort; c'eſt parce qu'il étoit trop fidele, qu'on s'éleva contre lui: eſt-ce la faute du miroir s'il préſente des objets informes? Les ſavans Auteurs de l'Encyclopédie n'avoient pas promis ce tableau tel qu'il peut être, mais tel qu'il exiſtoit. On s'imaginoit à tort qu'il en réſulteroit un tout, auquel il n'y auroit rien à ajouter; à tort on ſe plaignit de ce qu'on n'y trouvoit pas ce qu'il ne pouvoit pas contenir. La conſéquence qu'il eût fallu en tirer, c'eſt qu'il s'en falloit de beaucoup qu'on eût atteint les bornes des connoiſſances humaines; c'eſt que l'Encyclopédie n'étoit qu'un Ouvrage du moment, qu'il faudroit augmenter, changer, perfectionner à meſure qu'on reculeroit ces bornes.

En effet, depuis qu'il a paru, les découvertes ſe ſont ſuccédées avec rapidité; des Sciences nouvelles ſont ſorties comme de deſſous terre; l'eſprit de l'homme ſemble avoir acquis des forces de géant pour lutter avec lui-même, pour percer la profondeur des nuits, pour arracher à la Nature sa lumiere & ses secrets.

La doctrine de l'amour universel, du bien général, du support mutuel, a été un des premiers effets de ces nouveaux efforts.

L'inutilité des guerres pour le bonheur des Nations, leurs fâcheux effets pour les Etats victorieux, la haine & le mépris pour les Conquérans, au lieu des folles louanges qu'on leur donnoit.

La barbarie de la plupart des Lois criminelles & pénales, un cri général pour la réforme de la Jurisprudence.

Les droits & les devoirs des Princes & des Sujets éclaircis, les vrais principes de l'économie politique créés, discutés, rétablis dans leur rang entre les connoissances.

Les Sciences naturelles prodigieusement perfectionnées, telles la Chymie, science de nos jours, & qui depuis quinze à vingt ans a pris une forme nouvelle.

Les principes généraux de la Physique, le feu, la lumiere, les couleurs, la reproduction des êtres, l'électricité, éclaircis par les plus profondes recherches.

Cette électricité connue des Anciens,

tombée enſuite dans l'oubli, retrouvée dans ce ſiecle, maniée avec la plus vive émulation par les Naturaliſtes, les Phyſiciens, & qu'on a eſſayé d'employer à la guériſon des maladies.

Les Sciences ſurnaturelles cultivées avec ardeur, ces Sciences qui ſe rapportent au Monde des Eſprits, ſur leſquelles il exiſte des Ouvrages ſinguliers, d'autant plus dignes d'être examinés par des têtes vraiment philoſophiques & impartiales, qu'ils nous rapprochent infiniment de l'Antiquité.

De grands travaux pour faciliter l'étude des Langues & les lier entre elles, de même que pour remonter à l'origine des connoiſſances humaines, à leurs premiers principes, à rétablir dans tout leur luſtre celles des temps primitifs; travaux qui ſont le réſultat de tous ceux des temps paſſés.

Telles ſont les ſciences que ces derniers temps ont vu éclore & perfectionner, & qui formeront néceſſairement de l'Encyclopédie un Ouvrage nouveau, plus complet que l'ancien, mais ſuſceptible d'additions & d'améliorations continuelles, à meſure que les connoiſſances s'agrandiront, que plus de lumiere éclairera l'Europe.

C'eſt dans le moment où la fermentation étoit la plus grande, où tout étoit prêt pour les découvertes les plus importantes, qu'a paru M. *Meſmer*. Ce ſavant Médecin de la Faculté de Vienne en Autriche, né ſur les bords du Lac de Conſtance, doué d'une ame forte & élevée, réuniſſant tous les efforts de ſon génie, déployant toutes les reſſources d'une belle imagination, d'un vaſte ſavoir, d'une profonde Logique, trouva le moyen de maîtriſer cet Agent univerſel dont la Nature ſe ſert pour donner la vie, pour la conſerver, pour lier tous les Êtres de l'Univers; avec ce ſecours inconnu juſqu'ici, de réparer les forces humaines, de vaincre les maladies regardées comme incurables, de diſſiper les autres, de ranimer les corps débiles & glacés, de donner une nouvelle vie.

A cette annonce, à ces effets conſolans, on oppoſa l'incrédulité la plus exceſſive; on cria à la fauſſeté, au charlataniſme: celui qui venoit au ſecours du genre humain, en fut traité comme l'ennemi: & quittant une patrie ingrate, il vint ici, dans l'eſpoir d'y trouver un peuple plus ſage, des Médecins plus raiſonnables.

La découverte de M. Mesmer tient-elle à une Théorie ?

Cette prévention, cette incrédulité, ne peuvent avoir qu'un temps : il approche, celui où chacun s'empressera de rendre à M. *Mesmer* la justice qui lui est due : ainsi que le soleil du matin ne brille sur l'horizon qu'après avoir dissipé les brouillards dont l'atmosphere est obscurcie, de même cette doctrine dissipera les nuages dont on cherche à l'envelopper : elle brillera alors de l'éclat le plus pur & le plus consolant.

Nous pouvons le dire d'autant plus hardiment, que cette découverte n'est point un secret, une routine aveugle que l'expérience seule peut justifier, ou qui ne porte que sur un objet très-borné : elle est aussi vaste que consolante ; elle forme une théorie sublime & immense, qui unit tous les Etres, qui montre comment ils ne composent qu'un tout, comment chacune des parties de ce tout influe sur les autres.

La pratique salutaire qui en résulte n'est point non plus l'effet du hasard, ou bornée à l'application de quelque recette, bonne dans quelque genre de maladie, funeste dès qu'on ſort de ce genre, telles que ces recettes ſi connues ſous le nom de ſecrets, & dont l'uſage aveugle ou haſardé conſtitue ce qu'on appelle avec tant de raiſon CHARLATANISME, babil par lequel chacun éleve ſon baume au-deſſus de tout baume, & en aſſure l'efficacité pour toutes les maladies, ſans aucun autre ſecours, ſans aucun examen préliminaire. Confondre M. *Meſmer* avec les gens de cette eſpece, c'eſt prouver qu'on ne connoît ni les uns ni les autres, qu'on en parle comme un aveugle parleroit des couleurs, ou comme un ſourd des ſons : c'eſt renoncer à toute raiſon, & conſentir d'être couvert de honte lorſque la vérité aura triomphé. Nous verrons en effet que la pratique de M. *Meſmer*, ou ſi l'on veut l'uſage qu'il fait de ſa belle & ſublime théorie, eſt raiſonnée & raiſonnable ; qu'elle eſt fondée ſur la Nature ; qu'elle n'en eſt que l'imitation ; qu'elle s'aſſortit à l'état de chaque maladie.

Les XXVII *Propoſitions qui en ſont la baſe.*

La Théorie de M. *Meſmer* tient à XXVII Propoſitions qu'il a miſes depuis plusieurs années sous les yeux du Public, & qui semblent avoir été la tête de Méduse. Comme si l'Univers en avoit été pétrifié, personne n'a entrepris ou de les réfuter ou de les faire valoir : & cependant chacun s'est permis de le juger lui & ceux qu'il a guéris, sur l'étiquette du sac, sans le plus léger examen, sans savoir seulement ce dont il s'agit. Je remets donc ici ces Propositions (1) sous les yeux de ce même Public, afin qu'il connoisse du moins la nature des découvertes de M. *Mesmer*, & qu'il soit mieux à même de juger du génie & des connoissances de cet illustre Médecin.

Quel cas doit-on faire de cette Théorie ?

N'est-il pas étonnant qu'on n'ait point donné à cette sublime Théorie l'attention dont elle est si digne, & qu'elle n'ait trouvé que des esprits à la glace ? Une seule de ces Propositions implique-t-elle contradiction, ou peut-elle être taxée d'absur-

---

(1) *Voyez* dans le Mémoire précédent, *page* 56, ces XXVII Propositions.

dité ? Ne ſont-elles pas étroitement liées entre elles, & en eſt-il une ſeule qu'on puiſſe détacher des autres ? Leur enſemble eſt-il oppoſé en quoi que ce ſoit aux plus ſaines idées de la Phyſique, & ne préſente-t-il pas un tout dont l'exiſtence, s'il n'étoit qu'une illuſion, ſeroit infiniment à déſirer, & parfaitement digne de l'Auteur de la Nature ?

Qui oſera nier qu'il exiſte une influence entre tous les Êtres, que la terre les ait tous liés entre eux pour leur intérêt commun ?

Qui pourroit nier, qui ne pourroit concevoir qu'ils nagent tous dans un fluide infiniment ſubtil & continu, qui ſert de moyen à cette influence, de quelque nom qu'on le nomme, quelques qualités qu'il ait d'ailleurs ?

Qui pourroit nier que ſi cette influence exiſte réellement, elle ne ſoit ſoumiſe à des lois conſtantes & admirables, elle ne s'exerce néceſſairement par un flux & reflux ſemblable à celui qu'éprouve la mer, & que la connoiſſance de ces lois ne ſervît merveilleuſement à dévoiler le grand ſecret de la Nature ?

N'eſt-ce pas un trait de génie ſublime d'avoir ſoupçonné & vérifié qu'il exiſte dans l'homme des propriétés relatives à celles de l'aimant ; & d'après cette nouvelle espece de comparaison, d'avoir apperçu des vérités admirables qui en devoient être nécessairement la suite ?

Après être parvenu à ce point lumineux, ce même génie ne se seroit-il pas manqué à lui-même, s'il n'avoit cherché à imiter à l'égard de l'homme, ce qu'on avoit déjà découvert à l'égard de l'aimant, les moyens d'en diriger le Magnétisme, de le communiquer, propager, augmenter, sur-tout de l'appliquer au rétablissement des forces du corps.

Et comme cet agent est dans un état de mobilité continuelle, d'employer les moyens les plus analogues à cette mobilité, tels que la lumiere & le son, les glaces & les instrumens de musique, pour en accélérer les effets ?

Cette théorie ne renferme donc rien qui soit déraisonnable, absurde ; tout en est marqué au coin du génie, & conforme aux plus saines idées de la Physique. Et comme on n'a aucune raison pour la rejeter, on doit non-seulement admirer celui qui a si bien suivi les traces de la Nature, mais aussi se livrer sans balancer aux effets conſolans qui en ſont la ſuite, puiſqu'on n'auroit aucune raiſon de s'y refuſer.

Cette Théorie tient-elle à d'autres Principes ?

L'Auteur de cette belle théorie ne s'eſt pas arrêté en ſi beau chemin : il eſt parvenu de conſéquence en conſéquence à des principes de la plus grande ſimplicité, mais par cela même ſi oppoſés aux principes reçus, qu'on s'eſt ſervi de ce qu'ils ont d'admirable & de vrai pour les rejeter comme faux.

Comme il n'exiſte qu'une vie & qu'une ſanté, de même, a dit M. *Meſmer*, il ne peut exiſter, & il n'exiſte en effet qu'une maladie & qu'un moyen de guérir, & ce moyen exiſte dans la Nature, n'en étant que l'imitation.

Qu'il n'y ait qu'une vie, qu'il n'y ait qu'une ſanté, chacun en conviendra aiſément : mais qu'il n'y ait qu'une maladie & qu'un moyen de guérir, c'eſt une aſſertion ſi oppoſée à toutes les idées reçues, qu'elle a ſoulevé tous les eſprits, & révolté ceux même qui auroient eu du penchant pour la doctrine de M. *Meſmer*.

Mais que dira-t-on, s'il demeure prouvé qu'au phyſique comme au moral, la Nature a formé une ſeule route, & que l'ignorance s'eſt fourvoyée dans une multitude : qu'en Phyſique comme dans d'autres Sciences, les hommes, toujours accrochés & perdus dans l'immenſité des branches, n'ont preſque jamais ſu parvenir au tronc duquel dépendoient toutes ces branches, & ont toujours vu par conſéquent diviſion & multiplicité, là où il n'y avoit qu'unité & que ſimplicité ?

Alors on ſera rempli de reconnoiſſance pour l'homme de génie qui, au milieu de cette immenſité de routes, a ſu reconnoître la ſeule que la Nature eût formée, & s'élancer juſqu'au tronc de l'arbre ſans s'égarer dans l'immenſité de ſes branches, & qui a eu le courage de renoncer à la route battue, malgré le nombre, le ſavoir & le luſtre de ceux qui la ſuivoient, & malgré les contradictions les plus étranges & les plus ſoutenues.

Mais telle eſt la vérité : elle s'avance lentement à travers le voile qui la couvre, afin que les uns ne ſoient pas aveuglés de ſon éclat, & que ceux qui ſont indignes de ſa grace, ne puiſſent en abuſer.

N'existe-t-il qu'une maladie ?

Pour s'entendre, il faut convenir des mots : tout dérangement de santé est une maladie : ce dérangement se manifeste par une variété prodigieuse de maux, qui, dans la Médecine ordinaire, exigent des remedes ou des traitemens divers, mais dont le but est toujours le même, de rendre à la Nature son véritable cours.

S'il existe donc divers maux, il n'existe cependant qu'une seule maladie, ce fâcheux état où le cours de la Nature est dérangé, altéré, obstrué : toutes les fois donc qu'on pourra rétablir ce cours dans son état naturel, on dissipera les maux qui étoient la suite de son dérangement : & s'il n'y a qu'un moyen de rétablir ce cours, il n'existe donc qu'un seul moyen de guérir, quels que soient les symptômes divers, ou les maux par lesquels se manifeste la maladie du corps.

Messieurs les Médecins se conduisent d'après les mêmes principes ; car leur but fut toujours de rétablir ce qui est dérangé : à la vérité, ils emploient divers remedes suivant les divers symptômes de la maladie, ou ſuivant les organes différens qu'elle attaque : mais ils auroient tort, à ce qu'il me ſemble, d'en conclure : 1.° l'impoſſibilité d'un traitement commun à ces maux ou ſymptômes : 2.° qu'ils guériſſent eux-mêmes ces maux par des routes différentes, puiſqu'ils ne peuvent employer que celle qui rétablira le cours de la Nature : 3.° que la route qu'ils ſuivent ſoit différente du Magnétiſme animal, qu'ils rencontrent ſur leur chemin ſans s'en douter, & qu'ils mettent en œuvre réellement au moyen de leurs remedes, par des combinaiſons naturelles & heureuſes, qui leur font exécuter médiatement par le Magnétiſme animal, ce que M. *Meſmer* fait exécuter à celui-ci immédiatement.

C'eſt parce que ce Magnétiſme animal peut être mû médiatement par des moyens très-différens, qu'on voit les Médecins employer avec ſuccès, dans les mêmes maladies, des remedes abſolument oppoſés en apparence, & même changer ſouvent de ſyſtême à cet égard avec le même ſuccès, parce qu'il ſuffit qu'ils trouvent un moyen qui mette en œuvre le Magnétiſme animal, pour qu'ils operent la guériſon qu'ils déſirent, quoiqu'ils ne ſe doutent pas de la vraie cauſe qui donne à leurs remedes tant d'efficace.

Les uns & les autres cherchent également à guérir, comme fait la Nature elle-même, par le moyen des CRISES, c'eſt-à-dire, par des efforts qui diſſipent les obſtacles ou les cauſes par leſquelles le cours de la Nature eſt dérangé.

Les Médecins provoquent ces criſes par les remedes qu'ils ordonnent; M. *Meſmer*, par ſon traitement: & dans tous ces cas, c'eſt le Magnétiſme animal qui eſt mis en jeu.

Le grand avantage du traitement par le Magnétiſme animal, conſiſte donc à agir par des procédés moins compoſés, d'un effet moins éloigné, immédiat, dégagé par conſéquent des inconvéniens qui ſont la ſuite néceſſaire de remedes qui ne peuvent agir que par pluſieurs milieux, dont chacun eſt un nouvel obſtacle au ſuccès.

Par exemple, les remedes que la Médecine ordinaire emploie pour fondre les obſtructions, étant obligés de paſſer à travers nombre de viſceres avant de pénétrer au ſiege du mal, ſont néceſſairement affoiblis, peut-être dénaturés quand ils y arrivent: & lors même qu'ils y parviendroient ſans

être

être affoiblis, ce qu'ils contiennent du Magnétiſme animal, ou la portion qu'ils en peuvent mettre en jeu, eſt ſans doute affoibli par ſon mélange avec ces remedes; tandis que ce même Magnétiſme mis en jeu directement, ſans mélange, doit produire des effets infiniment plus sûrs.

Auſſi les criſes produites par la méthode de M. *Meſmer*, agiſſant immédiatement, ſont ſans danger, n'ont pas beſoin d'être éloignées les unes des autres, ſont auſſi conſolantes & auſſi bénignes que dangereuſes dans le cours ordinaire des choſes.

Elles ont un autre avantage, c'eſt d'accélérer les heureux effets de la Nature, ſans jamais occaſionner des criſes au-deſſus des forces du malade.

Ce ſont des effets conſtans, aſſurés, calculables phyſiquement, & qu'on ſera obligé de reconnoître dès qu'on voudra réfléchir ſur ces belles combinaiſons, ſur la marche de la Nature, dont la méthode de M. *Meſmer* ne s'éloigne pas un inſtant.

Cette ſimplicité & cette unité, caracteres inconteſtables de la vérité, étoient bien dignes de paroître dans notre ſiecle, & bien faits pour entraîner tous les eſprits: il ſera impoſſible qu'on ſe refuſe à leur évidence, dès qu'on voudra y donner quelque attention, qu'on ne sera pas entraîné par sa légéreté ou par de vains préjugés.

Que doit-on penser du silence des Facultés de Médecine & des Académies Littéraires ?

C'est un phénomene en apparence bien bizarre que celui du silence que gardent à l'égard d'une découverte aussi grande, aussi utile, les Facultés de Médecine & les Académies Littéraires. Il semble que ces Corps, distingués par leurs connoissances & par leur mérite, devroient servir de flambeau aux hommes, relativement à cette découverte; qu'ils devroient être les premiers à en apprécier le mérite & à inviter les hommes à en profiter, ou à leur en faire voir le danger : cependant un silence profond regne de leur côté, tandis que la multitude se jette dans les bras de celui qui annonce une découverte aussi belle, & qu'un grand nombre de personnes, dont on ne peut suspecter le témoignage, disent hautement les obligations qu'ils ont à cette découverte, &

comme elle leur a rendu la ſanté & la vie. Ce ſilence paroît d'autant plus ſurprenant, que M. *Meſmer* n'a rien négligé pour intéreſſer en faveur du Magnétiſme animal, toutes les Facultés de Médecine & les Académies Littéraires ; & qu'il auroit cru leur manquer, s'il ne s'étoit pas conduit ainſi.

N'en concluons pas que la découverte de M. *Meſmer* n'eſt qu'une chimere, ou que ces Corps reſpectables ſont oppoſés réellement à cette découverte : nous ferions en cela également tort, & à ces Corps diſtingués, & à cette découverte.

Ces Corps ſont conſacrés au maintien d'une doctrine conſtante, approuvée de tous les temps, ſupérieure à une foule d'opinions & de préjugés qui, ſans eux, auroient été infiniment funeſtes au genre-humain : ils ne peuvent donc, ſans ceſſer d'être eux, adopter légérement des doctrines nouvelles : ils ne peuvent régner que par l'opinion : il faut donc que toute opinion nouvelle ſoit devenue nationale, pour que ces Corps puiſſent l'adopter.

C'eſt ainſi que les Tribunaux & les Univerſités furent ſectateurs d'Ariſtote, juſqu'à ce que la Nation fût devenue Cartéſienne : de même il fallut que la Nation eût abjuré le Cartéſianiſme, & fût devenue Newtonienne, pour que l'Académie des Sciences osât avouer le ſyſtême du ſavant Anglois.

En France, ce n'eſt point le Gouvernement, ce ne ſont point les Académies qui font l'opinion : leurs décrets ſont nuls quand ils précedent celle-ci : il faut qu'ils ſe ſoumettent à cette opinion, c'eſt la Reine du monde, c'eſt la Loi des François : en vain un de leurs Monarques voulut introduire trois lettres dans l'alphabet national, les trois lettres diſparurent devant l'opinion. C'eſt ce qui fit dire ſi plaiſamment à l'Auteur immortel des Lettres Perſanes : » J'ai » ouï parler d'une eſpece de Tribunal qu'on » appelle l'Académie Françoiſe : il n'y en » a pas de moins reſpecté dans le monde : » car on dit qu'auſſi-tôt qu'il a décidé, le » Peuple caſſe ſes arrêts, & lui impoſe des » lois qu'il eſt obligé de ſuivre. «

Comme ces Corps diſtingués ne connoiſſent point la théorie dont s'appuie M. *Meſmer*, ils ne pourroient ſe décider que d'après l'expérience : mais l'expérience ſeule eſt-elle un juge infaillible ? C'eſt ce que prétendent les Empiriques : auſſi les

Corps Littéraires ont décliné ces expériences; c'eſt qu'on ne peut s'élever contre l'expérience, & que cependant ſur des matieres douteuſes, elle eſt inſuffiſante: car on peut toujours craindre des expériences contraires. Dès qu'on eſt dénué de principes, on ne peut jamais dire juſqu'où ira l'expérience, où elle s'arrêtera: car de conſéquence en conſéquence, il peut n'y avoir point de fin.

Tout ce qu'on peut déſirer de la part des Facultés de Médecine, & des Académies ſavantes, dans une pareille ſituation, c'eſt qu'elles ne prennent aucun parti, ni pour ni contre: que ces Corps ne riſquent pas de ſe déshonorer en attaquant une doctrine qui pourroit être vraie: & qu'ils ne témoignent pas de la légéreté en adoptant un ſyſtême qui pourroit changer l'enſemble de leur doctrine, & qui exigeroit d'eux des ſacrifices qui ne ſeroient peut-être pas dans ce moment en leur pouvoir. Qu'ils reſtent ainſi tranquilles ſpectateurs du combat juſques à ſon entiere & pleine déciſion: & que ceux d'entre eux dont le génie & les facultés ſeront aſſortis à ces belles découvertes, ne rougiſſent pas de devenir les éleves de la Nature, après avoir été ceux de l'opinion.

Ainsi le Public n'étant plus balancé entre la nouvelle & l'ancienne doctrine, sera mieux en état d'en juger, & de reconnoître la vérité qu'éloignent sans cesse les considérations particulieres & les intérêts personnels.

Quelle a été la conduite de M. Mesmer *à l'égard de ces Corps savans.*

Les principes que nous venons d'établir, sont d'autant plus essentiels, que, comme nous l'avons dit, M. *Mesmer* a fait diverses tentatives pour engager les Facultés de Médecine & les Académies de l'Europe à accueillir sa découverte; & que ces Corps, fideles à ces principes, ne l'ont point écouté: ici, nous ne ferons que rendre un compte très-succinct de ces tentatives, & de leur peu de succès.

» L'Histoire du Magnétisme animal pré-
» sente cinq époques principales: 1.° Rela-
» tions avec la Faculté de Médecine de
» Vienne: 2.° Relations avec l'Académie
» des Sciences de Paris: 3.° Relations avec

» la Société Royale de Médecine de Paris :
» 4.° Relations diverſes pendant les deux
» années ſuivantes : 5.° Relations avec la
» Faculté de Médecine de Paris. «

Qui a vu une de ces Relations, les a toutes vues ; c'eſt par-tout les mêmes réſultats : des Savans faits pour voir, qui ne voient rien, qui nient tout, qui repouſſent tout : qui, accoutumés à une route, ne peuvent ni en prendre une autre, ni admettre l'exiſtence d'aucune autre : pour qui tout ce qui eſt hors de leur ſphere, n'eſt que folie, abſurdité ou imagination abuſée.

C'eſt à Vienne que M. *Meſmer* jeta, en 1766, les premiers fondemens de cette doctrine, & qu'il en fit les premieres épreuves. Quittant enſuite ſa Patrie, il vient à Paris, fait en diverſes occaſions des expériences ſous les yeux de divers Membres de l'Académie des Sciences : ils ſont convaincus, diſent-ils, mais ils n'oſeroient rendre compte à l'Académie de ce qu'ils ont vu, dans la crainte qu'on ne ſe moque d'eux. Enfin, il prend le parti d'écrire à l'un d'eux, pour engager l'Académie à faire ſuivre ſes expériences par quelques perſonnes de ſon Corps ; mais l'Académie décide qu'on ne s'occupera point de la découverte de M. *Mesmer*.

La Société Royale de Médecine veut, de son côté, inspecter M. *Mesmer*, parce que c'est à elle à juger de tout remede nouveau ; il consent de la rendre témoin de ses expériences, par Députés, & non par Commission : tout est rompu, parce que c'est une Commission qu'on entend lui envoyer, & non de simples Députés : & on lui dit fort honnêtement qu'on ne prend intérêt ni à sa personne, ni à son traitement, ni à sa découverte.

C'étoit en 1778, année douloureuse pour M. *Mesmer*, qui dut se trouver dans un étonnement sans égal en voyant l'indifférence de deux Corps respectables dans lesquels il sembloit si naturellement qu'il devoit trouver des patrons & des défenseurs zélés : il dépeint avec tant d'énergie la situation dans laquelle il se trouva à cette époque, que je ne saurois me dispenser d'en transcrire ici le tableau : on se formera une plus juste idée de sa constance & de sa grandeur d'ame, sentimens qui ne pouvoient être l'effet que de la ferme persuasion dans laquelle il étoit d'avoir fait la découverte la plus utile, & qu'avec elle il triompheroit nécessairement de l'indifférence & de l'incrédulité.

» En réſumant ma ſituation, dit-il, je » voyois que, pour ſalaire de mes travaux, » de mes complaiſances & de mes peines, » il me reſtoit le témoignage de ma con-» ſcience : il étoit à-peu-près ſeul.

» J'avois multiplié les expériences, pour » prouver l'action du Magnétiſme animal; » & cependant je n'avois pu faire recon-» noître l'action du Magnétiſme animal.

» J'avois entrepris un nombre aſſez con-» ſidérable de traitemens, pour prouver » que le Magnétiſme animal étoit un moyen » de guériſon dans les maladies les plus » invétérées; & cependant, je n'avois pu » faire reconnoître que le Magnétiſme ani-» mal étoit un moyen de guériſon.

» Ma profeſſion de Médecin m'avoit » mis autrefois à Vienne en quelque conſi-» dération : ma découverte m'y avoit mis » dans le plus grand diſcrédit.

» En France, j'étois un objet de riſée, » livré à la tourbe académique.

» Si, dans le reſte de l'Europe, mon » nom parvenoit à frapper quelquefois la » voûte des Temples élevés aux Sciences, » ce n'étoit que pour être repouſſé avec » mépris.

» Heureuſement je n'étois pas dans le

» besoin. La fortune, secondant mon cœur
» altier, ne faisoit pas dépendre le sort de
» l'humanité de ma faim ou de ma soif.
» Elle étoit juste la fortune ; car si par
» malheur le précieux secret que m'a confié
» la Nature étoit tombé en des mains né-
» cessiteuses, il auroit couru les plus grands
» dangers.

» Je dois être protégé, je désire l'être ;
» mais c'est par le Monarque, Pere de ses
» Peuples ; par le Ministre, dépositaire de
» sa confiance ; par les Lois, amies de
» l'homme juste & utile....

» Cependant, plus isolé dans Paris, que
» si je n'avois été connu de personne, je
» jetai les yeux autour de moi, pour dé-
» couvrir si je ne pouvois pas m'appuyer de
» quelque homme né pour la vérité. Ciel !
» quelle vaste solitude ! quel désert peuplé
» d'êtres inanimés pour le bien ! «

Certainement la solitude ne pouvoit être plus grande : mais pouvoit-il en être autrement ? M. *Mesmer* ne s'étoit adressé qu'à des Corps qui ne pouvoient l'écouter, & qu'il sembloit cependant avoir pris pour ses Juges : il ne convenoit donc à personne de se mettre en avant : c'eût été vouloir décider la question, se mettre au-dessus de ces Corps respectables. M. *Mesmer* devoit donc se trouver isolé, quoique Paris fût rempli de personnes très-animées pour le bien, & très-empressées à l'encourager, & sur-tout à favoriser les découvertes utiles; mais dont les trois quarts n'avoient jamais entendu parler de la sienne, & dont le reste étoit retenu par la conduite des Lettrés.

L'exemple de M. Bailly, de l'Académie des Sciences, prouve ce qu'auroient fait les particuliers, s'ils avoient été à même de suivre de près la découverte de M. *Mesmer:* ce savant Académicien ayant fait, quelque temps après, la connoissance de celui-ci, il n'exigea pas que M. *Mesmer* le convainquît, par des expériences, que la Nature en pouvoit savoir plus que lui: & il eut l'honnêteté de prendre sa défense en pleine Académie, en ajoutant que sa découverte méritoit qu'on s'en occupât: c'est avec un vrai plaisir que nous insistons sur les justes éloges que M. *Mesmer* donne à ce Savant.

A la fin de cette même année, quelques Médecins de la Faculté de Paris suivirent les expériences de M. *Mesmer*: au bout de sept mois, ils trouverent des difficultés à décider en quel cas les guérisons sont dues à la Médecine, & en quel cas elles sont dues à la Nature : là s'éteignirent les Conférences, mais commencerent les attaques par écrit.

Quels sont les Ecrits contre M. Mesmer ?

M. de Horne publia en 1780, une Brochure de seize pages in-12, sous ce titre : *Réponse d'un Médecin de Paris à un Médecin de Province, sur le prétendu Magnétisme-animal de M.* Mesmer. Selon M. de Horne, les malades de M. *Mesmer* sont des gens crédules, des imaginations exaltées, des vaporeux, des esprits foibles, timides, dignes de pitié : Quant à M. *Mesmer*, il a de l'assurance, de l'adresse, de l'artifice ; il a monté un théâtre, il y a fait ses exercices, & s'y escrime merveilleusement : il est un Thaumaturge, un Prométhée, l'Opérateur *Mesmer.*

Nous l'avons dit, des injures ne sont pas des preuves : & si ceux que M. *Mesmer* a guéris ne sont pas des gens timides, des esprits foibles, des vaporeux, des imbécilles, dignes de la pitié de M. de Horne ;

s'ils ſont auſſi compétens pour juger de leur état que M. de Horne, que devient la ſortie de celui-ci, & quelle idée doit-on ſe former de ſon jugement & de ſon impartialité ?

M. Bacher, dans ſon Journal de Médecine, voulut auſſi ſe donner le divertiſſement de plaiſanter du Magnétiſme animal : il ſe crut en droit d'argumenter contre cette découverte, parce que les trois Médecins qui ont abandonné les expériences de M. *Meſmer*, gardent le ſilence. » Nous les connoiſſons tous trois, » dit-il, & nous ſommes garants que s'ils » euſſent été témoins de quelques cures » véritablement opérées par le Magnétiſme « animal, ils n'héſiteroient pas à l'atteſter ; » mais ils gardent le ſilence. «

Ils gardent le ſilence, M. Bacher ! & cette preuve négative eſt pour vous une démonſtration ? Quelle eſt donc cette étrange Logique ? Avez-vous ſommé ces Meſſieurs de vous dire la vérité ? Avez-vous été établi Juge pour les interroger ? Et ſi M. *Meſmer* vous diſoit : Ils gardent le ſilence, donc ils ont vu, donc ils ſont pour moi ; qu'auriez-vous à répondre ?

Hé bien, M. Bacher, moi qui n'ai

point l'honneur de les connoître, je prétends les juger mieux que vous, en disant que leur constance à suivre pendant sept mois entiers les opérations de M. *Mesmer*, & leur silence profond depuis ce temps-là, est pour moi une preuve convaincante qu'ils ont vu des phénomenes dignes de la plus grande curiosité & du plus grand intérêt ; que ces phénomenes seuls ont pu soutenir leur constance & leur attention pendant une durée de temps aussi considérable ; que ces phénomenes ont tous été si favorables à M. *Mesmer*, qu'on n'a vu aucun moyen, soit de les nier, soit de démontrer d'aucun qu'ils fussent l'effet du charlatanisme ou d'une imagination exaltée ; mais que ne pouvant remonter à la vraie cause de ces phénomenes, à la théorie qui seule peut les expliquer, on a pris le parti du Sage, celui de garder le plus profond silence.

En effet, qu'auroient-ils eu plus que M. *Mesmer*, ces Messieurs, pour s'attirer la confiance du Public, pour fixer son opinion? Ils ne pouvoient partager son triomphe, & ils se seroient mis hors d'état de lui être jamais d'aucune utilité. Voilà ce que vous n'avez point vu, M. Bacher, & ce que vous ne pouviez voir.

Ce ſeroit une grande & belle queſtion à traiter : Juſqu'à quel point on peut & on doit ſervir la vérité, ſoit en parlant en ſa faveur, ſoit en gardant le ſilence ! Mais qui la réſoudra, cette belle & ſublime queſtion ?

La Vérité éternelle a dit : Qui n'eſt pas contre nous eſt pour nous : ces trois Médecins, par leur ſilence, ſont donc des témoins admirables en faveur de M. *Meſmer ?* S'ils n'avoient jamais rien vu, ils n'auroient pas eu la patience d'aller juſqu'au ſeptieme mois : des perſonnes ſages, honnêtes, intelligentes, ne ſe laiſſent pas amuſer comme cela ; mais l'expérience d'un mois faiſoit déſirer celle du mois ſuivant.

S'ils n'avoient rien vu, ils n'auroient pas gardé le ſilence au bout de ſept mois : indignés, ils auroient dit hautement, publiquement, qu'ayant eu la complaiſance de ſe prêter à l'examen de la vérité avec une patience & une attention à toute épreuve, ils n'avoient remporté de tous leurs ſoins & de toutes leurs peines, que la conviction pleine & entiere de l'impoſture ou de l'ignorance : ils l'auroient dit aſſez haut, pour que l'indignation ſuccédât à l'étonnement, & que dès ce moment, M. *Mesmer* fût couvert de confusion, & abandonné du peu de personnes auxquelles il auroit fait illusion.

Voilà, M. Bacher, ce que je conclus du silence des trois Médecins que vous connoissez : je crois leur rendre plus de justice que vous, parce que mon raisonnement me paroît plus fondé en principes que le vôtre ; que dans votre systême leur silence est déraisonnable & ne tient à rien ; & que dans le mien, il fait honneur à leur sagesse & à l'amour que tout homme doit avoir pour la vérité, dont il ne doit pas même se montrer l'ami de peur de lui nuire, s'il ne peut justifier son choix par une victoire complete.

C'est par cette même raison que je ne garde pas le silence ; car lors même que je le garderois, on n'en pourroit rien conclure, ni pour ni contre M. *Mesmer*, puisque je n'ai nulle voix en Chapitre : la reconnoissance seule m'invite à parler, ainsi que le désir d'engager mes semblables à se mettre à même d'éprouver ce mieux que je crois que M. *Mesmer* est seul en état de leur donner, jusqu'à ce que MM. nos Docteurs embrassent eux-mêmes

sa

ſa théorie & ſa pratique, & ces motifs ſont plus que ſuffiſans, ſans doute, pour m'excuſer auprès du Public, puiſque je ne ſuis pas dans le cas d'exiger, pour me déterminer, autant que les perſonnes appelées par leur état à avoir un ſentiment *à priori* ſur des objets auſſi importans.

Trop heureux ſi je puis, par mon exemple, hâter le moment où l'on n'aura plus de doute ſur la ſublimité & la certitude de l'une, & ſur l'utilité admirable de l'autre !

Mais revenons à la ſuite des faits. La Faculté de Médecine fut ſollicitée enſuite par M. Rouſſel de Vauzeſmes à s'élever contre M. *Meſmer* & contre ſa doctrine.

Cet Acteur du moment, dont on n'a plus entendu parler depuis ce temps-là, étoit un jeune Médecin, bien ardent, peu aviſé, qui eſpéra de ſe couvrir de gloire en haranguant la Faculté contre M. *Meſmer* : tels les Tribuns de Rome ſe faiſoient un plaiſir de s'élever contre les Sénateurs les plus illuſtres; tels on vit ſouvent dans cette fiere République, de jeunes étourdis citer devant le Peuple les Romains les plus diſtingués, pour ſe faire un nom, pour avoir l'air d'être quelque chose. Voici le début de celui-ci.

» De tous les temps il a existé des gens „ à secret, possesseurs de recettes mira- „ culeuses pour la guérison des maladies: „ & le Public, ignorant en Médecine, a „ toujours été la dupe des vaines pro- „ messes de ces aventuriers. Ils n'établissent „ nulle part une demeure fixe; car leurs „ manœuvres sont bientôt mises au grand „ jour: & ce même Public, honteux „ d'avoir été grossiérement séduit, les „ traite ensuite avec l'indignation qu'ils „ ont justement encourue; mais par une „ foiblesse attachée à l'humanité, qui ne „ cesse de courir après l'erreur, s'il vient „ encore à paroître sur la scene un nouveau „ Charlatan, il attire bien vîte tous les „ regards de la multitude. Ainsi M. *Mes-* „ *mer*, après avoir fait pendant assez long- „ temps beaucoup de bruit à Vienne en „ Autriche, après avoir été, comme c'est „ la coutume, démasqué & ridiculisé, est „ venu établir son théâtre dans cette Capi- „ tale, où depuis près de trois ans il donne „ des représentations le plus tranquille- „ ment du monde. Tous les Médecins „ qui exerçoient ici noblement leur pro-

» fession, se contentoient de le mépriser.... «

L'Orateur termine ainsi son étrange plaidoyer : » J'aurai rempli la tâche que » je me suis imposée, si j'ai pu, Messieurs, » vous prouver les manœuvres de M. *Mesmer*...... si j'ai démontré le ridicule, le » faux de ses principes, l'absurdité, l'impossibilité, la fausseté des cures qu'on » vous présente à examiner...... J'attaque » seulement sa ridicule & très-dangereuse » doctrine, que je regarde comme ennemie du bien public, & qui compromet » cette Compagnie. «

Il faut en convenir, M. de Vauzesmes, vous êtes vraiment un homme fort habile, puisque par vos seules lumieres vous avez pu découvrir, il y a trois ans, que M. *Mesmer* n'est qu'un charlatan, qu'un aventurier à recettes, qu'on a démasqué & ridiculisé à Vienne, & qui ne jouit à Paris que d'une gloire momentanée qu'il ne mérite pas même, selon vous, d'autant meilleur Juge, sans contredit, que jamais on ne sera dans le cas de mettre en question, si ceux que vous guérirez en seront redevables à la Nature ou à vous.

Cependant cette célébrité se soutient, elle augmente de plus en plus ! MM. les

Médecins les plus distingués commencent à croire qu'elle est fondée ; quelques-uns d'eux adressent même à celui que vous attaquez, des malades qu'ils reconnoissent ne pouvoir être guéris par les remedes connus & avoués de toutes les Facultés.

Mais si c'étoit vous-même, M. de Vauzesmes, qui par un jugement précipité vous fussiez déclaré ennemi du bien public, en éloignant les hommes d'une doctrine excellente, & vous fussiez montré un vrai charlatan, en calomniant la sienne ; si le rôle que vous avez joué en face de la Faculté, est un rôle ridicule & dangereux, n'ayant que l'erreur & l'imposture pour base ; s'il est démontré que ces principes que vous rejetez sans les connoître, sont fondés sur la Nature ; si c'est vous qui méritez le mépris & l'indignation dont vous avez voulu accabler la vérité ; si vous avez insulté, persécuté le grand homme que vous deviez écouter ; si vous avez à vous reprocher la mort de tous ces infortunés que M. *Mesmer* auroit conservés, ainsi qu'il a fait à mon égard, mais que vos malheureuses assertions ont détournés de la juste confiance qu'il méritoit, de quels remords ne devez-vous pas être agité ? quelle ne doit pas être votre honte dans tous les siecles ? & en quelle exécration ne devez-vous pas être ?

Je ne vois qu'un seul moyen de vous laver de cette tache profonde, vous & vos semblables, d'expier une conduite qu'on ne sauroit pardonner qu'en faveur de votre jeunesse, de vos préjugés, de votre ignorance ; c'est de revenir sur vos pas, d'ouvrir les yeux à la lumiere, d'en devenir l'Apôtre avec cette même chaleur que vous avez mise pour la détruire, & de présenter à la Faculté, que vous induisiez en erreur, un Mémoire directement contraire à celui qui a le malheur de porter votre nom.

Mais hâtez-vous, car la vérité vous gagnera de vîtesse ; & lorsque vous serez seul de votre opinion, quelle ressource vous restera-t-il pour réparer le mal que vous aurez fait ?

Quelles propositions faisoit M. Mesmer *à la Faculté de Médecine ?*

Tandis que la Faculté de Médecine prêtoit l'oreille à ce discours, elle la fermoit aux propositions de M. *Mesmer* :

voici le Mémoire qu'il avoit demandé qu'on lui présentât dans cette même séance.

» La découverte du Magnétisme animal » a donné lieu à l'impression d'un Mé- » moire, dans lequel il est avancé que la » Nature offre un moyen universel de » guérir & de préserver les hommes : » qu'avec cette connoissance, le Médecin » jugera sûrement l'origine, la nature & » les progrès des maladies, même des plus » compliquées ; qu'il en empêchera l'ac- » croissement, & parviendra à leur gué- » rison, sans jamais exposer le malade à » des effets dangereux ou à des suites » fâcheuses, quel que soit l'âge, le tem- » pérament & le sexe.

» Ce systême, en opposition à toutes » les idées reçues, a passé pour illusoire : » l'Auteur de la découverte s'y attendoit ; » mais il n'a pas tardé à justifier le raison- » nement par le fait.

» Il a entrepris, aux yeux de tout Paris, » un nombre considérable de traitemens : » les soulagemens procurés & les cures » opérées par le Magnétisme animal, ont » invinciblement prouvé la vérité des asser- » tions avancées.

» Néanmoins il faut observer que les

» expériences faites jusqu'à ce jour, ont » dépendu de tant de volontés diverses, » que la plupart n'ont pu être portées au » point de perfection dont elles étoient » susceptibles : car si quelques malades ont » suivi leurs traitemens avec la constance » & l'assiduité nécessaires, il en est un » grand nombre qui les ont sacrifiés à des » convenances étrangeres.

» Si l'Auteur ne visoit qu'à la célébrité, » il suivroit constamment la même mar» che; mais l'espoir d'être plus générale» ment utile lui en prescrit une autre.

» Il a pour but de convaincre le Gou» vernement; mais le Gouvernement ne » peut raisonnablement statuer en pareille » matiere qu'à l'aide des Savans.

» S'il est en Europe un Corps qui, sans » présomption, puisse se flatter d'une pré» pondérance non-récusable dans l'objet » dont il est question, c'est sans doute LA » FACULTÉ DE MÉDECINE DE PARIS.

» S'adresser par son entremise au Gou» vernement, est donc la preuve la plus » formelle de la sincérité de l'Auteur, & » de l'honnêteté de ses vues.

» En conséquence, il propose à la Fa» culté de prendre, d'un commun accord

» & sous les auspices formels du Gouver-
» nement, les moyens les plus décisifs de
» constater l'utilité de sa découverte.

» Rien ne paroîtroit mener plus directe-
» ment à ce but, que l'essai comparatif de
» la méthode nouvelle avec les méthodes
» anciennes.

» L'administration des remedes usités ne
» pouvant être en meilleures mains qu'en
» celles de la Faculté, il est évident que
» si la méthode nouvelle obtenoit l'avan-
» tage sur l'ancienne, les preuves en sa
» faveur seroient des plus positives.

» Voici quelques-uns des arrangemens
» qui pourroient être pris à cet égard. Il
» est inutile de dire que de part & d'autre
» on doit conserver la plus grande liberté
» d'opinions, & une autorité égale sur les
» malades soumis à chaque traitement.

» 1.° Solliciter l'intervention du Gouver-
» nement; mais comme il est aisé de sentir
» que la demande d'un Corps tel que la
» Faculté doit avoir plus de poids que
» celle d'un particulier, il seroit à propos
» qu'avant tout la Faculté se chargeât de
» cette négociation.

» 2.° Faire choix de vingt-quatre mala-
» des, dont douze seroient réservés par

» la Faculté pour être traités par les mé-
» thodes ordinaires : les douze autres se-
» roient remis à l'Auteur, qui les trai-
» teroit suivant sa méthode particuliere.

» 3.° L'Auteur exclut de ce choix toutes
» maladies V......

» 4.° Il seroit préalablement dressé
» procès-verbal de l'état de chaque ma-
» lade : chaque procès-verbal seroit signé,
» tant par les Commissaires de la Faculté
» que par l'Auteur, & par les personnes
» préposées par le Gouvernement.

» 5.° Le choix des malades seroit fait
» par la Faculté, ou par la Faculté &
» l'Auteur réunis.

» 6.° Pour éviter toutes discussions ulté-
» rieures, & toutes les exceptions qu'on
» pourroit faire d'après la différence de
» l'âge, de tempérament, de maladies,
» de leurs symptômes, &c. la répartition
» des malades se feroit par la voie du sort.

» 7.° La forme de chaque examen com-
» paratif des maladies & leurs époques,
» seroient fixées d'avance, afin que par
» les suites il ne pût s'élever aucune dis-
» cussion raisonnable sur les progrès obte-
» nus par l'une ou l'autre des méthodes.

» 8.° La méthode de l'Auteur exigeant

» peu de frais, il ne demanderoit aucune
» récompenſe de ſes ſoins ; mais il paroî-
» troit naturel que le Gouvernement prît
» ſur lui les dépenſes relatives à l'entre-
» tien des vingt-quatre malades.

» 9.° Les perſonnes prépoſées par le
» Gouvernement aſſiſteroient à chaque
» examen comparatif des malades, & en
» ſigneroient les procès-verbaux : mais
» comme il eſt eſſentiel d'éviter de la part
» du Public toutes inculpations d'intelli-
» gence ou de connivence, il ſeroit in-
» diſpenſable que les Prépoſés du Gou-
» vernement ne fuſſent pris dans aucun
» Corps de Médecine.

» L'Auteur ſe flatte que la Faculté de
» Médecine de Paris ne verra dans les
» propoſitions ci-deſſus, qu'un juſte hom-
» mage rendu à ſes lumieres, & l'ambi-
» tion de faire proſpérer par les ſoins d'un
» Corps cher à la nation, la vérité qui
» peut lui être la plus avantageuſe. «

Ces propoſitions, je crois que M. *Meſmer* les maintient encore, & je ſuis très-perſuadé qu'il eſt encore prêt à les exécuter dès que le Gouvernement le déſireroit.

Le Magnétiſme animal guérit-il ? Ne guérit-il pas ? Que répond M. Meſmer ?

Le Public, toujours enfant, toujours prompt à ſe prévenir, toujours courant où il ne faut que marcher, a voulu gagner de vîteſſe M. *Meſmer ;* & ſuppoſant qu'on étoit guéri, a voulu ſavoir ſi l'on étoit bien guéri par le Magnétiſme, & ſi on l'étoit pour toujours. De là des queſtions ſans fin, auxquelles M. *Meſmer* a fait des réponſes que perſonne n'a écoutées, que perſonne n'écoute, que peut-être perſonne n'écoutera, & qui par conſéquent n'empêchent pas qu'on ne revienne cent fois ſur les mêmes queſtions : nous ne ſaurions donc nous diſpenſer de mettre ſous les yeux de nos lecteurs ces réponſes telles que M. *Meſmer* les fit imprimer il y a trois ans.

» Si je n'avois obtenu de ma découverte » qu'une action ſenſible ſur les corps ani- » més, elle n'en offriroit pas moins en » phyſique un de ces phénomenes curieux » & extraordinaires qui néceſſitent l'atten- » tion la plus ſérieuſe, tout au moins juſ-

» qu'à ce qu'il ſoit reconnu par des expé-
» riences exactes, multipliées & retour-
» nées en tout ſens, qu'il n'y a aucun
» avantage réel à en eſpérer.

» Aujourd'hui cette derniere ſuppoſition
» ſeroit inadmiſſible, puiſqu'il eſt prouvé
» que l'action du Magnétiſme animal eſt
» un moyen de ſoulagement & de gué-
» riſon dans les maladies : ſeulement, l'in-
» différence ſur un fait de cette nature
» ſeroit un phénomene plus inconcevable
» que la découverte elle-même.

„ Les données que j'ai acquiſes ſur l'ef-
„ ficacité du Magnétiſme animal, ſont
„ très-ſatisfaiſantes. En général, il doit
„ venir à bout de toutes les maladies,
„ pourvu que les reſſources de la Nature
„ ne ſoient pas entiérement épuiſées, &
„ que la patience ſoit à côté du remede;
„ car il eſt dans la marche de la Nature
„ de rétablir lentement ce qu'elle a miné.
„ Quoi que l'homme déſire & faſſe dans
„ ſon impatience, il eſt peu de maladies
„ d'une année dont on guériſſe en un jour.

„ Les effets que je produis m'indiquent
„ aſſez promptement & aſſez ſurement les
„ ſuccès que je dois craindre ou eſpérer.
„ Néanmoins je ne prétends pas à l'infail-

„ libilité : il peut m'arriver de mal cal-
„ culer les forces de la Nature : je puis en
„ eſpérer trop & n'en pas eſpérer aſſez :
„ le mieux eſt d'eſſayer toujours, parce
„ que lorſque je ne réuſſis pas, j'éprouve
„ au moins la conſolation de rendre l'ap-
„ pareil de la mort moins affreux, moins
„ intolérable.

„ Le Magnétiſme animal ne guérira
„ certainement pas celui qui ne ſentira
„ le retour de ſes forces que pour ſe li-
„ vrer à de nouveaux excès. Avant toutes
„ choſes, il eſt indiſpenſable que le ma-
„ lade veuille bien être guéri.

„ Une guériſon ſolide dépoſe plus en
„ faveur de la ſolidité des cures par le
„ Magnétiſme animal, que dix rechutes
„ ne prouveroient contre ; car une re-
„ chute méritée ne prouvant pas que la
„ maladie n'a pas été guérie, il doit tou-
„ jours reſter la ſuſpicion que le malade
„ a mérité ou provoqué ſa rechute.

„ Pour guérir véritablement une ma-
„ ladie, il ne ſuffit pas de faire diſparoître
„ les accidens viſibles, il faut en détruire
„ la cauſe. Par exemple, la cécité qui
„ provient d'embarras dans les viſceres,
„ ne ſera véritablement guérie que par

„ l'enlevement de l'obſtruction qui l'a oc-
„ caſionnée.

„ Une pareille cure ſeroit parfaite aſſu-
„ rément : néanmoins elle pourroit ne
„ plus le paroître par les ſuites, ſi le
„ malade ſe diſſimuloit le penchant que
„ la Nature conſerveroit quelque temps,
„ peut-être même le reſte de la vie, vers
„ le cours fâcheux dont elle auroit été
„ détournée. Dans cette hypotheſe, il eſt
„ ſenſible que l'obſtruction pourroit ſe
„ former de nouveau, les accidens dé-
„ truits reparoître ſucceſſivement, & ce-
„ pendant la cure n'avoir pas été moins
„ réelle.

„ La connoiſſance de ce dernier danger
„ me portera toujours à encourager les
„ perſonnes que j'aurai guéries, à recou-
„ rir de temps à autre aux traitemens par
„ le Magnétiſme animal, ſoit pour éprou-
„ ver leur ſanté, ſoit pour la maintenir,
„ ſoit pour la raffermir s'il y a lieu.

„ Aux cauſes phyſiques, on doit ajouter
„ l'influence des cauſes morales : l'orgueil,
„ l'envie, l'avarice, l'ambition, toutes
„ les paſſions aviliſſantes de l'eſprit hu-
„ main, ſont autant de ſources inviſibles
„ de maladies viſibles. Comment guérir

„ radicalement les effets de cauſes tou-
„ jours ſubſiſtantes ?

„ J'en dis autant des renverſemens de
„ fortune & des chagrins intérieurs, ſi
„ communs dans le monde : le Magné-
„ tiſme animal ne guérit pas de la perte
„ de cent mille livres de rente, ni d'un
„ mari brutal ou jaloux, ou d'une femme
„ acariâtre ou infidelle, ni d'un pere &
„ d'une mere dénaturés, ni d'enfans in-
„ grats, ni d'inclinations malheureuſes,
„ de vocations forcées, &c. &c.

„ La funeſte habitude des médicamens
„ oppoſera long-temps des obſtacles aux
„ progrès du Magnétiſme animal : les
„ maux auxquels nous livre la ſévere Na-
„ ture, ne ſont ni ſi communs, ni ſi longs,
„ ni ſi ravageurs, ni ſi réſiſtans que les
„ maux accumulés ſur nos têtes par cette
„ foibleſſe. Un jour cette vérité ſera dé-
„ montrée, & l'humanité m'en aura obli-
„ gation. En attendant, il eſt juſte d'obſer-
„ ver que ſi le Magnétiſme animal guérit
„ quelquefois de médicamens déjà pris, il
„ ne guérit jamais de ceux qu'on prendra
„ par la ſuite : les perſonnes qui ſortant de
„ chez moi ſe jettent par impatience ou par
„ ſuperſtition dans les remedes uſités, ne

„ doivent s'en prendre qu'à eux-mêmes
„ des accidens qu'ils éprouvent.

„ Ces diverses considérations doivent „ indiquer suffisamment que la question de „ la solidité ou de la non-solidité des cures „ par le Magnétisme animal, est plus com- „ pliquée qu'elle ne le paroît au premier „ coup-d'œil.

„ Sur quoi fonderoit-on la crainte que „ le Magnétisme animal n'épuise les res- „ sources de la Nature ? Ce n'est là „ qu'une présomption : présomption pour „ présomption, il seroit plus raisonnable „ & plus consolant de penser que l'imi- „ tation de la Nature travaillant à notre „ conservation, doit se ressentir de sa bénignité.

„ Quoique mon expérience m'ait ap- „ pris que le Magnétisme animal, entre „ les mains d'un homme sage, n'expo- „ sera jamais le malade à des suites fâ- „ cheuses, je conviens que cette ques- „ tion est de fait, & ne peut être déci- „ dée avec connoissance de cause, qu'au „ moyen d'expériences aussi constantes „ que réfléchies : mais c'est précisément „ par cette raison que ma voix seule peut „ être de quelque poids à cet égard, jusqu'à

„ jusqu'à ce que la communication &
„ l'étude approfondie de ma doctrine don-
„ nent le droit de se croire autant ou plus
„ éclairé que moi. «

Quels phénomenes caractérisent les effets du Magnétisme animal?

Si le Magnétisme animal est un agent, & s'il est puisé dans la Nature même, il doit offrir des phénomenes qui lui seront propres, & qui infiniment supérieurs aux effets de tout autre agent, de toutes les vertus connues dans la Médecine ordinaire, prouveront de la maniere la plus sensible & la plus étonnante, que rien ne lui est comparable dans l'Univers, & que la Nature s'y déploie avec toute sa magnificence, sa bienfaisance & sa certitude, ou son infaillibilité; qu'elle y offre au suprême degré toutes ces vertus ou ces propriétés qui annoncent sa présence, soit au retour du Printemps, soit dans les heureux effets de cette multitude de plantes & de simples auxquels elle a imprimé de merveilleuses propriétés.

Mais tels sont les phénomenes qu'offre le Magnétisme animal, si étonnans pour ceux qui n'y ſont pas accoutumés, ou qui n'en ont pas été témoins, qu'ils les prennent pour l'effet de l'enthouſiaſme ou de l'illuſion d'eſprits aſſez foibles & aſſez crédules pour attribuer à une cauſe des effets qu'elle ne produit pas; tandis qu'aux yeux de tout ſpectateur calme & tranquille, ils n'ont rien d'étonnant, puiſqu'il y voit le ſceau de la Nature toujours grande & ſublime, & dont les effets immédiats doivent laiſſer infiniment loin ceux de tout autre agent ſubordonné.

A la tête de ces phénomenes, mettons la force avec laquelle cet agent ranime la nature épuiſée, la chaleur & la nutrition qui en eſt la ſuite, l'énergie qu'elle donne au corps le plus affoibli pour ſoutenir les remedes ordinaires : ce phénomene admirable & inconteſtable pourroit être appuyé ici par une multitude d'exemples. J'ai déjà parlé de cette Dame hydropique que M. *Meſmer* mit en état dans quelques jours de ſoutenir une ponction déclarée ſon coup de mort par la Médecine ordinaire.

En moins de quinze jours, il a fait à mon égard ce que n'avoient pu vingt Printemps & autant d'Etés, de rendre la chaleur à mes pieds, & de me donner des pieds de quinze ans, débarrassés de cors & de leur vieille & dure écorce.

C'est ainsi qu'il a rendu la chaleur & la nutrition aux doigts paralysés de ma niece aînée, qu'un accident avoit privés de chaleur & de vie.

Un second phénomene non moins étonnant, & qui se lie étroitement avec celui-là, c'est le courage & la constance qu'inspire ce traitement. Plus on le suit & plus on s'y attache : aucun Médecin ne peut inspirer la même confiance, & cette ardeur qui triomphe du temps & du doute.

Cet effet est vraiment étonnant à l'égard des personnes qui sont attaquées des nerfs: le traitement en renouvelant les symptômes de leur maladie, leur occasionne des crises terribles en apparence, des convulsions effrayantes même pour ceux qui les ont vues le plus souvent : cependant les personnes les plus délicates, douées de sens, de raison, d'une extrême sensibilité, de beaucoup d'esprit, & incapables de se faire illusion, après avoir été exposées à ces crises violentes, bizarres & singulieres, reviennent le lendemain avec la même sérénité & le même empressement que la veille ; bien plus , quoiqu'elles ſentent les approches de la criſe , elles ne l'évitent point , & la déſirent même.

C'eſt qu'elles ſavent par leur expérience que ces criſes ſont auſſi ſalutaires & auſſi conſolantes que les effets des remedes ordinaires ſont fâcheux & tourmentans.

„ Si un Médecin ordinaire nous faiſoit „ ſubir la centieme partie de ce que nous „ éprouvons au traitement , me diſoient un „ jour deux Dames aux Tuileries , nous „ le fuirions pour toujours , ou plutôt , il „ nous auroit bientôt détruites ; mais ici „ la conſolation eſt à côté de la ſouffrance, „ & à la fin de chaque criſe nous avons „ fait un pas vers la ſanté. «

Ces mêmes Dames je les avois vues le jour même paſſer , dans une heure , de la plus extrême anxiété à laquelle aucun aſſiſtant ne pouvoit être de ſang-froid , au calme & à la ſérénité de perſonnes qui ſortent de la compagnie la plus agréable ; & en cela , il n'y a ni illuſion , ni ſuperſtition , ni fanatiſme : c'eſt que tels doivent être , & tels ſont les effets bienfaiſans de la Nature.

Moi-même , il m'a fallu les heureux effets de ce traitement , pour ſurmonter l'averſion que j'ai pour tout remede, & mon inconfiance à leur égard, & pour me déterminer à y consacrer pendant un temps assez considérable, le temps le plus précieux pour un homme de Lettres, mes matinées.

Troisieme phénomene : Point de diete.

Le Magnétisme animal offre un autre phénomene directement opposé à ce qu'exige en général la Médecine ordinaire, & cela doit être dès que les traitemens ne sont pas semblables, ou qu'ils portent sur des bases & des principes différens. Dans la Médecine ordinaire, qui est dénuée de secours assez prompts pour rétablir l'organisation générale du corps, & sur-tout le jeu de l'estomac, & le débarrasser de ses engorgemens, on est réduit à suivre un régime sévere, à s'abstenir d'alimens substantiels, à faire une diete exacte, qui, loin de réparer les forces, affoiblit de plus en plus ; ce qu'on appelle vaincre l'ennemi en l'affamant.

Le contraire a lieu, exactement lieu, dans le Magnétisme animal : comme il débarrasse promptement l'intérieur de tout ce qui l'incommode, l'estomac se trouve toujours assez libre pour faire ses fonctions accoutumées, sans aucune gêne & aucune fâcheuse suite; aussi en sortant du traitement crie-t-on famine : je ne pouvois manger quand je me mis entre les mains de M. *Mesmer*; dès le premier jour je mourois de faim, & trouvois que le dîner tardoit bien.

Si MM. les Médecins nous faisoient manger dans le temps où ils nous ordonnent la diete, il nous tueroient; & si M. *Mesmer* nous ordonnoit la diete au lieu de nous laisser manger, on périroit. C'est au Public à voir s'il préfere un traitement qui donne des forces & qui fait manger, à celui qui affoiblit & qui ôte les moyens de se restaurer.

Ajoutons quelques faits allégués par M. *Mesmer* lui-même.

„ Une Dame, dit-il, passa trois jours „ chez moi sans boire ni manger, sourde, „ aveugle, muette, sans connoissance, & „ en état convulsif : le premier acte qu'elle „ fit par mon ordonnance, en reprenant „ ses sens, fut de manger une bonne soupe „ au riz.

„ Une Demoiselle passa treize jours dans „ le même état que la Dame dont je viens „ de parler : dans les neufs derniers jours,

„ elle n'avoit rien avalé : au moment où
„ elle revint de ce terrible état, il n'y avoit
„ rien de prêt : j'envoyai chercher deux
„ œufs frais & les lui fis manger avec des
„ mouillettes.

„ Un troisieme malade m'a encore cruel-
„ lement inquiété huit jours de suite ; mais
„ il avoit des intervalles, j'en profitois
„ toujours pour le faire manger. «

Cette Médecine nutritive, ajoute-t-il, paroît une fable aux yeux de MM. les Médecins.... Cependant ils devroient bien réfléchir que la nutrition est un besoin urgent de la Nature, tandis que la diete forcée est un systême hors de la Nature.

Quatrieme phénomene : Influence du Magnétisme animal sur le tempérament & le caractere.

Le caractere & le tempérament dépendent, sans contredit, du physique : il est impossible que celui dont le physique est mal-constitué ou souffrant, ne s'en ressente, & n'en fasse ressentir les funestes influences à ceux avec qui il vit : c'est un principe généralement reconnu, quoiqu'on le perde de vue dans une infinité de cas où l'on ſe plaint de la conduite fâcheuſe & étrange d'un grand nombre d'individus, ſans penſer que s'ils ſont inſociables, coleres, emportés, mauvais ſujets, farouches, fous ou frénetiques, leur volonté n'y eſt pour rien: que ce ſont des malades dont le phyſique eſt dérangé par quelque mauvais levain, par quelque humeur viciée, par plus ou moins de bile qu'il ne faut pour leur bien-être.

Malheureuſement la Médecine n'a pu s'élever juſques là : juſques-ici elle n'a pu faire d'un fou un ſage ; elle n'a pu guérir de l'inſociabilité, de l'emportement, de la méchanceté ; ſon pouvoir n'a pu s'élever juſques-là : elle a pu faire diſparoître des maladies phyſiques, jamais elle n'a pu corriger le moral ; & comment y ſeroit-elle parvenue, ſon empire ne s'étendant pas ſur les nerfs, ſiege des ſenſations, & ſource des ſentimens, ou ſeul moyen par lequel l'ame puiſſe manifeſter au-dehors ce qu'elle eſt, & ce dont elle s'occupe, ou dont elle eſt affectée ?

Il n'en eſt pas de même du Magnétiſme animal : n'étant autre choſe que l'uſage ou l'application de cet agent, dont s'abreuvent nos nerfs, à l'activité duquel ils obéissent nécessairement, cet agent doit rétablir l'harmonie primitive qui régnoit entre l'homme & l'Univers ; harmonie par laquelle tout étoit bien, & qui devenoit pour l'homme ou pour la société la source d'une multitude de biens précieux, de la félicité : en effet, l'homme n'est heureux que par ses sentimens ; il le sera donc toutes les fois que ces sentimens seront conformes à l'état éternel & immuable des choses ; & ils auront cette perfection toutes les fois qu'on pourra conserver ou rétablir le calme & le bien-être dans les nerfs.

On n'empêchera pas, dit-on, par-là qu'on n'éprouve des contradictions, des désagrémens ; qu'on n'ait un pere mauvais, un époux injuste, des enfans vicieux ? Non sans doute ; mais le Magnétisme animal donnant à l'homme la plus grande énergie, l'élevant au-dessus de lui même, il le met à même de supporter avec plus de courage tous ces revers, & les fera regarder par conséquent comme infiniment plus légers : il diminuera d'ailleurs la masse de ces maux, de ces miseres morales, en agiſſant également ſur les divers membres de chaque famille, de chaque ſociété, & en diminuant par conſéquent le nombre de ceux dont on auroit à ſe plaindre.

Rêves d'une belle ame, s'écriera-t-on! Viſions extravagantes d'un cœur qui déſire, ſans faire attention à l'inſuffiſance des moyens, à l'impoſſibilité de ſes vœux! Mais outre qu'il vaut toujours mieux des rêves conſolans que des rêves déſeſpérans; dès que le moral eſt lié au phyſique, il eſt de toute néceſſité que le moral ſoit mieux, & ſe développe mieux avec un meilleur phyſique: tel eſt inſupportable dans les revers ou dans les maladies, qui étoit la douceur même dans la proſpérité, & qui faiſoit les délices de ſes parens & de ſes amis.

Un Monde phyſique nouveau doit nécéſſairement être accompagné d'un monde moral nouveau: les vertus de l'ame doivent ſuivre le bien-être du corps: peut on être mauvais lorſqu'on reſpire un air vivifiant, plein de douceur, de ſentimens agréables, dont on s'imbibe de toutes parts, dont on s'impregne à longs traits?

Que ces phénomenes ne pourront être saisis dans toute leur étendue, que par les générations qui arrivent.

Mais ces heureux effets ne pourront se manifester dans tout leur éclat & dans toute l'étendue dont ils sont susceptibles, que pour notre postérité : nous aurons bu l'amertume jusqu'au fond de la coupe, nous aurons dévoré l'aigre & le verjus, nous aurons soutenu le poids du jour ; & ceux qui nous suivront n'auront que des roses à cueillir, ils n'auront qu'à jouir.

Nous, nous ne pouvons espérer que du soulagement dans nos maux invétérés ; nous ne cherchons qu'à rendre nos douleurs supportables : la génération qui arrive n'aura qu'à se débarrasser du levain de ses peres, qu'à maintenir sa santé ; & si quelque douleur légere lui fait craindre un avenir fâcheux, on en préviendra les effets plus facilement.

On ne vivra pas éternellement, mais on parviendra à l'âge le plus avancé qui soit donné aux mortels, sans être arrêté en chemin par des maladies imprévues, ou tourmenté ſans ceſſe par des infirmités qui font de la vie une mort continuelle.

L'Agriculteur pourra manger du fruit des arbres qu'il aura plantés dans ſa jeuneſſe : le Monarque pourra conduire à une heureuſe fin les projets qu'il aura formés pour le bonheur de ſes peuples : l'homme de Lettres ne craindra pas que la mort vienne lui arracher le fruit de ſes études, en l'arrêtant au milieu de ſes travaux, en coupant le fil de ſes jours au milieu d'un volume utile & intéreſſant, dont lui ſeul a la clef. D'une plus longue expérience, d'un plus grand amas de matériaux, d'une Automne plus ſoutenue, il réſultera des conſéquences plus vaſtes, des fruits plus précieux.

Jugeons-en par M. *Meſmer* lui-même. Ici je ne ſerai que copiſte : mon propre témoignage ſeroit trop ſuſpect.

„ La connoiſſance que j'ai de ſon carac-
„ tere, dit un reſpectable Ecrivain que
„ j'ai déjà cité, M. le C. de C... P... a
„ encore augmenté en moi l'eſtime que je
„ lui porte : toujours ami de l'humanité,
„ malgré l'ingratitude des hommes à ſon
„ égard, ſon ame ſenſible ne peut ſe démen-
„ tir ; la ſouffrance & les maux appellent

„ ſon cœur au plaiſir de les ſoulager, & „ il accorde le plus ſouvent ſes ſecours, „ par le ſeul déſir de faire du bien. L'in- „ gratitude & les noirceurs dont il a été „ la victime, ne peuvent lui paroître un „ motif de refuſer ſes ſoins à ceux qui les „ réclament : au-deſſus de toutes les per- „ ſécutions perſonnelles, il n'eſt vérita- „ blement affecté que de celles qui peuvent „ tendre à éloigner le bien qu'il veut faire „ aux hommes. «

A ces traits véridiques, on ne peut méconnoître l'Eleve de la Nature, une perſonne digne qu'elle lui ait confié la découverte la plus conſolante, la plus précieuſe.

De l'indifférence qu'on témoigne à l'égard du Magnétiſme animal.

Le Magnétiſme animal produiſant & ayant produit, ſelon nous, de pareils effets, il eſt bien ſurprenant, dira-t-on, que l'idée du Public ne ſoit pas encore fixée à cet égard : que tant de belles choſes n'aient pu s'attirer la confiance la plus entiere, qu'elles rencontrent tant d'incrédules, & qu'on reçoive cette découverte avec tant d'indifférence ! Si elle eſt telle que le prétendent ſes enthouſiaſtes, comment n'a-t-elle pas été reçue avec tranſport ?

Mais ces obſervations ou ces objections ne prouvent rien. Premiérement, nous pouvons poſer en fait, que cette découverte eſt à peine connue d'un millier des habitans de Paris : que les Académies & les Médecins ne ſavent en quoi elle conſiſte ; que les trois quarts des gens de Lettres n'en ont jamais entendu parler, ou ont dédaigné d'y regarder : que ce ſera dans vingt ans, peut-être, une nouvelle toute neuve pour un quart des Pariſiens ; en ſorte qu'on doit regarder l'avantage d'avoir été guéri par M. *Meſmer*, comme un bon lot ſur des milliers de noirs : car tandis qu'un a le courage & le bon eſprit de ſe confier à ce Médecin & d'être guéri, des milliers préferent de périr par la Médecine ordinaire.

2.° On s'imagine prouver l'étendue de ſon eſprit, la ſublimité de ſes connoiſſances, la pénétration incomparable de ſon génie, en fermant les yeux à la lumiere, en niant tout, en prenant un ton décidé & tranchant ſur tous les objets poſſibles, & ſur-tout ſur ceux dont on n'a aucune idée. Il ſemble qu'on rougiroit de convenir que quelqu'un en ſût plus que nous, qu'il eût fait des découvertes dont nous n'avions pas même ſoupçonné la poſſibilité ; & à force de courir après l'eſprit, on laiſſe de côté le ſens commun.

3.° Souvent ceux même qui ſeroient tentés de donner quelque confiance à *Meſmer*, ſont retenus par la crainte du ridicule, cette arme ſi terrible dans Paris, mais qui ne devroit être redoutable que pour ceux qui le méritent réellement, & que doivent dédaigner ceux qui ont de leur côté raiſon & honneur.

4.° Une grandeur d'ame mal-entendue en retient une multitude d'autres : plus ils voient des choſes étonnantes, plus ils croient devoir les rejeter, de peur d'être la dupe de leur imagination, & d'avoir l'air de paſſer pour des eſprits foibles, ſimples & crédules.

5.° On eſt enfin retenu par tous les mauvais contes qui ſe débitent ſur le Magnétiſme animal, qu'invente la mauvaiſe foi, & que débitent les ignorans : Il n'a pas guéri celui-ci ; il n'a pas guéri celui-là : il a tué ce Monſieur ; il a rendu aveugle cette Dame : tels & telles en ont perdu l'efprit : l'homme au Magnétifme, eft un homme noir, il ne fait rien de rien : un peu d'aimant, un peu d'électricité, voilà tout fon fecret : qui n'en feroit autant? N'avez-vous pas vingt Guériffeurs par l'Electricité? N'avez-vous pas Comus, Comus dont fept Médecins de la Faculté viennent de figner les Procès-verbaux par lefquels fes merveilles font démontrées? Honneur éternel à Comus dont on connoît au moins la méthode : voilà ceux auxquels il faut aller : mais à *Mefmer*, y penfez-vous? Et puis à quoi bon ranimer les perfonnes qui doivent mourir? ne leur rend-on pas plus de fervice en les laiffant mourir de leur belle mort, en les expédiant bien vîte, bien vîte? c'eft autant de pris fur les douleurs : eft-ce là un fervice bien flatteur pour les héritiers?

Faut-il donc être étonné fi au bout de fix ans de travaux dans Paris, M. *Mefmer* n'eft pas plus avancé, plus connu, plus défiré : qu'on foit furpris au contraire de ce qu'il a pu déjà faire de fi grandes chofes, des chofes qui rameneront enfin le Public, & le réconcilieront pour jamais avec lui? C'eft un fiege qu'il faut gagner de place en place, de rue en rue, de maiſon en maiſon : ainſi il en fut & il en ſera toujours de toute découverte grande & utile.

La découverte de M. Meſmer *tient aux Temps primitifs.*

Rien de nouveau ſous le Soleil, a dit un illuſtre Roi : plus nous fouillons dans l'Antiquité, plus nous y trouvons des preuves nombreuſes & étonnantes que nos découvertes les plus précieuſes, les plus rares, ne ſont qu'un retour vers cette Antiquité ſi étonnante elle-même. Ce que nous diſons ici eſt vrai, ſur-tout des connoiſſances phyſiques. Fondées ſur la Nature toujours la même, elles durent ſe préſenter aux hommes toutes les fois qu'ils voulurent prendre la Nature pour guide : c'eſt ainſi que nous avons prouvé ailleurs que l'Electricité, ſon appareil, ſon coup foudroyant, découvertes de nos jours, avoient été connues des Anciens, qui en ſavoient même tirer un beaucoup plus grand parti que nous pour le bonheur des Nations.

Il en fut de même des influences du Magnétiſme animal, qui ſe firent ſentir certainement aux premieres Sociétés : quoiqu'elles n'en aient pas connu la cause, & qu'elles n'aient pu le raisonner, elles n'en ont pas moins joui ; & c'est à ces influences que les générations primitives durent ces jours longs & heureux si vantés dans l'Histoire, & dont jusques ici nous ne savions que penser.

En effet, la Nature étant alors dans son printemps, & les générations n'étant pas encore dégradées, avilies, détériorées par un sang impur transmis de siecle en siecle au préjudice de l'humanité entiere, cet agent admirable de la Nature produisoit des effets plus assurés, plus constans, plus sensibles ; il avoit infiniment moins d'obstacles à combattre.

De là des effets merveilleux qui devinrent nécessairement une source de vains préjugés lorsqu'on en eut oublié l'origine, & que ces effets ne furent connus que par une tradition affoiblie & dégradée.

Cet agent devient donc actuellement une clef précieuse au moyen de laquelle on retrouve l'origine de ces préjugés dont la cause étoit inconnue, & qui ne pouvoient être, comme on le croyoit mal-à-propos, l'effet de la simple ignorance, d'une forte crédulité, ou d'une vaine superstition : l'ignorance n'enfante rien, & la superstition ne crée pas, elle abuse & corrompt.

Puisque tous les Êtres sont liés entre eux, que les corps célestes influent sur les terrestres par des lois constantes, il n'est plus étonnant que les Orientaux aient élevé sur ces lois l'Astrologie judiciaire à laquelle ils ont été sans cesse attachés, & que nous n'avons abjurée en Europe que depuis moins de deux siecles, plutôt par mépris, par lassitude, à cause des abûs qui en étoient la suite, que par la démonstration de son incertitude ou de son inutilité.

Puisqu'en se touchant les uns aux autres, puisqu'en se regardant ou en dirigeant la main, on fait éprouver de fortes sensations, il n'est pas plus étonnant que les Anciens & les Modernes aient été persuadés qu'un simple regard pût occasionner de la douleur, ou jeter un mauvais sort sur la personne qu'on envisageoit : c'étoit un abus du Magnétisme animal.

Il n'est pas plus étonnant qu'on soit persuadé que nos Rois aient l'avantage de guérir quelques maladies par leur simple attouchement, & qu'on l'ait persuadé à l'Empereur Vespasien. C'étoit une suite du Magnétisme animal dont la connoissance primitive étoit concentrée dans les Mages & les Hiérophantes, tout-à-la-fois Rois & Prêtres.

Il ne seroit peut-être pas difficile non plus d'expliquer par la même cause des phénomenes arrivés dans ce siecle, qu'on n'a pas osé nier, quoiqu'on n'y ait pas cru, & que le Magnétisme animal remettroit sous leur vrai point de vue. Mais résumons cette Lettre qu'il est temps de finir.

RÉSUMÉ.

Nous ne saurions trop inviter les Sages & les Hommes d'Etat à donner toute l'attention dont ils peuvent être capables à la plus précieuse des découvertes; à une découverte dont les étonnans effets arrachent à la mort ses victimes, raniment ceux qu'elle faisoit descendre dans la nuit du tombeau, prolongent & soutiennent les jours jusqu'au temps le plus reculé qui soit donné aux mortels, éloignent de nous pendant cette longue durée la langueur & les souffrances, conservent ainsi aux

Nations les hommes les plus intéressans, & empêchent qu'ils ne soient arrachés au bonheur des humains dans la fleur de leur jeunesse, ou au milieu de leurs travaux.

Découverte, en un mot, dont les effets doivent être grands & vastes comme elle, qui doivent régénérer l'univers, lui donner une force nouvelle, digne de celui qui le créa, & des Êtres auxquels il fut destiné. Heureux ceux qui sont témoins de cette révolution! plus heureux ceux qui naîtront à sa suite!

Heureux moi-même, si par l'expression de mes sentimens, quelque foible qu'elle soit, je puis contribuer à accélérer ces événemens fortunés! J'aurai du moins rendu hommage à la vérité, témoigné la juste reconnoissance dont je suis pénétré pour le Magnétisme animal & pour l'Homme illustre auquel je dois mon rétablissement: & je vous aurai donné, MESSIEURS, des preuves de mon attachement à la vérité, & de l'intérêt que je prends au bien de l'Humanité en général, au vôtre en particulier, & du vif désir que vous puissiez avec moi voir la fin des travaux auxquels je suis appelé par mes recherches sur le Monde primitif, dans lesquelles vous voulez bien me suivre; Monde auquel les influences du Magnétisme animal se faisoient sentir si vivement, tandis que leur renaissance actuelle est un merveilleux flambeau pour rendre ces recherches plus completes & plus utiles.

Heureux encore si je puis ainsi contribuer à adoucir l'amertume qui se répand sur les jours de M. *Mesmer*, & qui devroit lui faire regretter le moment fatal où se troubla son repos, par une découverte qui devoit le lui faire regarder comme l'époque de son bonheur & de sa gloire: si je puis sauver en même temps à ma Nation, aux François doux, aimables & honnêtes, la honte d'avoir préféré, contre leurs plus chers intérêts, une personne qui ne sauroit lui être comparée; d'être tombés dans le cas de ceux dont ils détestent avec tant de raison la conduite, & qui ont persécuté, poursuivi ou négligé des personnes illustres, jugées par une multitude aveugle & insensée, nécessairement contraire aux talens qu'elle est incapable d'apprécier!

Puisse ma foible voix faire ouvrir les yeux aux grands Hommes en tout genre qui sont à la tête de la Nation, & procurer au Magnétisme animal des Défenseurs zélés dans toutes les perſonnes ſages & honnêtes dont le nombre eſt encore aſſez grand pour que le Magnétiſme animal n'eût plus rien à déſirer.

J'ai l'honneur d'être reſpectueuſement,

MESSIEURS,

Votre très-humble & très-obéiſſant ſerviteur,

COURT DE GÉBELIN,
Cenſeur Royal; de diverſes Académies, Préſident Honor. Perpét. du Muſée de Paris.

Ce 31 Juillet 1783.

LETTRE
SUR LA MORT
DE M. COURT DE GÊBELIN.

Il y a long-temps, Monſieur, que j'avois prévu que la mort de M. Court de Gébelin fourniroit un aliment à l'envie, qui décocheroit encore quelques traits contre M. Meſmer. Le moment fatal eſt arrivé. Les Sciences & la Patrie gémiſſent ſur la mort du célebre Auteur du Monde primitif. Le ſoulagement qu'il trouva l'année derniere auprès de M. Meſmer, le pénétra d'admiration & de reconnoiſſance. Il ſe hâta de publier ſa guériſon, malgré les repréſentations qui lui furent faites ſur cette démarche, qu'on trouva prématurée.

Il ſe crut trop bien rétabli d'une maladie de vingt ans, après trois ſemaines de traitement ; &, forcé par des circonſtances malheureuſes, il ſe livra à un travail pénible, qui, enfin, a épuiſé ſes forces. Alors il s'eſt jeté dans les bras de ſon ami & de ſon libérateur ; mais il n'étoit plus temps de réparer une ſanté détruite par les chagrins les plus cuiſans. M. Meſmer a reçu M. de Gébelin chez lui, dans un tel état de délabrement, qu'une fois entré dans l'appartement qui lui avoit été préparé, il n'a pu en ſortir pour ſe tranporter au traitement. M. Meſmer n'a donc pu lui prodiguer que les ſecours de l'amitié. Si vous jetez les yeux ſur le Procès-verbal (1) que je joins à cette Lettre, vous trouverez que le mal, chez M. de Gébelin, avoit fait des progrès ſi conſidérables, qu'il n'étoit plus poſſible d'y porter remede; & vous verrez combien ſont injuſtes les imputations qu'on fait à M. Meſmer, à propos d'un événement inévitable (2).

---

(1) Je tiens ce Procès-verbal d'un des Chirurgiens qui l'ont ſigné.

(1) M. de Gébelin eſt mort à la ſuite d'un vomiſſe-

Au reſte, s'il eſt une démarche qui honore M. Meſmer, c'eſt celle qu'il a faite en recevant chez lui M. de Gébelin. Il ſavoit que ſa mort n'étoit pas éloignée, & il l'avoit annoncée à ſon meilleur ami. Il pouvoit s'excuſer de le recevoir, puiſqu'il s'étoit diſpenſé pendant près d'une année de venir à ſon traitement, malgré les inſtances qu'il lui en avoit faites. Il le pouvoit d'autant plus qu'il ne prévoyoit que trop quel parti on pourroit tirer contre lui de M. de Gébelin, mort dans ſa maiſon, &, pour ainſi dire, dans ſes bras. De telles conſidérations ne l'ont point arrêté. M. de Gébelin étoit ſouffrant & malheureux. M. Meſmer étoit ſon ami, cela a ſuffi pour que M. Meſmer allât au-devant de M. de Gébelin, & s'occupât de le ſoulager dans ſes maux. Voilà comment ſe conduit un homme, contre lequel, dans ce moment, on protege un homme déshonoré; voilà comment ſe conduit un homme qu'on voudroit dépouiller aujourd'hui de tous

---

ment, qui, pendant trois ſemaines qu'il a duré, ne lui a permis de prendre aucune nourriture : vomiſſement occaſionné par la déſorganiſation obſervée dans les reins.

les fruits de ſa propriété, & même de la gloire d'avoir fait une grande découverte, gloire ſi péniblement & ſi légitimement acquiſe (*c*).

J'ai l'honneur d'être, &c.

---

(1) On ne ſe doute pas de tous les reſſorts qu'on fait jouer pour faire partager à l'homme peu honnête, que M. Meſmer a publiquement accuſé d'un abus de confiance puniſſable, la gloire qui appartient à M. Meſmer, comme Auteur d'une grande découverte. Croiroit-on que parmi les perſonnes qui ont approché de M. Meſmer, il en eſt une qui a été payée pour révéler à M. D. les connoiſſances qu'il pourroit dérober à M. Meſmer. Alors M. D., qui, dans le courant du mois de Janvier, n'en ſavoit pas plus que M. de M., dira qu'il en ſait autant qu'un Eleve de M. Meſmer; publiera qu'il doit ce qu'il ſait à ſon génie, & demandera au Gouvernement des récompenſes. Voilà les nouvelles trames dont on enveloppe M. Meſmer: & ſi l'on ſavoit par qui ces trames ſont ourdies, & pourquoi ces trames ſont ourdies....

Heureuſement pour M. Meſmer, il y a dans ſon ſyſtême des choſes qui ne ſont pas faciles à tranſmettre, qui ne ſont pas même encore développées, & qui, plus faites juſqu'à préſent pour être ſenties qu'exprimées, ne lui ſeront pas dérobées facilement.

PROCÈS-VERBAL.

Nous ſouſſignés, aſſemblés à huit heures du ſoir, le 13 Mai de la préſente année, à l'ancien Hôtel de Coigny, rue Coqhéron, habité par M. Meſmer, nous avons procédé à l'ouverture du cadavre de M. Court de Gébelin, décédé de la veille dans le ſuſdit Hôtel.

A l'ouverture du bas-ventre, nous avons trouvé l'épiploon en partie fondu & affaiſſé, & tout le tiſſu graiſſeux d'un jaune très-foncé.

En général, les inteſtins nous ont paru d'une couleur un peu foncée. L'eſtomac à l'extérieur n'a rien préſenté contre nature; mais la membrane interne étoit de couleur légerement ardoiſée, ſans que cette couleur s'étendît le long de la face interne de l'œſophage & de celle du duodenum.

Les deux reins ont mérité toute notre attention: en effet, nous les avons trouvés extraordinairement volumineux, au point qu'ils étoient trois fois plus gros que dans l'état naturel, & parſemés l'un & l'autre extérieurement d'un grand nombre d'hydatides plus ou moins grosses, contenant toutes une liqueur séreuse. L'intérieur de ces mêmes reins nous a offert une dilatation considérable dans leur substance corticale, tubuleuse & mamelonnée ; les bassinets, les ureteres & la vessie, ne nous ont présenté aucun phénomene particulier.

A l'ouverture de la poitrine, nous avons remarqué du côté gauche une très-forte adhérence du poumon avec la plevre ; le cœur & ses vaisseaux, dans l'état naturel.

La levre supérieure nous a paru plus volumineuse qu'à l'ordinaire. En conséquence on y fit une incision profonde, qui donna issue à une matiere purulente, qui avoit son foyer vers la base de la cloison du nez, & toutes les glandes dont cette levre est parsémée, étoient d'une nature cancéreuse.

Nous n'avons rien observé de plus ; en foi de quoi nous avons signé tous le présent Procès-verbal, pour servir & valoir ce que de raison.

A Paris, ce 13 Mai 1784.

Signé, MITTIÉ, D. M. P. LA CAZE. D. CHEIGNEVERD. SUE le fils. LA MOTTE.

DIALOGUE

Entre un Docteur de toutes les Universités & Académies du Monde connu, notamment de la Faculté de Médecine fondée à Paris, dans la rue de la Bûcherie, l'an de notre salut 1472 : & un Homme de bon sens, ancien malade du Docteur.

Le Docteur est désigné par la lettre *A.*
L'autre Interlocuteur est désigné par la lettre *P.*

Non Medicinam Antiqui damnabant, sed aurem.
PLIN. *Sen....*

A.

COMMENT, Monsieur, est-ce bien vous? mais je vous croyois enterré il y a six mois.

P.

Graces à vos soins, cher Docteur, il est sûr que cela auroit dû arriver, si vous ne m'euſſiez abandonné à temps pour laiſſer à la Nature le loiſir de faire quelques efforts.

A.

Voici, ſans contredit, une de mes plus belles cures.

P.

Comment, une de vos plus belles cures?

A.

N'en doutez pas, Monſieur. Il eſt vrai que je vous ai cru mort ; je ne me ſuis trompé qu'en cela ſeul : vous vivez, & vous ne devez votre guériſon qu'à mon traitement, dont l'effet, quoique plus lent que je ne l'attendois, n'en a pas été moins heureux : la Nature s'eſt montrée long-temps rebelle ; je confeſſe qu'elle s'étoit irritée ſous mes coups, de maniere à m'obliger de ceſſer le combat ; mais enfin elle étoit vaincue, & la voilà obligée d'avouer mon triomphe : je ne vois plus de traces d'*athéromes*, de *ſtéatomes*, de *méliceris*.

P.

Non : il ne me reſte plus que les

cicatrices de vos vingt-deux ſaignées, & les ſtigmates des cauteres dont vous m'avez brûlé : je ne parle pas de vos redoutables vomitifs. Que vous avois-je fait, mon cher Docteur, pour employer, ainſi contre moi, tout enſemble, le fer, le feu & le poiſon ?

A.

Ce que vous m'aviez fait, Monſieur ? vous étiez le plus mauvais ſujet que jamais Médecin ait eu à traiter, & de la nature la moins docile. Hélas ! la douceur de mes principes a penſé me faire perdre l'eſtime dont j'avois joui juſqu'à ce moment dans la Faculté. Les ſix Docteurs, mes Confreres, que j'avois appelés pour conſulter ſur votre état, vouloient abſolument qu'on vous coupât la cuiſſe droite ; j'eus la foibleſſe de m'oppoſer à leur réſolution : vous avez conſervé votre cuiſſe ; mais ils ne me pardonneront jamais mon peu de déférence pour leur avis.

P.

J'ignorois, Monſieur, que j'euſſe couru un auſſi grand danger, & c'eſt en tremblant d'effroi, que je vous remercie de votre généreuſe foibleſſe.

A.

J'ai fort à me plaindre de votre ingratitude. Pourquoi, après avoir reconnu que vous ne deviez la vie qu'à mes ſoins......

P.

Permettez, Docteur, que je vous faſſe obſerver.....

A.

Pourquoi ne vous êtes-vous pas empreſſé de m'appeler, de me faire part, au moins, du plus étonnant prodige que l'Art ait jamais opéré, afin de me mettre à portée de ſuivre les progrès de votre convaleſcence, & de conſigner un fait auſſi merveilleux dans les Annales de toutes les Facultés poſſibles?

P.

Daignez m'entendre un ſeul inſtant....

A.

Cela peut encore ſe réparer; & je vous prie d'entrer avec moi dans quelques détails, d'après lesquels je me propose de composer ma petite Dissertation, qui, assurément, ne sera pas moins d'honneur à l'Art qu'à la Nature.... Nous vivons dans un siecle où les hommes ont grand besoin d'être ramenés aux vrais principes..... Voyons.... Que devîntes-vous d'abord, & qu'éprouvâtes-vous, lorsque je vous eus rendu ma derniere visite?...

P.

Ce que je devins, & ce que j'éprouvai? ma foi, je n'en sais rien par moi, eu égard à la bonté que vous aviez eue de m'oter tout sentiment de mon état; mais je vais vous rapporter fidellement tout ce que j'en ai appris depuis par la tradition.

Immédiatement après votre derniere visite, qui fut, m'a-t-on dit, escortée d'une saignée....

A.

Oui, la vingt-deuxieme & la plus nécessaire, la mieux indiquée, celle après laquelle seulement vous pouviez mourir; quoique des ignorans aient osé avancer que vous deviez périr à la dix-septieme..... Hé bien...

P.

Je tombai dans un affaissement.

A.

Bon....

P.

Tel que l'on me crut mort.

A.

Je le crus aussi. Fort bien, à merveille, excellente marche.

P.

Je ne sortis de cet état que pour me débattre dans les convulsions d'une pénible agonie.

A.

Bien, bien.... Tout cela est dans les regles : dernier effort de la Nature....

P.

J'en étois donc là.... On n'attendoit plus que le moment, peu éloigné, de mon dernier soupir, que vous appelez, avec raiſon, le dernier effort de la Nature, quand un de mes amis interrompit le cours des lamentations & des gémiſſemens de tous ceux qui s'intéreſſoient à moi, pour propoſer de recourir à M. Meſmer.

[*Ici le Docteur fut ſubitement agité d'un mouvement convulſif.*] (Note de l'Editeur.)

A.

Quelle folie! On n'en fit rien, j'eſpere.

P.

Pardonnez-moi:... Daignez écouter juſqu'à la fin, je vous ſupplie. Comme vous m'aviez abandonné, après avoir épuiſé les plus puiſſantes reſſources de l'Art, & comme vous aviez expreſſément déclaré que vous ne reviendriez plus, on crut ne manquer en rien aux égards reſpectueux dus à la Faculté, en recourant à ce dernier moyen.

A.

Hé bien, qu'arriva-t-il?

P.

Il arriva d'abord, qu'à la ſeule propoſition d'appeler M. Meſmer, le Chirurgien s'en alla auſſi, &, ſelon les regles de l'Art, avertit en paſſant l'Apothicaire de travailler à ſon prodigieux Mémoire. Me voilà donc abſolument abandonné, & compté au nombre des morts.

M. Meſmer vient, & me trouve tel que j'étois, c'eſt-à-dire, en très-piteux état.... Sans oſer ſe permettre de rien eſpérer, il me donne ſes ſoins; un léger ſuccès qu'il croit entrevoir, l'encourage; il continue, & l'agonie ſe termine, contre toute apparence, par le retour à la vie.

A.

Mais, mais.....

P.

Calmez-vous, je vais finir..... Huit jours après, à commencer de ce moment, je me ſentis ranimé, je repris des forces; toutes les fonctions vitales ſe rétablirent; je recouvrai l'appétit, le ſommeil, & je vous jure que pendant trois mois à-peu-près que dura ſon traitement, il ne m'a pas fait prendre pour une obole de drogues. Toutes les douloureuſes plaies dont vos terribles ordonnances m'avoient couvert de la tête aux pieds, ſe ſont refermées ſans inconvéniens ; il ne fallut plus qu'attendre la réparation du ſang que vous aviez ſi largement répandu. . . . . . Enfin, me voilà, & je crois que vous n'avez beſoin d'autre preuve du fait, que de me voir.

A.

Monſieur, Monſieur ; il y a beaucoup de choſes à dire là-deſſus.

P.

Je le crois ; mais, en attendant, vous ſerez au moins forcé de dire que j'étois condamné à mourir, & que je vis . . . . .

A.

Ne parlons pas de cela ; procédons méthodiquement, ſans humeur & ſans préjugés.

P.

Il me ſemble, cependant, qu'il ne peut être ici queſtion que du fait. Je vis . . . .

A.

Vous croyez donc au Magnétiſme animal ?

P.

Les mots ne font rien à la question ; je crois à l'efficacité des moyens que M. Mesmer a employés pour me rendre à la vie, quels qu'ils soient ; & je crois de plus, mon cher Docteur, que vous feriez très-bien de les étudier, pour agir un peu plus surement.

A.

Je ne pense pas, Monsieur, que vous puissiez me faire sérieusement une telle proposition.

P.

Pardonnez-moi, Monsieur ; je vous la fais très-sérieusement, je vous jure. Si j'avois l'honneur d'être Médecin, je laisserois pendant quelque temps toute ma science de côté, pour ne pas la compromettre, & j'irois tout bonnement prendre quelques leçons de M. Mesmer. Je n'en serois pas moins un très-grand Docteur, assurément ; car c'est un caractere indélébile, que l'on ne sauroit jamais perdre : je ferois cela par complaisance pour mes malades, qui, probablement ne s'en trouveroient pas plus mal.

A.

Je vous laiſſe, Monſieur, avec vos préjugés ; mais ſoyez ſûr que je ne manquerai pas de publier par-tout, que le dernier médicament que je vous ai donné, devoit vous tuer ou vous ſauver ; conſéquemment, que c'eſt à lui ſeul qu'il faut attribuer votre guériſon.

P.

Toutes les Facultés Médicinales du monde entier, ne m'empêcheront pas de rendre témoignage à la vérité. Adieu, mon cher Docteur, je vais continuer de travailler à me refaire de vos vingt-deux ſaignées.

DEUXIEME DIALOGUE

Entre le même Docteur, & son égal en science, dignité & importance.

A.

VOUS me voyez furieux, hors de moi.

B.

Que vous est-il donc arrivé?

A.

Je viens de rencontrer un de mes anciens Malades, que je croyois mort depuis long-temps : il se porte mieux que vous & moi.

B.

Et vous l'aviez condamné !

A.

J'avois fait plus, je l'avois exécuté.

B.

A quel étrange coup du ſort doit-il donc ſon ſalut ?

A.

En vérité, je vous avoue que je n'y conçois rien ; je ne ſais qu'en penſer. Selon les regles de l'Art, & ſelon notre très-louable coutume..... je lui avois donné un de ces derniers remedes que nous réſervons pour nous ménager les moyens de dire avec confiance, que nous ſauvons, quand il arrive à la Nature de prendre le deſſus.

B.

Hé bien, s'il a échappé, pourquoi tant vous tourmenter ? Il me ſemble que vous pouvez dire que le remede l'a ſauvé.

A.

Oui ; mais il y a une petite circonſtance qui m'ôte cette reſſource. On a appelé Meſmer ; & le fait eſt, que le Malade abandonné par moi, & repris par lui, eſt revenu à la vie.

B.

Il y a très-peu de temps que ce diable d'homme m'a joué le même tour.

A.

Comment, nous ne trouverons pas les moyens de nous oppoſer à ce qu'il continue de guérir nos Malades?

B.

Cela eſt aſſez embarraſſant.

A.

Il faut dire & répéter ſans ceſſe, qu'il eſt un Charlatan.

B.

Cela ne ſuffit pas malheureuſement; il faut le prouver, & il n'y a rien de moins facile: car cet homme n'a ni le maintien, ni la conduite d'un Charlatan; il ne répond rien aux injures, aux calomnies; il eſt ſimple, modeſte, confiant & dupe. Un Charlatan, & même un Docteur de la Faculté, s'y prendroient autrement.

A.

On peut au moins aſſurer qu'il n'eſt pas Médecin.

B.

Mais s'il guérit, il eſt Médecin ; d'ailleurs, tout le monde ſait qu'il eſt comme nous, Membre d'une Faculté.

A.

Mais il faut aſſurer qu'il a été chaſſé de Vienne.

B.

Cela ne réuſſira pas davantage ; on a reconnu que c'étoit une calomnie, & des plus groſſieres.

A.

Je ſoutiendrai toujours qu'il n'a guéri perſonne, & j'ajouterai, qu'il m'eſt revenu de ſes Malades.

B.

Mon cher Confrere, vous perdez votre temps ; car comme vous venez de l'éprouver, il eſt impoſſible de perſuader à des gens guéris, qu'ils ne le ſont pas ; & ce qui n'eſt guere plus facile, c'eſt de les empêcher de le dire.

A.

Il ſeroit convenable, ce me ſemble, de dire que ſon agent peut être très-dangereux....

B.

Fort bien : mais obſervez que nous ſoutenions, il y a très-peu de temps, que le *Magnétiſme animal* ne produiſoit aucun effet; nous ſommes forcés de convenir aujourd'hui qu'il produit des effets. Quelque merveilleux que puiſſent être les reſſorts que nous prêtons à l'imagination, on nous riroit au nez, & avec raiſon, ſi nous prétendions qu'ils agiſſent ſur des obſtructions, des paralyſies. Or, on ſait parfaitement que nous ne connoiſſons pas plus le Magnétiſme animal, que nous ne le connoiſſions quand on nous entendoit nier ſes effets : d'où je conclus, qu'on ne nous croira pas davantage quand nous dirons que ces mêmes effets ſont dangereux.

A.

Ne ſeroit-il pas poſſible au moins de les

plaiſanter ? Le ridicule, mon cher Confrere, eſt l'arme la plus ſûre, quand on ſait la manier avec adreſſe.

B.

Sans contredit : mais je crois que le ton de la plaiſanterie ne conviendroit nullement à la gravité de la Faculté. D'ailleurs, le peu d'habitude que nous avons de cette arme, la rendroit peut-être dangereuſe pour nous-mêmes, & nous pourrions nous bleſſer des coups mêmes que nous eſſayerions de porter. Nous ſommes, il faut en convenir, très-doctes, très-importans, mais nous ne ſommes pas plaiſans. Je ſuis, comme vous le ſavez, le Docteur le plus badin de la Faculté : Hé bien, j'ai voulu me permettre quelques ſaillies, & j'ai obſervé que mes Malades n'ont pas ri.

A.

Je ne vois plus de moyens à employer que ceux de la violence ; il faut réunir toutes nos forces, pour faire défendre à cet homme de guérir.

B.

On ne ſauroit mener cela qu'avec beaucoup de prudence : le Gouvernement eſt trop juſte, & trop éclairé pour ſe prêter à nos petites intrigues, quelque reſpectable que ſoit la Faculté ; il pourra bien ſe permettre de lui dire de *guérir*, ou de laiſſer *guérir*, ſi elle ne veut pas s'en charger.... Il faut obſerver que nous vivons dans un autre ſiecle, très-différent de celui où nous nous ſommes établis, dans la rue de la *Bûcherie*...... On commence à ſe méfier des Facultés, que l'on a reconnues pour terribles dans leurs préjugés.

A.

Oui, dites auſſi dans leurs querelles.

B.

On ſait qu'elles ont découvert très-peu de vérités utiles, & qu'elles en ont toujours perſécuté les Inventeurs.

A.

On ne manqueroit pas de ſe rappeler, & de nous rappeler, peut-être, à nous-

mêmes,

mêmes, l'hiſtoire de l'émétique, du quinquina, de l'inoculation, & mille autres drôleries de cette eſpece, qu'il eſt inutile de vous citer.

B.

Aſſurément : on pourroit bien encore ajouter, qu'il importe fort peu à l'humanité, que des Docteurs en robe rouge, s'aſſemblent pour ſe faire réciproquement des complimens, & ſoutenir de belles Theſes en latin du ſiecle d'Auguſte, ou pour enrégiſtrer des Procès-verbaux, ſi d'ailleurs ces Meſſieurs font profeſſion de s'oppoſer à tout ce qui ne ſera pas d'accord avec leurs cahiers, & ſans autre examen. On a reconnu depuis quelque temps, mon cher Confrere, qu'une robe, un bonnet, une perruque, & des mots que le Docteur n'entend ſouvent pas lui-même, ne ſuffiſoient pas pour guérir.

A.

Tout cela eſt vrai ; on ne ſauroit ſe diſſimuler, que l'incertitude de nos principes a infiniment nui à la confiance que nous ceſſons d'inſpirer.

B.

Nous devrions être plus modeſtes, ſoit dit entre nous, & nous ne ferions peut-être pas mal de commencer par étudier ce que nous ne connoiſſons pas, avant de juger...... De bonne foi, quoique nous ſoyons de toutes les Académies & Facultés de l'Univers, nous ſavons infiniment peu de choſe. L'expérience dément à chaque inſtant notre théorie, & nos traitemens ne ſont guere que des cours d'eſſais, le plus ſouvent très-malheureux. Si le malade meurt, ce qui ne laiſſe pas que d'arriver aſſez fréquemment, mon cher Confrere, la Nature eſt la ſeule coupable, diſons-nous; s'il échappe, l'Art s'en fait honneur; & le plus ſouvent, c'eſt le contraire qu'il faut entendre.

A.

Il y a bien de la vérité dans vos obſervations; mais, quoi qu'il en ſoit, vous m'avouerez que je dois veiller avec tout le ſoin poſſible ſur les trente mille livres de rente que je me fais tous les ans, quand il ne m'en coûte pour cela, que de dire avec importance, *Bon, bon; fort bien ; attendons* , avec quelques ordonnances de ſaignées & de purgatifs , & d'envoyer aux eaux, quand les gens s'impatientent. Je dois regarder comme mon ennemi, & par le ſeul fait, tout homme qui guérit; parce que ſes procédés, quels qu'ils ſoient , tendent à diminuer mon revenu.

B.

Je ſuis fort de cet avis là, & c'eſt bien celui de tous nos Meſſieurs.

A.

Je crois cependant entrevoir un moyen de nous débarraſſer de Meſmer.

B.

Quel eſt-il ?

A.

C'eſt de lui faire nommer des Commiſſaires, & de bien répéter, ce qui ne peut manquer de paroître très-raiſonnable, que nous pouvons ſeuls être regardés comme Juges compétens de ſa découverte...... Vous m'entendez ?

B.

A merveille ; mais il a appris enfin à se méfier des Commissaires : il est probable qu'il les accepteroit sous certaines conditions, qui peut-être ne tourneroient pas à notre avantage.

A.

A propos de Commissaires, ne trouvez-vous pas étrange que plusieurs de nos Confreres se permettent d'aller examiner les procédés de l'Eleve, au lieu d'aller directement à l'Inventeur.

B.

Il est bien plus étrange que la Faculté n'ait pas dénoncé au Public, la conduite de ce même Eleve, qui fait son profit, contre toute espece de droit, de la propriété de son Maître.

A.

Il n'en dit pas moins, qu'il faut élever des autels à Mesmer......

B.

Cette maniere de parler, est infiniment

religieuſe ; mais je trouve qu'il y a plus que de l'hypocriſie à dépouiller les gens à qui l'on veut élever des autels.

A.

Peut-être ont-ils fait entre eux quelques arrangemens ; peut-être......

B.

Notre religieux Confrere me ſemble jugé par le fait.... Quelques arrangemens qu'il lui plaiſe de ſuppoſer.... Qu'étoit-il avant Meſmer ? Qui avoit-il guéri ou tué ?.... Perſonne ne parloit de lui ; & voyez ce qu'il eſt devenu depuis Meſmer.

A.

Il eſt fâcheux, j'en conviens, pour l'honneur de la Médecine, qu'un de nos Confreres dépouille Meſmer, tandis que les autres le calomnient. Adieu, Docteur : je n'en vais pas moins toujours dire, qu'il eſt un Charlatan, & ſoutenir cela de quelques contes bons ou mauvais. Qu'en penſez-vous ?

B.

Je ne vois pas d'inconvénient à cela, en attendant mieux.

LETTRE

D'UN MÉDECIN

DE LA FACULTÉ DE PARIS,

A UN MÉDECIN

DU COLLEGE DE LONDRES;

Ouvrage dans lequel on prouve contre M. MESMER, que le Magnétisme animal n'existe pas.

Qualibus in tenebris vitæ, quantisque periclis
versamur, hoc ævi quodcumque est.

LUCRET.

AVANT-PROPOS.

L'OBJET de cet écrit eſt de démontrer que le Magnétiſme animal, dont M. Meſmer prétend avoir fait la découverte, n'eſt ni exiſtant, ni poſſible.

Peut-être ſe diſpenſeroit-on de le publier, ſi l'on ne ſavoit que pluſieurs perſonnes, ſéduites par la ſingularité du ſyſtême de M. Meſmer, ont employé & emploient encore, tous les jours, un temps précieux, à chercher la route qui doit l'avoir conduit au terme où il annonce qu'il eſt arrivé.

Comme l'erreur dont il s'agit ici, peut avoir l'influence la plus dangereuſe ſur les progrès, & même ſur la pratique de la Médecine, on a cru que c'étoit faire une choſe, non ſeulement utile, mais néceſſaire, que de la combattre; & l'on ſe flatte qu'après avoir lu les réflexions que contient cet Ouvrage, peu de gens ſeront tentés de la défendre.

LETTRE
D'UN MÉDECIN
DE LA FACULTÉ DE PARIS,
A UN MÉDECIN
DU COLLEGE DE LONDRES.

Vous me demandez, Monſieur, quelle eſt ici l'opinion de nos Docteurs ſur le Magnétiſme animal ; quels ſont les fondemens de cette opinion ; ce que c'eſt que ce Magnétiſme ; & s'il eſt vrai que M. Meſmer opere, en l'employant, des cures véritables ?

Les brochures publiées juſqu'à préſent contre M. Meſmer, ſoit en France, ſoit en Allemagne, ne vous paroiſſent pas aſſez profondément raiſonnées pour déterminer irrévocablement votre maniere de penser sur le compte de cet homme fameux. Vous trouvez absurde que des hommes qui n'ont ni vu, ni voulu voir, s'obstinent à nier ce que d'autres ont vu, & ce qu'ils peuvent eux-mêmes voir tous les jours. M. Mesmer annonçant une découverte qui peut influer de la maniere la plus universelle sur les progrès des connoissances humaines ; offrant de constater cette découverte par des expériences publiques ; demandant à former des Eleves capables de la manier & de la répandre : M. Mesmer ayant une réputation à conserver, & se plaçant volontairement dans la situation la plus propre à la perdre, s'il ne la mérite pas, vous paroît être en droit d'exiger au moins qu'on ne le juge pas sans l'entendre ; & il vous semble que ce n'étoit pas par de tristes sarcasmes, ou de ridicules imputations, qu'il convenoit de lui répondre (1).

Si je vous ai bien lu, Monsieur, voici, je crois, à quoi peuvent se réduire tous les doutes que vous me proposez.

Ou M. Mesmer est un imposteur, & il

(1) Voyez la Brochure, qui a pour titre : *Miracles de M. Mesmer*, Ouvrage que tout Paris a cru plaisant,

faut le punir ; ou il eſt un enthouſiaſte, & il faut le plaindre ; ou il eſt un homme vrai, & il faut l'écouter.

Mais, en premier lieu, ſi M. Meſmer eſt un impoſteur ou un enthouſiaſte, pourquoi, parmi ſes nombreux adverſaires, aucun n'a-t-il oſé lui dire publiquement : Je vais vous prouver que vous vous êtes trompé, ou que vous voulez tromper? Pourquoi aucun n'a-t-il oſé lui conteſter d'une maniere ſérieuſe la vérité des effets qu'il peut produire? On a raiſonné ſur la poſſibilité, ſur les cauſes de ces effets ; mais on ne s'eſt pas aviſé d'en nier formellement l'exiſtence. Pourquoi encore, & ceci eſt remarquable, aucun n'a-t-il aſſez compté ſur ſes propres forces pour courir avec lui les riſques d'un combat régulier? On l'a décrié dans les Sociétés ſavantes, dans les Journaux, dans les Cercles ; mais on n'a pas accepté les défis qu'il a propoſés, mais on a évité toutes les manieres de ſe compromettre avec lui ; & ce n'a jamais été que loin du champ de bataille qu'on a préſagé ſa défaite, ou qu'on lui a conteſté ſes victoires.

En ſecond lieu, ſi M. Meſmer eſt un impoſteur ou un enthouſiaſte, que faut-il penſer des Docteurs qui, pendant huit mois, l'ont ſuivi dans le cours de ſes expériences? Parmi ces Docteurs, un ſeul a rendu compte de ce qu'il a vu; les autres ont gardé le ſilence. Si ceux-là ont vu comme leur Confrere, que ne parlent-ils? S'ils n'ont rien vu, que ne parlent-ils encore? M. Meſmer, opérant ſur la vie des hommes, ne peut être un ſimple objet de curioſité. Aux yeux de ces Docteurs, qui s'obſtinent à ſe taire, il eſt ou un homme utile, ou un homme dangereux. S'il eſt un homme dangereux, pourquoi n'ont-ils pas éclairé le Public ſur ſes preſtiges? S'il eſt un homme utile, que faut-il penſer de leur ſilence? Qu'on raiſonne comme on voudra: ou ils n'ont pas dû approcher de M. Meſmer, ou à l'inſtant qu'ils l'ont abandonné, ils ont dû le faire connoître tel qu'il eſt, tel qu'il s'eſt développé devant eux; annoncer des doutes, s'ils ont eu des doutes; s'exprimer avec franchiſe ſur le mérite de ſa découverte, s'ils ont cru ſa découverte véritable: mais, encore une fois, ils n'ont pas dû ſe taire, & cependant ils ſe ſont tûs. Car ce n'eſt pas parler, que de ſemer en ſecret des ſoupçons ſur le compte d'un homme avec lequel on craint d'entrer en lice ; que de s'éloigner de lui pour le calomnier, après s'en être approché pour le ſurprendre. Ce n'eſt pas parler, que de répandre avec myſtere, dans les Corps littéraires dont on diſpoſe, une opinion qu'on ne ſauroit aſſez publier ; que d'emprunter la plume de quelques hommes qui n'ont pas voulu voir, pour établir que ſoi-même on n'a rien vu. Ainſi donc ils n'ont pas parlé ; & ce qu'on diſſimuleroit en vain, c'eſt que M. Meſmer étant étranger, ſans relation, ſans appui ; ne pouvant dès-lors leur inſpirer aucune crainte, il eſt impoſſible de ſuppoſer à leur ſilence d'autres motifs que l'envie, l'intérêt perſonnel, ou la mauvaiſe foi.

Enfin, ſi M. Meſmer eſt un impoſteur ou un enthouſiaſte, quelle idée faut-il ſe former de ſa conduite ? Sans avoir égard aux circonſtances dont il eſt environné, ſans ménager les préjugés qu'il veut détruire, jaloux uniquement de répandre ſa doctrine, un enthouſiaſte n'a qu'une marche, & cette marche eſt impétueuſe & précipitée ; il ne connoît qu'une route, parce qu'il n'apperçoit qu'un objet ; & le moment où il doit opérer la révolution qu'il médite, n'eſt jamais trop voiſin de lui. Plus adroit dans ſes moyens, plus froid, plus tranquille, mais connoiſſant tout le prix du temps ; mais ſachant que toute erreur qui n'a pour baſe qu'une illuſion de nos ſens, n'eſt pas une erreur durable ; un impoſteur qui ne ſait opérer que des preſtiges, profite de la confiance momentanée qu'il inſpire ; il ſe hâte de faire des dupes ; & plus il en raſſemble, plus il approche du terme auquel il lui importe d'arriver.

Or, ſi c'eſt ainſi qu'agiſſent l'enthouſiaſme & l'impoſture, que faut-il donc penſer de M. Meſmer ? Sa marche eſt abſolument géométrique, & il eſt impoſſible d'en imaginer une qui ſuppoſe plus de déſintéreſſement & de modération. Comme ſa doctrine eſt étrangere à toutes les doctrines reçues, comme elle heurte d'une maniere trop directe des préjugés d'autant plus difficiles à détruire, qu'ils ont leur germe dans la ſcience même qu'il veut épurer, il a ſenti que, s'il préſentoit ſon ſyſtême comme une ſimple opinion, ce ſyſtême ſeroit à peine remarqué parmi tant d'opinions qui ſe combattent & ſe détruiſent tous les jours ; qu'il convenoit donc, avant de le développer dans toute ſon étendue, d'en conſtater la vérité par des

des faits ; & il a cherché à ſe placer dans des circonſtances où il pût donner aux faits qu'il ſe propoſoit de raſſembler, toute l'authenticité dont ils ſont ſuſceptibles.

Une cabale d'autant plus dangereuſe, qu'elle manie l'opinion avec cent mille bras, s'eſt élevée contre lui, non pas pour le combattre, mais pour le perdre. Seul contre elle, il a compris qu'il feroit de vains efforts pour lui réſiſter. Certain que dans d'autres lieux & parmi des hommes moins frivoles, & moins dominés par l'uſage & le préjugé, il lui ſeroit toujours facile de ſe faire entendre, il s'eſt condamné parmi nous au ſilence le plus abſolu. Obſtiné à ne plus traiter d'autres malades que ceux auxquels il donne depuis longtemps ſes ſoins, malgré les ſollicitations les plus puiſſantes, les plus nombreuſes & les plus vives, on le voit perſiſter, avec une opiniâtreté bien inconcevable, à ne point faire uſage de la confiance qu'il inſpire, & réſiſter à toutes les occaſions particulieres de gloire ou de fortune qui lui ſont offertes. Cette marche, encore une fois, eſt-elle donc celle d'un homme qui eſt ſéduit ou qui veut tromper ?

Ainſi donc il n'eſt pas démontré que

M. Meſmer ſoit un impoſteur ou un enthouſiaſte. Il eſt donc poſſible qu'il ſoit un homme vrai. Mais s'il eſt un homme vrai, quelle opinion doit-on ſe former de ſa découverte ?

Certes, c'eſt une découverte immenſe que celle qui raſſemble dans un ſeul fait tous les faits de la Nature ; qui, dans un ſeul phénomene, offre tout le ſyſtême de ſes lois ; qui lie, non pas par des abſtractions, mais par des expériences, cette foule de vérités phyſiques, que depuis ſi long-temps, & toujours ſi vainement, nous nous efforçons d'enchaîner & de mettre enſemble.

C'eſt une découverte bien précieuſe que celle qui, après tant de théories incertaines, fournit enfin des principes inconteſtables au plus utile comme au plus dangereux de tous les Arts, celui de conſerver & de guérir ; qui, dans une ſcience, juſqu'à préſent conjecturale, offre des routes lumineuſes, où nous n'appercevions que des ſentiers obſcurs ou d'inévitables écueils ; qui ôte à l'homme l'empire qu'il s'étoit donné ſur la vie & la mort, la ſanté & la maladie, & le tranſporte tout entier à la Nature, dont l'homme en effet ne doit être que le miniſtre ; qui, en un mot, s'il faut tout dire, nous diſpenſe de deviner, quand la Vérité nous abandonne & nous ſouſtrait à la cruelle néceſſité de tromper avec méthode, de mettre nos erreurs en théorême, & de ſauver à chaque inſtant la foibleſſe du fonds, par le myſtere & la dignité de la forme.

Or telle eſt la découverte de M. Meſmer. Qu'on liſe avec attention les propoſitions qu'il a publiées ; qu'au lieu de s'attacher à examiner combien elles ſont étrangeres aux connoiſſances que nous avons acquiſes, on parcoure le cercle immenſe de phénomenes qu'elles embraſſent ; qu'on obſerve que, dans le ſyſtême qu'elles forment entre elles, il n'eſt aucun des procédés de la Nature qui échappe ou qui puiſſe échapper à leur Auteur ; & ſi l'on eſt de bonne foi, on conviendra qu'on n'a point offert juſqu'ici à la curioſité humaine, de découverte plus étonnante, plus univerſelle & plus utile.

Comment donc eſt-il arrivé que les Savans ne l'aient pas accueillie ? Vous n'êtes point étonné, Monſieur, que les Académies n'aient pas cru devoir s'en occuper. Ce n'eſt pas dans de telles ſociétés que se préparent, selon vous, les révolutions avantageuses au progrès des Sciences. Il n'y a guere que l'homme qui s'isole, qui pense à part, qui se conserve indépendant des opinions & des coutumes de son siecle, qui ait le courage de saisir & d'annoncer une vérité hardie. Par-tout où les hommes sont ensemble, il se forme des mœurs, des habitudes, des bienséances communes; l'esprit & le caractere perdent de leur ressort; on n'ose rien, parce qu'on ne fait plus rien qu'en troupe, la prudence remplace l'énergie; on s'occupe plus de conserver que d'acquérir; & ce n'est que lorsqu'une vérité est devenue triviale, qu'on l'ajoute au dépôt des vérités connues. Mais hors des Académies & loin des préjugés qu'elles enfantent, il est encore même parmi nous des hommes, qui, échappant à l'empire de la mode, emploient tout leur loisir & toutes leurs forces à étendre le domaine des Sciences. Pourquoi ces hommes n'ont-ils pas parlé? Pourquoi M. Mesmer n'a-t-il trouvé parmi eux qu'un seul Apologiste? Comment, annonçant d'importantes vérités, offrant de les démontrer par des faits, c'est-à-dire, de les appuyer sur des preuves qu'il eſt impoſſible de conteſter ; comment n'a-t-il rencontré par-tout que des contradicteurs ou des incrédules ? Il avoit d'abord excité la curioſité , l'enthouſiaſme même ; pourquoi cette curioſité , cet enthouſiaſme ont-ils ceſſé ? Eh ! n'eût-il annoncé qu'une erreur , cette erreur étoit ſi grande , ſi impoſante , elle embraſſoit de ſi vaſtes découvertes , elle tenoit par de ſi profondes racines à toutes les branches du ſyſtême du monde , elle ſe développoit ſous un point de vue ſi intéreſſant pour l'humanité toute entiere , qu'il étoit encore beau de la ſoutenir, ou du moins qu'il n'y avoit point de foibleſſe à ſouhaiter qu'elle devînt une vérité.

VOILA bien des queſtions , Monſieur : ſi pour y répondre , il me falloit entrer dans tous les détails qu'elles ſuppoſent , j'aurois un trop grand nombre de faits à raſſembler ; & le réſultat que je vous préſenterois , ne vous offriroit peut-être rien d'aſſez déciſif pour déterminer votre jugement.

Mais il me ſemble que j'aurai ſatisfait

à toutes vos demandes, si, laissant là des faits qui peuvent être contestés, je réussis à vous démontrer :

1.° Que le Magnétisme animal n'est pas possible ;

2.° Que lors même qu'il seroit possible, il n'existe pas ;

3.° Que lors même qu'il existeroit, on ne pourroit l'admettre sans imprudence & sans danger.

Alors, Monsieur, vous concevrez pourquoi M. Mesmer n'a joui, parmi nous, que d'une réputation éphémere ; l'opinion de nos Savans, sur le mérite de sa découverte, vous sera connue ; vous verrez que cette prétendue découverte n'est pas une vérité utile, qu'elle n'est pas même une grande erreur, & vous ne nous ferez plus un crime de notre indifférence.

I.° Il faut être de bonne foi ; tout n'est pas faux ou ridicule dans le systême de M. Mesmer (2).

Si rien n'est isolé dans la Nature, si l'on n'y apperçoit pas un seul phénomene qui

(2) Voyez le Mémoire de M. Mesmer, sur le Magnétisme animal.

ne ſoit l'effet d'une cauſe, & qui ne devienne une cauſe à ſon tour; ſi même il eſt impoſſible d'y concevoir un être n'obéiſſant qu'à des lois particulieres, parmi d'autres êtres que des lois générales déterminent, on ne peut guere douter, comme l'avance M. Meſmer, comme tant de Phyſiciens éclairés ont eſſayé de le démontrer avant lui, qu'il n'y ait une influence univerſelle & réciproque entre tous les corps qui ſe meuvent dans l'eſpace, à quelque diſtance qu'on les ſuppoſe placés les uns des autres.

C'eſt dès-lors une choſe vraie que ce fluide ou cet élément dont parle M. Meſmer, & qu'il conſidere comme le moyen de cette influence. Qu'on admette telle hypotheſe qu'on voudra, il eſt impoſſible de prouver que deux corps ſéparés par un intervalle quelconque, puiſſent agir l'un ſur l'autre, ou obéir à une même action, ſi on les ſuppoſe plongés dans un élément commun, dans un élément ſuſceptible de recevoir toutes les impreſſions du mouvement, pour les communiquer & les répandre.

Mais cet élément qu'on peut conſidérer comme l'océan des êtres, ce fluide dans lequel & par lequel tous les corps ſont modifiés, obéit-il en effet au mouvement alternatif qu'on lui attribue (3)? Eſt-ce par ce mouvement alternatif que s'operent toutes les relations d'activité qui exiſtent entre les corps céleſtes, la terre & ſes parties conſtitutives? Les propriétés de la matiere, quelque variées qu'elles ſoient, ne réſultent-elles, comme on le prétend, que de cette premiere action de la Nature? Eſt-il vrai ſur-tout qu'on peut imiter cette action, la renforcer, la propager à ſon gré, précipiter ainſi la marche de tous les phénomenes, & hâter dans tous les êtres les révolutions dont ils ſont ſuſceptibles?

Je ne veux rien diſſimuler. Si l'on admet l'exiſtence du fluide de M. Meſmer, le mouvement alternatif qu'il lui attribue n'eſt rien moins qu'invraiſemblable. Comme je l'ai dit, il n'y a pas de fait iſolé dans le ſyſtême du monde. Or, de tous les faits que ce ſyſtême raſſemble, il n'en eſt point de plus conſidérable, & dont l'influence

(3) M. Meſmer prétend que rien ne s'opere dans le ſyſtême du monde que par un mouvement alternatif, ſemblable à celui des eaux de l'Océan. *Voyez* ſon Mémoire ſur le Magnétiſme animal, *pag.* 57.

dès-lors soit plus universelle & plus profonde que le flux & reflux, qui agite, par un mouvement alternatif, la masse des eaux de l'Océan. Une analogie constante entre les révolutions que subissent la plupart des corps organisés, & les périodes d'accroissement ou de décroissement de ce singulier phénomene ; une analogie non moins constante entre ces mêmes périodes d'accroissement & de décroissement, & les périodes de tous les autres grands phénomenes que nous offre la Nature ; tout annonce, tout prouve même que le mouvement de l'Océan s'étend & se reproduit bien au-delà des bornes sensibles qui paroissent lui être assignées.

Or si, d'une part, il est vrai que le mouvement le plus général que nous connoissions, est celui auquel la masse des eaux de l'Océan obéit, si même on ne peut s'empêcher de regarder ce mouvement comme le principe de toutes les révolutions que subissent les corps organisés ou inorganisés que le systême de notre monde embrasse :

Si, d'autre part, il est certain que la Nature n'agit sur les êtres & n'entretient leur influence mutuelle qu'au moyen du fluide dont nous avons parlé, il faut bien dire, comme M. Mesmer, que le mouvement qu'elle imprime à ce fluide, est absolument le même que celui qu'elle imprime à l'Océan, & par lequel nous voyons qu'elle opere ici-bas tous ses phénomenes.

Car on ne peut supposer, sans contradiction, qu'un fluide dans lequel tous les corps sont plongés, par lequel toute action est exercée ou produite, dans le mouvement duquel il faut aller chercher la raison de tous les effets, de toutes les modifications, de toutes les formes, puisse obéir à un mouvement opposé à celui qui est incontestablement, dans notre systême, la cause de tous les effets, de toutes les modifications, de toutes les formes.

Cela posé, comme les modifications des corps ne sont que le produit du mouvement, comme les propriétés de la matiere ne sont que le résultat de ses modifications, dès qu'on a prouvé que le fluide dans lequel & par lequel tout est modifié, obéit à un mouvement alternatif, il est vrai de dire, & l'on a nécessairement prouvé que la matiere doit à ce mouvement toutes les modifications qu'elle reçoit, & toutes les propriétés que ces modifications enfantent.

On conçoit alors que s'il existoit un homme qui eût apperçu le fluide répandu dans l'espace, s'il avoit vu ce fluide se mouvoir, s'il avoit trouvé non-seulement la loi principale en conséquence de laquelle il se meut, mais encore toutes les lois particulieres qui dépendent de cette premiere loi, personne mieux que lui ne pourroit rendre raison de tous les phénomenes de la Nature, jeter plus de jour sur les régions encore ténébreuses de la Physique, & nous fournir une théorie du monde plus satisfaisante & plus vraie.

On conçoit encòre que si cet homme étoit parvenu à s'emparer de ce fluide, s'il savoit en concentrer, en étendre & en diriger l'action, il pourroit opérer comme la Nature elle-même; modifier, entretenir, conserver à son exemple; qu'en appliquant ainsi sa découverte aux corps organisés, il produiroit dans la Médecine unè révolution aussi prompte qu'absolue; que pour lui il n'y auroit véritablement qu'un remede, parce qu'il n'y auroit & qu'il ne pourroit y avoir qu'une maladie. Une maladie ne seroit autre chose qu'un obstacle à l'action du fluide qu'il auroit découvert; le remede ne seroit que la destruction de l'obstacle en augmentant l'action ordinaire du fluide. (4)

La Médecine n'est conjecturale que parce que nous connoissons très-imparfaitement la maniere dont les corps agissent les uns sur les autres, & quel est, dans toutes les circonstances données, le produit de leur action.

---

(4) Ce ne seroit peut-être pas toujours en augmentant simplement l'action ordinaire de son fluide que M. Mesmer opéreroit une révolution dans les corps organisés : il nous dit quelque part qu'*il se manifeste particuliérement dans le corps humain des propriétés analogues à celles de l'aimant ; qu'on y distingue des pôles également divers & opposés, qui peuvent être communiqués, changés, détruits, renforcés ; que le phénomene même de l'inclinaison y est observé.* On sent que si tout cela est vrai, la faculté d'avoir des pôles mobiles devenant une des propriétés essentielles du corps humain, celui qui peut déplacer ces pôles ou les renforcer à son gré, doit pouvoir aussi, quand il en est besoin, opérer dans notre organisation les changemens les plus extraordinaires & les plus heureux.

Au reste, j'avoue qu'avant que la fausseté de la doctrine de M. Mesmer me fût démontrée, rien ne m'avoit tant frappé dans son systême que cette analogie qu'il prétendoit avoir apperçue entre les propriétés de l'aimant & celles du corps animal : j'étois même surpris qu'une découverte si singuliere n'eût pas excité la curiosité de nos Savans. Aujourd'hui je conviens qu'ils ont bien fait d'attendre que le temps leur eût appris ce qu'ils devoient en penser ; & je commence à croire que plus une opinion est étrangere aux opinions reçues, & moins, quelque séduisante qu'elle soit, il faut s'empresser de l'accueillir.

Si M. Mesmer a surpris à la Nature son secret, s'il connoît l'Agent qu'elle emploie pour modifier tous les corps, s'il peut nous donner une théorie vraie des lois du mouvement, & nous composer, sans recourir à des qualités occultes ou de vaines abstractions, un systême du monde dont il puisse démontrer la vérité par des faits : comme nous obéissons uniquement aux lois de ce systême, comme il pese sur nous, & nous modifie dans tous les sens, je l'avoue, M. Mesmer a trouvé un autre art de guérir, bien plus certain que celui que nous avons jusqu'à présent pratiqué. La Médecine devient, entre ses mains, une science véritable. Tout y est démontré comme en Géométrie. La santé, la maladie, n'étant qu'une maniere d'être des corps organisés, dès qu'il peut changer cette maniere d'être, comme la Nature la change, & par les mêmes voies, il lui est impossible de ne pas apprécier avec justesse les moyens qu'il met en œuvre pour opérer une guérison : le lieu du mal qu'il veut détruire, lui est infailliblement connu ; tout pour lui devient mécanique ; & l'action du remede qu'il emploie, est calculée comme une force qu'il oppose à une résistance.

Mais, Monſieur, croirai-je qu'une telle découverte ſoit poſſible ? L'expérience de pluſieurs ſiecles n'a-t-elle pas dû nous apprendre que ſi l'homme peut acquérir autour de lui un petit nombre de vérités utiles, toutes les fois qu'il veut étendre ſes ſpéculations au-delà de ſes beſoins naturels, ou exercer ſa curioſité ſur d'autres objets que ceux qu'il eſt donné à tous de voir, de toucher ou de connoître, il ne fait que d'inutiles efforts, & retourne, après de longues erreurs, au point d'où il étoit parti ? Que nous reſte-t-il aujourd'hui de toutes ces théories brillantes, de tous ces ſyſtêmes ſur l'univerſalité & l'enchaînement des êtres, qui atteſtent, d'une maniere ſi ſolennelle, la patience & l'audace de l'eſprit humain ? Rien autre choſe que la certitude morale, que jamais nous ne parviendrons à connoître, & encore moins à imiter l'action des premieres cauſes ſur cette maſſe d'effets que notre curioſité raſſemble. Eh ! ne voyez-vous pas que s'il nous étoit donné de connoître, & ſur-tout d'imiter cette action, rivaux de la Nature, non-ſeulement nous opérerions comme elle, mais nous pourrions encore, à notre gré, gêner, interrompre, contrarier sa marche, & porter ainsi le trouble dans le systême nécessairement calculé de ses révolutions? Ne sentez-vous pas que précisément, parce que la découverte de M. Mesmer est immense, parce qu'elle donne à l'homme, c'est-à-dire à un être qui abuse de tout, cette même puissance avec laquelle tout s'entretient & se régénere; ne sentez-vous pas qu'il est impossible qu'elle soit vraie; qu'il faut d'autant moins l'admettre, que la route que M. Mesmer a parcourue pour y parvenir, est loin de toutes les routes dans lesquelles on a jusqu'ici rencontré quelques vérités? Car enfin les vérités forment une chaîne, & ce n'est pas en s'éloignant de celles qu'on connoît, qu'on peut espérer de découvrir celles qu'on ignore. Or je défie, & M. Mesmer ne le prétend pas, qu'on puisse appercevoir aucun rapport entre les vérités nouvelles qu'il annonce, & celles qui ont formé jusqu'à présent le systême de nos connoissances.

Je sens bien, Monsieur, que ce raisonnement ne fera pas grande impression sur vous qui, obéissant à une législation hardie, vivez parmi des hommes qui admirent les écarts du génie, comme ils applaudissent aux excès de la liberté. Vous ne pourrez pas vous persuader, comme nos Savans, que parce qu'une découverte est vaste, elle est fausse; que parce qu'on peut en abuser, il convient d'en contester l'existence : avec de tels principes, vous trouverez qu'il n'est pas de vérités physiques qu'il ne faille rejeter; qu'on seroit bien fondé, par exemple, à nier les propriétés du feu, de la lumiere, de l'électricité, parce qu'en doublant, en combinant l'action de ces agens, il est très-possible d'opérer tous les jours des effets funestes. Peut-être même appercevrez-vous de la contradiction dans la maniere de faire de nos Docteurs, qui, tandis qu'ils soutiennent qu'on ne peut s'élever aux premieres causes des phénomenes, épuisent cependant toutes les ressources du raisonnement & de l'expérience pour les découvrir; qui ne veulent pas que M. Mesmer puisse disposer d'un Agent universel, parce qu'il l'applique à l'art de guérir; & qui permettent au sieur Comus d'imprimer, & de faire croire qu'il a trouvé cet Agent, parce qu'il n'en dispose que pour amuser.

Hé bien, Monsieur, je veux avec vous que

que ces réflexions ſoient vraies ; je veux qu'avec plus d'audace dans l'eſprit, une maniere d'être plus énergique, nous puiſſions devenir à la fois, & plus téméraires & plus crédules ; il n'en réſulteroit encore rien d'avantageux pour M. Meſmer. Voici deux obſervations déciſives que vous ne connoiſſez pas ſans doute, & que ſurement vous n'eſſayerez pas de combattre.

PREMIERE OBSERVATION. Le ſyſtême de M. Meſmer eſt compoſé de parties ſi bien liées entre elles, que prouver qu'il eſt faux dans un ſeul point, c'eſt établir ſa fauſſeté dans tout le reſte. Or M. Meſmer réduit toutes les maladies à une ſeule, & ſoutient qu'il n'y a qu'un remede vraiment efficace pour les guérir. Si cela eſt, le premier remede avec lequel on a guéri une maladie, a dû néceſſairement les guérir toutes. Mais l'expérience nous apprend qu'un remede qui convient à une maladie, peut accroître les dangers d'une autre ; qu'il y a preſque autant de moyens de guérir que de manieres de ſouffrir. Il eſt donc démontré par le fait, qu'une maladie unique & un remede unique, ſont des choſes impoſſibles, & qu'un ſyſtême qui conduit à un tel réſultat, s'il contient quelques vérités, n'en eſt pas moins inſoutenable.

SECONDE OBSERVATION (5). M. Meſmer n'opere une révolution dans les corps organiſés qu'en augmentant dans ſon propre corps l'action du fluide dont il diſpoſe, & en la communiquant ainſi augmentée aux individus qui l'environnent. Or pour ces individus une telle action n'eſt pas indifférente ; comme tout autre remede, elle doit produire un trouble dans leur organiſation, qui, s'il étoit prolongé, pourroit lui devenir funeſte ; ce trouble, elle doit donc le produire auſſi dans l'organiſation de M. Meſmer. Il y a donc longtemps que M. Meſmer auroit dû ceſſer d'être, ſi ſa découverte étoit véritable ; car on ne conçoit pas que, tourmenté depuis pluſieurs années par une action dont le propre eſt de détruire, il puiſſe ſe conſerver en s'y ſoumettant tous les jours. Cependant M. Meſmer eſt plein de vie. Donc ſon fluide, & toutes les propriétés

---

(5) Voyez l'Ouvrage de M. de Horn, qui a pour titre: *Lettre d'un Médecin de Paris, à un Médecin de Province*, Ouvrage qui a dû coûter prodigieuſement à ſon Auteur, & qui ſeroit excellent, ſans les contradictions innocentes dont il eſt rempli.

qu'il lui attribue, ne ſont que des chimeres.

Qu'oppoſerez-vous à ces obſervations, Monſieur? Rien, j'en ſuis ſûr; & cependant comme on répond à tout, vous imaginez bien qu'on n'a pas négligé d'y répondre. Mais qu'a-t-on dit?

En premier lieu, qu'il eſt faux que nous ayons jamais guéri perſonne; que c'eſt la Nature qui a toujours guéri à côté de nous & malgré nous; que parmi les remedes que nous employons, & dont nous ſerions bien en peine de déterminer les effets, il en eſt beaucoup de dangereux, & preſque aucun qui ait une utilité conſtante & réelle; que ceux qui ſont dangereux, ne nuiſent que parce qu'ils empêchent ou qu'ils interrompent l'action du Magnétiſme animal ſur le corps humain; que ceux qui ſont utiles, ne ſervent que parce qu'ils concourent à cette même action; que c'eſt donc toujours le Magnétiſme animal qui guérit; que l'idée d'un remede unique, n'eſt donc pas une idée ridicule; qu'il eſt bien étonnant qu'on ne veuille pas concevoir, que des êtres qui n'arrivent à l'exiſtence, & qui ne ſe conſervent qu'en vertu d'une loi ſimple & unique, ne peuvent auſſi ſe rétablir, lorſque leur organiſation eſt viciée, que par la même loi qui les fait exiſter & qui les conſerve; qu'enfin il eſt abſurde d'oppoſer à un ſyſtême dont on offre de démontrer phyſiquement la vérité, non pas l'expérience raiſonnée de pluſieurs ſiecles, mais une routine aveugle qui n'a pour baſe que quelques faits iſolés dont on n'apperçoit, ni les premieres cauſes, ni la mutuelle dépendance.

En ſecond lieu, quant à M. Meſmer, qu'a-t-on répliqué? Que le fluide qu'il met en œuvre ne détruit que les obſtacles qui s'oppoſent à ſon action; que dans un corps ſain, ce fluide ne rencontre aucun obſtacle, qu'il ne peut donc y porter aucun trouble; que ſon principal effet eſt de hâter les criſes de la Nature, mais qu'il n'eſt point la matiere de ces criſes, ou qu'il ne les excite point quand le levain qui doit les produire n'exiſte pas; qu'ainſi ſon action eſt abſolument indifférente ſur un individu qui n'eſt pas malade; que M. Meſmer ne court donc aucun riſque à s'y ſoumettre; & qu'après tout il y a de l'extravagance à s'appuyer ſur des conjectures tirées de la maniere d'être phyſique de M. Meſmer, pour ſe diſpenſer de croire à des effets dont la vérité peut être conſtatée tous les jours (6).

Oh ! certainement, Monſieur, ſi quelque choſe prouve combien mes deux obſervations ſont fondées, c'eſt une maniere de raiſonner tout-à-la fois ſi fauſſe & ſi ridicule ; je ne vous ferai pas l'injure de croire qu'elle puiſſe vous ſéduire un inſtant, & que vous ayez beſoin d'un ſecours étranger pour échapper à des ſophiſmes tiſſus avec ſi peu d'art & tant de mauvaiſe foi.

Mais, Monſieur, ſi mes deux obſervations ſont vraies, comme elles ſont appuyées ſur des faits incompatibles avec la poſſibilité de la découverte de M. Meſmer, il eſt évident que ſa découverte n'eſt qu'une chimere.

Ma premiere propoſition eſt donc inconteſtable, ou, ce qui eſt la même choſe, il eſt démontré que le Magnétiſme animal n'eſt pas poſſible. Je viens à ma ſeconde propoſition ; c'eſt-à-dire que je vais prou-

(6) Je dois avertir que ce n'eſt pas à M. Meſmer, mais à quelques-uns de ſes partiſans, qu'on doit cette derniere réponſe. Juſqu'à préſent M. Meſmer n'a pas cru devoir expliquer la maniere dont le Magnétiſme animal agit ſur ſon organiſation.

ver, que, lors même que le Magnétiſme animal ſeroit poſſible, il eſt toujours certain qu'il n'exiſte pas.

II.° Vous trouverez ici, Monſieur, nos Docteurs convaincus comme vous, qu'il n'eſt point d'art dont les procédés ſoient plus incertains, où l'on s'accorde moins ſur les méthodes, où les principes même ſoient moins déterminés que celui de la Médecine. S'ils n'ont pas aſſez de bonne foi, ou plutôt aſſez d'imprudence pour faire, d'une maniere publique, l'aveu de leur impéritie, vous les verrez gémir en ſecret ſur l'impuiſſance où ils ſe trouvent de répondre à la confiance qu'ils inſpirent; s'étonner de ce que les lumieres qu'ils raſſemblent, les éclairent moins ſur les maux qu'ils peuvent guérir, que ſur les fautes qu'ils peuvent commettre; s'affliger ſur-tout de ce que, parmi les plus grands motifs d'inquiétude & de ſilence, il ne leur eſt preſque jamais permis d'héſiter ou de ſe taire.

Appelés, chaque jour, pour prononcer ſur des effets dont la cauſe leur échappe, chaque jour ils ſe voient réduits à la néceſſité malheureuſe de corriger la Nature, qu'ils ne connoiſſent point, par les procédés d'un Art qu'ils ne connoiſſent pas davantage. Chaque jour ils ont donc des ſouhaits à former, pour qu'une révolution avantageuſe au progrès des ſciences développe enfin quelques germes de vérité, ſur le ſol ingrat qu'ils cultivent depuis ſi long-temps, avec tant de conſtance, & ſi peu de ſuccès.

D'après cela, Monſieur, ſi la doctrine de M. Meſmer étoit véritable, s'il eût pu démontrer cette doctrine par des faits, vous ne devez pas douter qu'il n'eût trouvé parmi nous autant de partiſans qu'il y a rencontré d'adverſaires. Je ſais qu'il eſt mille circonſtances où la vérité même que nous avons déſirée avec le plus d'ardeur, nous importune & nous bleſſe, dès qu'elle s'offre à nos regards. Je ſais que l'orgueil, l'envie, l'intérêt perſonnel, le déſir de dominer ou de nuire, peuvent quelquefois dicter les réſolutions des hommes eſtimés les plus ſages; mais, prenez-y garde, ce ne ſera jamais que d'une maniere momentanée; ce ne ſera pas ſur-tout, lorſque, pour embraſſer le parti de l'erreur, il nous faudra combattre, ou étouffer la Nature.

Ainſi des hommes deſtinés à ſoulager

l'humanité souffrante, qui ne s'occupent que des moyens de diminuer la somme des maux physiques auxquels elle est en proie, dont la pitié est à chaque instant exercée par toutes les scenes de désolation & d'effroi que la tristesse, la crainte, l'espérance trompée, peuvent développer sous nos yeux ; des hommes qui ne vivent, pour ainsi dire, qu'avec la peine & la douleur, qui n'existent que pour gémir & consoler ; vous ne croirez pas, Monsieur, qu'ils puissent devenir jamais assez insensibles, se dépouiller assez de toute espece de morale & de probité, pour sacrifier à des considérations de gloire ou de fortune, ou, ce qui seroit bien plus condamnable, à un esprit de Corps malentendu, l'intérêt de l'espece humaine toute entiere.

Et pourquoi ne le croirez-vous pas ? Parce que tant d'indifférence & de méchanceté ne sont pas dans la Nature ; parce qu'il n'y auroit nulle proportion entre l'énormité du crime dont il s'agit ici, & le besoin que les hommes dont nous parlons pourroient avoir de le commettre ; parce que, pour plusieurs, ce besoin affreux n'existe pas, & que s'il étoit possible qu'il déterminât quelques-uns d'entre eux, il y auroit non-ſeulement de l'injuſtice, mais de l'abſurdité à ſuppoſer qu'il pût devenir le principe des démarches du plus grand nombre.

Or, ſi votre cœur repouſſe une opinion ſi cruelle, d'après la maniere dont nous en avions agi avec M. Meſmer, examinons enſemble, Monſieur, quelle eſt l'idée que vous devez vous former de ſes connoiſſances.

Comment avons-nous traité M. Meſmer? Loin d'aller au-devant de lui comme au-devant d'un homme qui nous apportoit une grande vérité, nous l'avons proſcrit de la maniere la plus ſolennelle dans la perſonne de celui de nos Docteurs qui, ſéduit par ſes preſtiges, s'eſt chargé de les annoncer & de les répandre.

Et quel étoit le crime de ce Docteur? Comme pluſieurs de ſes Confreres, il avoit ſuivi M. Meſmer dans le cours de ſes expériences; comme eux, il avoit été témoin de faits en apparence extraordinaires; comme eux, mais plus long-temps qu'eux, il avoit penſé que ſoit que M. Meſmer employât, pour produire ces faits, quelques-unes des cauſes dont la Phyſique moderne a découvert l'exiſtence ; ſoit que lui-même il eût apperçu dans la Nature une cauſe encore inconnue, perſonne plus que lui ne méritoit les regards des Savans, & ne devoit exciter leur attention. En conſéquence il crut devoir publier ce qu'il avoit vu ; il lui parut même qu'il y auroit plus que de la mauvaiſe foi à le diſſimuler. Vous ne voyez là, j'en ſuis ſûr, Monſieur, ni délit, ni faute ; & cependant notre Faculté, c'eſt-à-dire, une Compagnie d'hommes graves qui peuvent bien ignorer beaucoup de choſes en Médecine, mais qui du moins ſont inſtruits des premieres regles de la morale ; mais qui connoiſſent tout le prix de l'opinion, & qu'on doit ſuppoſer incapables de la bleſſer dans leurs démarches & dans leurs jugemens : hé bien, cette Compagnie d'hommes graves, délibérant ſur l'Ouvrage de M. Deſlon, lui enjoint de déſavouer toutes les choſes que cet Ouvrage renferme, & lui déclare que ſi, dans l'eſpace d'une année, il ne fournit le déſaveu qu'elle exige, elle ne le comptera plus au nombre de ſes Membres.

Je ne me permets aucune réflexion ſur les conſéquences de cet arrêt. Il faut donc que M. Deſlon, après avoir dit qu'il a vu, déclare qu'il n'a rien vu; il faut qu'il publie qu'il a voulu tromper, que les faits qu'il rapporte ſont faux; & quand il aura établi d'une maniere authentique qu'il eſt un fripon, la Faculté s'empreſſera de le recevoir dans ſon ſein, & le maintiendra dans tous les honneurs dont elle menace de le dépouiller.

Il y a bien là quelque choſe de ridicule. Mais je ne vois cette affaire que dans ſes rapports avec la prétendue découverte de M. Meſmer; & voici comme je raiſonne :

Je vous ai prouvé qu'il ne pouvoit pas ſe faire que nous fuſſions déterminés, dans nos délibérations, par un autre motif que par l'intérêt toujours préſent de l'humanité; parce que, nous ſuppoſer un autre motif, c'eſt nous accuſer d'un crime impoſſible à commettre.

Or, dans la circonſtance actuelle, qu'exigeoit de nous l'intérêt de l'humanité? Que nous examinaſſions avec l'attention la plus ſcrupuleuſe la nouvelle doctrine qu'on nous annonçoit; que puiſqu'on prétendoit appuyer cette doctrine ſur des faits, nous nous occupaſſions du ſoin de vérifier ces faits, & d'en constater l'existence.

Mais, si telle étoit l'obligation qui nous étoit imposée, nous l'avons infailliblement remplie. Personne, il faut en convenir, ne nous a vu procéder à l'examen dont il s'agit; mais il n'en est pas moins vrai que nous y avons procédé, car nous serions coupables, si nous nous en étions dispensés, & l'on ne peut sans absurdité nous présumer coupables.

Il est donc certain que le jugement que nous avons porté contre M. Mesmer, dans la personne de M. Deslon, a été précédé d'une discussion suffisante pour parvenir à la découverte de la vérité.

La vérité qu'il falloit découvrir ici, étoit l'existence ou la non-existence des faits avancés par M. Mesmer.

Or ce jugement déclare ces faits non-existans ou faux.

Donc ils n'ont jamais existé, donc ils ne peuvent être vrais;

Donc M. Mesmer n'est plus un homme de génie qu'il faille respecter, mais un homme à prestiges qu'il faut ou mépriser, ou punir.

Ce raisonnement qui repose tout entier sur le désintéressement bien connu avec lequel nous exerçons notre profeſſion, paroît ici d'une ſi grande force, que je n'ai vu perſonne eſſayer d'y répondre.

Voilà donc la doctrine de M. Meſmer jugée fauſſe, d'après notre maniere d'agir avec lui. Voulez-vous, Monſieur, porter ſur cette doctrine un jugement encore plus ſévere, jetez les yeux ſur la conduite de M. Meſmer lui-même, depuis qu'il a voulu devenir pour l'Europe ſavante un objet de curioſité.

Obſervez bien l'homme que la fortune deſtine à occuper une grande place dans l'opinion des hommes. Une inquiétude vague, une ſorte d'impatience & de malaiſe général le tourmente juſqu'à ce qu'il ait apperçu le point où il doit s'élancer dans la carriere qu'il lui eſt donné de parcourir. Tant qu'il n'eſt pas parvenu à ce point, tant qu'il eſt réduit à diſſimuler, ſous des dehors ordinaires, l'ame active & profonde qui le meut, vous le voyez s'agiter, s'irriter, ſouffrir; ſes idées, ſes ſentimens le fatiguent, comme des beſoins qu'il ne peut ſatisfaire; trop grand pour obéir à l'envie, cependant la gloire d'autrui l'importune; c'eſt Sylla qui s'indigne des triomphes de Marius; c'eſt Céſar qui pleure ſur les victoires d'Alexandre ; la conſcience de ce qu'il eſt, de ce qu'il pourra devenir un jour, le porte à développer par-tout un caractere d'audace & d'énergie bien au-deſſus des circonſtances dans leſquelles il eſt placé ; ſa modeſtie même n'eſt que l'orgueil qui s'afflige ou ſe tait ; & pour lui le repos ne commence que lorſque, échappé à tous les obſtacles, il a franchi l'intervalle obſcur qui le ſéparoit de la renommée.

Or ſi tels ſont les hommes qui influent ſur les opinions & les événemens de leurs ſiecles ; ſi, pour me ſervir d'une expreſſion de Tacite, la gloire eſt leur premier beſoin & leur derniere paſſion, que faut-il penſer de la patience, de la tranquillité, ſur-tout de la marche myſtérieuſe de M. Meſmer ? Rien de plus étonnant que ſa découverte, rien qui ſuppoſe, ſi elle eſt certaine, un eſprit plus vaſte, plus élevé. Un nouveau ſyſtême du monde, une Médecine nouvelle, peut-être une autre théorie des ſenſations & des idées, peut-être auſſi une morale plus univerſelle & plus vraie que celle que nous connoiſſons : voilà ce que doivent attendre de M. Meſmer ceux qui ont bien étudié toutes les conſéquences de la découverte qu'il annonce: & lorſqu'il ne tient qu'à lui de ſe placer à la tête des Savans de ſon ſiecle, quand il le peut, quand il le doit, quand les événemens le lui commandent; quand, en un mot, placé entre la gloire & l'infamie, il n'eſt peut-être pas le maître de choiſir entre la réputation de grand homme & celle d'impoſteur; comment ſe fait-il qu'il reſte dans une volontaire obſcurité, & quels peuvent être les motifs de ſon ſilence?

Car enfin vous devez ſuppoſer à M. Meſmer une ſenſibilité égale aux talens dont vous le croyez pourvu. Le cœur eſt le foyer du génie, & ce ne ſont pas les hommes ſur leſquels l'opinion publique n'a point d'empire, qui diſent ou qui font de grandes choſes. Or ſi, au commencement de ſa carriere, M. Meſmer a cru devoir faire un myſtere de ſa découverte, & ſe borner à en conſtater l'exiſtence par des faits; dès l'inſtant qu'on s'eſt prévalu de ſa maniere d'agir, pour le confondre avec ces Charlatans qui abuſent de la crédulité du vulgaire, & qui n'ont des ſecrets que pour les vendre; dès qu'il a vu l'Europe ſavante, je ne dis pas héſiter entre ſes adverſaires & lui, mais le proſcrire comme un homme dont les ſyſtêmes ne valoient pas la peine d'être diſcutés ; dès qu'objet du ridicule ou de la calomnie, lui-même il s'eſt vu preſſé par toutes les circonſtances qui peuvent exciter à la fois & bleſſer l'amour-propre : certainement, Monſieur, s'il eſt un homme de génie, il a dû parler ; il n'avoit qu'à dire un mot, & il faiſoit rougir les Savans de leur indifférence, & il ne comptoit plus d'ennemis, & tous les doutes injurieux à ſa réputation, doutes ſi pénibles pour une ame délicate, étoient effacés. Or ce mot, il ne l'a pas dit : ne faut-il pas conclure des circonſtances dans leſquelles il s'eſt trouvé, qu'il n'a pas pu le dire ?

On me répondra, je le ſens bien, que pour juger M. Meſmer, il faut être dans ſa confidence ; que comme on n'a point de données pour apprécier ſa découverte, on n'en a point auſſi pour apprécier ſa conduite ; que puiſqu'il a déclaré que toutes les circonſtances ne lui conviennent pas pour publier la théorie des phénomenes que la Nature opere par ſes mains, on ne ſera bien fondé à le blâmer, qu'autant que, placé dans les circonſtances qu'il demande, on le verra toujours s'obſtiner au ſilence.

Ne feroit-il pas poſſible en effet que le ſyſtême de M. Meſmer, une fois connu & développé, tout ce qui nous paroît louche dans ſa conduite, devînt, en s'éclairciſſant, une preuve de ſon jugement & de ſa prudence? Ne feroit-il pas poſſible alors que ce mépris pour l'opinion publique, cette indifférence pour les outrages que nous lui reprochons, ne fût en lui que la patience d'un homme de génie, qui, dans une époque de ſa vie, ſacrifie tous ſes reſſentimens au ſuccès de la révolution qu'il médite; parce qu'il apperçoit, dans une autre époque, le moment de ſa gloire & de ſa vengeance?

J'adopterois ces réflexions, Monſieur, ſi je ne ſavois, qu'au moins une fois M. Meſmer a été le maître de diſpoſer des événemens à ſon gré. Quoi qu'aient fait nos Docteurs pour le ſouſtraire à l'œil du Miniſtre qui balance avec tant de gloire & de ſuccès les deſtinées de la France, ils n'ont pu s'empêcher qu'il n'ait vivement excité ſon attention. Conſervant dans un âge avancé un eſprit avide de connoître, & ne voyant dans le ſyſtême de M. Meſmer que le germe d'une révolution utile, le Miniſtre dont je parle n'a rien négligé pour le fixer parmi nous, & l'engager à nous donner le secret de sa doctrine ; il lui a fait, au nom du Souverain, les offres les plus brillantes & les plus honorables ; & M. Mesmer, qui devoit être empressé de sortir de son équivoque & mystérieuse obscurité, a refusé ces offres, sous le vain prétexte, qu'en les acceptant, il ne se trouveroit pas encore dans une situation propre à développer sa méthode avec succès. Oh! Monsieur, que pensez-vous de ce prétexte? M. Mesmer seroit-il donc comme la Sybille de Tarquin, avec laquelle il n'étoit pas permis de contester sur le prix qu'elle mettoit à ses oracles? N'y auroit-il en effet pour lui qu'une seule situation convenable (7)? ou plutôt n'est-il pas ici plus clair que le jour que ce n'est

(7) Voilà, par exemple, ce que personne ne pourra se persuader : que M. Mesmer prenne des précautions pour publier sa doctrine, puisqu'elle n'a aucun rapport avec les doctrines reçues, puisqu'elle peut nuire universellement à une classe d'hommes qui ne vivent que des erreurs qu'il se propose de détruire ; c'est-là certainement un acte de prudence : mais qu'il ait une telle idée du crédit des Médecins & de leur influence, sur l'opinion publique, qu'il prétende, que toute l'autorité du Gouvernement ne suffit pas pour le garantir de leurs pieges ; qu'il pense que les Médecins pratiquant un art mensonger, trompant tous les

que parce qu'il a craint de ſe compromettre avec le Gouvernement, qu'il a rejeté ſes bienfaits ?

Je ne ſais, Monſieur ; mais, après cela, il me ſemble qu'il faut avoir une bien grande diſpoſition à croire, pour regarder le Magnétiſme animal comme une choſe exiſtante. Cependant je ne veux rien taire. Voici, contre tout ce que je viens de dire, une objection que bien des gens ont trouvée ſpécieuſe, & qui, en effet, au premier coup-d'œil, ne paroît pas facile à réſoudre.

Le Magnétiſme animal ayant été annoncé comme un remede, ce n'eſt, nous dit-on, ni au caractere moral de M. Meſmer, ni à la conduite de ſes adverſaires, mais uniquement aux effets qu'il peut produire, qu'il

jours, & ſachant qu'ils trompent tous les jours, ont pour nuire des reſſources & une volonté qu'on chercheroit vainement dans d'autres profeſſions ; qu'en conſéquence, plein de reconnoiſſance, s'il faut l'en croire, pour les offres qui lui ont été faites, mais averti par une expérience de pluſieurs années, il s'obſtine à vouloir qu'on lui compoſe une maniere d'être tellement indépendante qu'aucun événement public, aucune intrigue particuliere, ne puiſſe la troubler ; c'eſt, ſelon moi, pour échapper à une ſituation embarraſſante, exiger exprès une choſe impoſſible ; c'eſt exagérer des obſtacles, pour ſe diſpenſer de les combattre.

faut avoir recours pour en établir l'existence.

Or, il est certain que M. Mesmer, en l'employant dans les maladies les plus opiniâtres, a obtenu & obtient encore d'éclatantes guérisons.

Et ce fait est prouvé d'abord par l'aveu de tous ceux qui ont écrit contre M. Mesmer. Vous les voyez bien tourner en ridicule, ou dissimuler les cures qu'il a faites; mais aucun, comme vous l'avez déjà remarqué, ne les nie positivement; plusieurs même, ou plutôt presque tous, conviennent qu'elles sont véritables.

Ce fait est encore prouvé par une anecdote assez connue: on se rappelle l'expérience singuliere que M. Mesmer nous proposa, il y a environ une année; il demandoit qu'on choisît vingt-quatre malades, dont douze seroient confiés à ceux de nos Docteurs, qu'il plairoit à notre Faculté de choisir; & douze seroient abandonnés à ses soins: il ajoutoit, que ceux qui lui échoiroient en partage, seroient guéris plus promptement, & d'une maniere plus efficace que les autres; & en conséquence, il vouloit qu'on suspendît tout jugement sur sa découverte, jusqu'à ce que l'événement qu'il annonçoit eût décidé, laquelle, de ſa méthode ou de celle de ſes antagoniſtes, étoit la meilleure. Nous refusâmes le défi. Ne l'aurions-nous pas accepté, ſi nous avions été perſuadés que M. Meſmer n'étoit qu'un homme à preſtiges ; ſi nous avions cru ſérieuſement, comme nous le publions aujourd'hui, que les cures qu'il ſe vante d'avoir opérées, ne ſont que des illuſions ou des chimeres ?

Il n'y a donc pas lieu de douter, continue-t-on, que le Magnétiſme animal ne produiſe des effets certains. Or, il y a plus que de l'abſurdité à nier l'exiſtence d'une cauſe dont on a les effets ſous les yeux : donc les effets du Magnétiſme animal étant démontrés, l'exiſtence de ce même Magnétiſme ne peut être miſe en doute ſans extravagance.

Je le répete, Monſieur, cette objection eſt ſpécieuſe ; mais vous voyez, comme moi, qu'elle ne peut être fondée, qu'autant que les preuves ſur leſquelles on appuie le fait général qui en eſt l'objet, ſeront inconteſtables.

Or, la ſeconde de ces preuves ne ſignifie abſolument rien. Ce n'eſt pas, comme on l'aſſure, à la crainte que M. Meſmer nous a inſpirée qu'il faut attribuer le refus que nous avons fait d'accepter ſon défi. Un pareil motif ne pouvoit prévaloir ſur l'intérêt de l'humanité entiere. Mais nous avons penſé qu'il ne convenoit point à un Corps qui a une exiſtence morale & politique dans l'Etat, de ſe compromettre avec un individu iſolé, quels que fuſſent d'ailleurs ſes talens & ſes connoiſſances; bien ou mal, nous nous ſommes comparés à Turenne, qui, après avoir porté l'incendie dans le Palatinat, refuſa, ſans rien perdre de ſa gloire, le cartel du Souverain malheureux, dont il venoit de ravager l'héritage; & il nous a paru, qu'entre tous les moyens d'établir ſa doctrine, M. Meſmer ayant choiſi précisément le ſeul que nous ne pouvions adopter ſans nous manquer à nous-mêmes, nous étions pleinement diſpenſés de lui répondre. On ne peut donc rien conclure en faveur de M. Meſmer, de notre maniere d'agir dans cette circonſtance.

Quant à la premiere preuve, voici ce qu'il faut en penſer.

On peut bien avouer, ſi l'on y eſt contraint, que M. Meſmer a opéré & opere encore tous les jours des cures véritables;

mais cet aveu ne détruit pas le jugement que nous avons porté de ces cures, lorſqu'on a voulu s'en prévaloir pour prouver l'exiſtence du Magnétiſme animal. Alors nous avons dû les déclarer fauſſes, parce qu'on les faiſoit dépendre d'une cauſe abſolument chimérique, & que nous n'appercevions rien qui nous démontrât cette dépendance (8).

A quelle cauſe, me direz-vous, falloit-il donc les attribuer? A quelle cauſe, Monſieur? A la plus puiſſante de toutes, à la plus ordinaire, quoique la moins remarquée, à celle dont il faudroit le plus étudier l'influence, & dont on a trop négligé juſqu'à préſent d'obſerver les effets, à l'imagination.

Oh! comment croire qu'avec le ſimple ſecours de l'imagination, on puiſſe guérir des obſtructions, des rhumatiſmes, des

(8) J'ai dit plus haut que les faits avancés par M. Meſmer étoient faux, & ici je parois avouer qu'ils ſont vrais. On conclura de là que je tombe dans une contradiction manifeſte, & l'on ſe trompera. Ces faits ſont faux en tant qu'on les ſuppoſe produits par le Magnétiſme animal; ils deviennent véritables, dès qu'on les attribue à une cauſe différente. Voyez ſur cette maniere de diſtinguer *Sanchez*, *Tambourini*, *Buſembaüm*, & les Cas de Conſcience de *Sainte-Beuve*.

paralyſiés, rétablir un eſtomac délabré, diſſoudre des glandes ſquirreuſes, donner la faculté de voir, d'entendre, de toucher, &c. Car M. Meſmer opere tous ces miracles? Comment le croire, Monſieur? Ecoutez bien ceci.

N'eſt-ce pas à notre imagination tourmentée par tous les beſoins que la ſociété nous donne, par toutes les circonſtances douloureuſes ou pénibles, dans leſquelles la fortune nous jette, que nous devons la plupart des maladies qui nous dévorent? Sous l'empire de la Nature, avec des beſoins qui ne fatiguent pas notre ſenſibilité; des déſirs qui ne deviennent jamais pour nous des paſſions, parce qu'ils ſont toujours faciles à ſatisfaire, ſi vous exceptez quelques excès que de trop longues privations peuvent produire, quelle autre maladie connoîtrions-nous que la vieilleſſe? Le temps & la réſignation, voilà les ſeuls Médecins de l'homme ſauvage; parce que ſes maux ſont ſimples comme ſes beſoins; parce qu'aucune habitude vicieuſe ne déprave ſa robuſte organiſation; parce que la mort n'eſt pas pour lui, comme pour nous, le terme d'une maladie quelquefois longue & cruelle, mais la cessation du mouvement qui le faisoit vivre. Or, si nous devons à nos institutions presque tous les maux physiques auxquels nous sommes en proie; si c'est à notre imagination exercée d'une certaine maniere qu'il faut les attribuer; pourquoi ne croirons-nous pas que cette même imagination exercée dans un sens contraire, devient capable de les détruire? Pourquoi la même quantité de forces employée pour produire un effet, ne suffiroit-elle pas pour l'anéantir? Et si l'on ne peut ici me contester mes principes, où seroit la raison qui porteroit à n'en pas admettre les conséquences (9)?

(9) Malgré la force de ce raisonnement, beaucoup de personnes, je le sens bien, auront de la peine à croire qu'on puisse vaincre une maladie chronique, c'est-à-dire, fondre des obstructions anciennes, épurer des humeurs dépravées, fortifier des organes affoiblis, par le simple secours de l'imagination, ils demanderont si l'on a jamais vu une seule colique appaisée, une fievre éphémere dissipée par ce singulier remede. Il y auroit à tout cela bien des choses à répondre, & ce sera la matiere d'un Ouvrage absolument neuf, dans lequel je prouverai jusqu'à l'évidence qu'on peut employer l'imagination comme acide, ou comme alkali, suivant les diverses circonstances des maladies qu'on est dans le cas de traiter. En attendant, je dois dire ici que j'en ai obtenu de très-bons effets, en la prescrivant comme eau de poulet, ou eau minérale, dans les paralysies opiniâtres & les maladies nerveuses. *Voyez* encore l'Ouvrage de M. de Horn.

Revenons donc au vrai, & concluons que, ſoit qu'on s'arrête à l'opinion de nos Docteurs ſur le Magnétiſme animal, ſoit qu'on diſcute la conduite de M. Meſmer pour trouver l'opinion qu'il en a lui-même, il demeure certain que ce Magnétiſme n'eſt pas plus exiſtant qu'il n'eſt poſſible.

Maintenant, & dans le cas où cette découverte ne ſeroit pas une chimere, ne conviendroit-il pas de la proſcrire comme pouvant produire une révolution dangereuſe ?

C'eſt la derniere queſtion que j'ai promis d'examiner.

III.° Or, Monſieur, ſur cette queſtion, voici tout mon ſyſtême : je dis mon ſyſtême, car je dois vous prévenir que l'opinion que je vais développer eſt à moi, & qu'elle n'a parmi nous d'autres partiſans que ceux de nos Docteurs qui, s'élevant au-deſſus des préjugés de leur profeſſion, regardent la Médecine comme une inſtitution qui appartient autant à la Politique qu'à la Nature, comme une inſtitution qui n'intéreſſe pas moins l'homme conſidéré comme un être phyſique qu'il faut conſerver, que comme un être moral qu'il faut conduire.

Voici donc tout mon ſyſtême.

C'eſt dans notre conſtitution phyſique que la Nature a dépoſé tous les germes de nos habitudes morales. Ces grandes différences qu'on remarque entre les préjugés & les coutumes des peuples qui vivent ſous des zones oppoſées, c'eſt dans le climat, dans des circonſtances purement locales, qu'il faut en chercher la premiere origine. Ce n'eſt auſſi que dans le cours plus ou moins réglé de nos humeurs, dans la plus ou moins grande mobilité de nos fibres, dans une diſpoſition plus ou moins prochaine à être ému ou irrité par les objets qui nous environnent, qu'on peut trouver la raiſon de cette prodigieuſe variété de caracteres qu'on obſerve tous les jours dans la ſociété, & qu'on ne ſuppoſe pas devoir exiſter parmi des êtres, que les mêmes beſoins, les mêmes lois, une même éducation raſſemblent.

Tout changement, toute altération dans notre conſtitution phyſique, produiſent donc infailliblement un changement, une altération dans notre conſtitution morale.

Il ne faut donc quelquefois qu'épurer ou corrompre le régime phyſique d'une

Nation pour opérer une révolution dans ſes mœurs.

On ſait tout ce que les Egyptiens, les Perſes, les Spartiates durent de force & de vertu, au genre de vie ſobre & auſtere que leurs Légiſlateurs leur avoient impoſé; on ſait auſſi que le moment de la dépravation de leurs mœurs fut celui où ils commencerent à porter avec impatience le joug des inſtitutions ſalutaires auxquelles leurs peres s'étoient aſſervis.

Cela poſé, ſi le but des hommes qui ſe raſſemblent dans un même lieu eſt de vivre en ſociété, ſi la ſociété eſt dans l'ordre de la Nature; il eſt évident qu'il n'y a de révolution utile dans la conſtitution phyſique d'une Nation, que celle qui tend à développer dans les individus qui la compoſent, toutes les habitudes propres à les rapprocher & à les unir.

Or, Monſieur, comment ſe forment de telles habitudes?

Tant que nous n'avons d'autres beſoins que ceux de la Nature, comme il eſt aſſez rare qu'il nous faille recourir à la volonté d'un autre pour les ſatisfaire, nous exiſtons ſans rapports conſtans avec les êtres qui nous environnent, & les habitudes qui résultent de ces rapports ne nous sont pas connues.

Les choses changent, lorsque la masse de nos besoins s'accroît. Avec plus de désirs & les mêmes facultés, il nous faut, pour jouir, ajouter à nos forces, une force étrangere. Ce n'est plus en nous seulement que nous plaçons la vie, mais aussi dans tous les êtres qui, en contribuant à nos plaisirs, peuvent améliorer notre destinée. Alors notre solitude nous pese, nous sentons la nécessité d'être ensemble, & avec cette nécessité commencent toutes les habitudes sans lesquelles la société humaine ne subsisteroit pas.

Maintenant, Monsieur, tous les hommes sont-ils susceptibles au même degré, d'acquérir des habitudes?

Non. Ce n'est pas dans toutes les ames que se développent avec énergie les affections douces que supposent nos habitudes sociales, & qui, comme par autant de fibres, nous attachent à toutes les parties de l'Univers moral dans lequel nous existons. Ce n'est pas non plus pour tous les hommes que sont faites les situations fortes, les passions orageuses, tous les événemens qui impriment à l'ame un ineffaçable

& grand caractere. Celui, par exemple, qui n'obéit qu'à des sensations passageres, qu'un souvenir pénible n'a jamais tourmenté ; qui ne connoît, ni l'espérance, ni la crainte, ni les regrets ; qui n'a pas besoin d'émotions pour vivre & pour être heureux ; cet être, s'il existe, dans quelque situation que la fortune le jette, n'aura certainement ni caractere, ni mœurs, ni habitudes. Il usera des hommes sans les aimer, ni les haïr ; il vivra dans la société, mais à coup sûr il n'est pas né pour elle.

Indépendamment de toutes les circonstances qui peuvent dépraver nos premiers penchans, le plus sensible de tous les hommes en est donc aussi le plus sociable. J'omets ici beaucoup d'idées intermédiaires. Mais si vous doutez de cette vérité, ouvrez les annales de l'Histoire, & vous verrez que nos mœurs ne sont devenues plus faciles & plus douces, nos manieres n'ont acquis plus de politesse & d'agrément, que lorsque nos organes exercés par toutes les jouissances du luxe, ont porté à notre ame des émotions plus délicates & plus variées, des sensations plus profondes & plus fines. Vous verrez que les progrès de la sociabilité parmi les hommes ont été les mêmes que ceux des Arts, non pas ſeulement parce que les Arts, en nous donnant plus de beſoins, nous mettent dans une dépendance plus univerſelle & plus étroite les uns des autres, mais auſſi parce que l'effet des Arts eſt de changer notre conſtitution primitive; de donner plus de jeu, plus de mouvement à nos fibres, en multiplian autour de nous les objets de nos peines & de nos plaiſirs; d'entretenir par ce moyen dans une action preſque continuelle, la ſenſibilité plus ou moins grande dont nous ſommes pourvus, & de hâter ainſi dans tous les cœurs le développement des qualités ſociales dont cette ſenſibilité eſt la mere.

Une vérité que vous trouverez encore dans l'Hiſtoire, c'eſt qu'il n'y a que les hommes doués d'une ſenſibilité très-active, qui aient fait ici-bas de grandes choſes. Tels ont été ceux qui ont diſpoſé d'une maniere violente & rapide de la deſtinée des Nations; ceux auxquels les Peuples ont dû leurs mœurs, leur génie & tous les élémens de leur proſpérité; ceux qui, en étendant les progrès des Arts, avec de nouvelles ſenſations, nous ont procuré de nouvelles jouiſſances; ceux ſur-tout, qui, loin des routes ordinaires ont trouvé d'importantes vérités, qui n'ont approché des Sciences que pour y produire de vaſtes révolutions, qui, échappant à tous les préjugés, ont donné à l'intelligence humaine d'autres opinions, d'autres lois, d'autres maximes; en un mot, tous ceux qui ont exercé une grande influence ſur les événemens & les idées de leur ſiecle.

Or, Monſieur, ſi c'eſt de l'excès de nos beſoins ſur nos facultés que réſultent toutes nos habitudes ſociales; ſi ces habitudes ne ſe développent qu'en proportion de notre ſenſibilité; ſi nous devons à cette même ſenſibilité nos coutumes, nos opinions, nos Arts, tout ce que le génie peut créer pour ajouter à notre exiſtence; & ſi, comme je l'ai dit plus haut, il n'eſt aucune de nos qualités morales, qui n'ait ſon germe dans notre conſtitution phyſique; n'eſt-il pas évident que ce n'eſt que parce que les hommes n'ont pas tous la même conſtitution, qu'ils ne ſont pas également ſuſceptibles des mêmes habitudes?

Quelle ſera donc alors la conſtitution la plus favorable au progrès de la ſociabilité?

Jetez les yeux ſur cet homme que la Nature a doué d'une conſtitution robuſte,
&

& qu'on a ſoigneuſement préſervé, dès l'enfance, de tous les événemens qui pouvoient y porter atteinte; avec des fibres qu'il eſt difficile d'ébranler, des organes qui ne portent à l'ame que des ſenſations groſſieres, vous le voyez paſſer ſans effort d'une ſituation à une autre; parcourir les ſcenes de la vie, ſans réflexion comme ſans regret; ſe donner des relations, parce qu'il a des beſoins, mais ne point former d'habitudes, parce qu'aucun objet ne l'émeut aſſez profondément, pour l'occuper d'une maniere durable; & ſe rapprocher d'autant plus de l'indépendance primitive dans laquelle la Nature nous a fait naître, qu'il lui faut moins ſouvent recourir à la volonté d'autrui, pour appaiſer les déſirs qu'elle lui donne.

Remarquez à côté de lui, cet individu tourmenté par une conſtitution foible & délicate. Avec des organes extrêmement déliés, avec des fibres dont la mobilité eſt quelquefois exceſſive, il n'y a pas d'objet qui ne l'émeuve, pas d'événement qui ne le frappe, pas de ſituation qui ne puiſſe accroître ſes peines, ou ajouter à ſes plaiſirs. Par-tout il a donc ou des ſenſations à recueillir, ou des ſouhaits à former, ou des jouiſſances à pourſuivre. Et que réſulte-t-il pour lui d'une telle maniere d'être? Des idées plus étendues, plus variées que n'en aura jamais l'homme né avec une conſtitution robuſte; mais auſſi des beſoins nombreux, & des forces inſuffiſantes pour les ſatisfaire; des beſoins qui n'ont d'autres bornes que les déſirs d'une ame impétueuſe, & des forces qui ne répondent pas à ces déſirs. S'il veut vivre & ne pas ſouffrir toujours, il faut donc qu'il intéreſſe à ſa deſtinée tous ceux qui peuvent contribuer à la rendre plus douce: voilà donc des liens, des habitudes, & des habitudes d'autant plus difficiles à détruire, qu'elles importent à ſa conſervation, & qu'elles deviennent comme autant de reſſources pour ſa foibleſſe.

Toutes choſes égales d'ailleurs, il eſt donc certain que moins notre conſtitution eſt robuſte, & plus nous avons de penchant à vivre en ſociété, & plus facilement nous acquérons les qualités propres à y exiſter d'une maniere avantageuſe pour les autres & pour nous.

Une révolution dans le régime phyſique d'une Nation qui auroit pour objet de fortifier le tempérament des individus qui la composent, ne seroit donc pas toujours une révolution salutaire.

Dans une société quelconque, plus les forces des individus augmentent, & plus la force commune qui les unit diminue. Or l'effet d'une semblable révolution est nécessairement d'accroître les forces particulieres, au détriment de la force commune. Avec des organes plus robustes, nous éprouverions moins souvent le sentiment de la peine & du besoin. Tous nos rapports avec nos semblables qui ne résultent que de ce sentiment, toutes les habitudes que ces rapports enfantent, perdroient donc de leur variété, de leur énergie : les mœurs qui nous mettent dans une dépendance si douce les uns des autres, les Arts qui épurent, qui embellissent les mœurs, retourneroient promptement à leur grossiéreté premiere : avec une sensibilité moins développée, moins active, une intelligence plus bornée, un caractere moins flexible, une opinion plus décidée de nos forces, & sur-tout avec moins d'occasions d'exercer autour de nous cette pitié dont la Nature a déposé le germe dans toutes les ames, & qui entre comme un élément néceſſaire dans la compoſition de toutes nos qualités ſociales & de toutes nos vertus; il nous faudroit d'autres coutumes, d'autres inſtitutions, d'autres préjugés; & ce ne ſeroit plus par les lois qui régiſſent des hommes civiliſés, qu'il conviendroit de nous conduire.

Et ici, Monſieur, j'ai une obſervation à faire, que je crois abſolument neuve. Ce n'eſt pas ſeulement dans nos vertus, dans nos qualités ſociales que la pitié entre comme un élément néceſſaire, mais encore dans toutes nos paſſions, & dans tous les plaiſirs dont nos paſſions ſont la ſource.

Cette femme belle encore, mais dont un chagrin ſecret dévore lentement tous les charmes; que vous voyez chercher autour d'elle avec tant d'inquiétude & d'intérêt l'homme ſenſible auquel elle a beſoin de confier ſa peine; qui rejette vos conſolations, mais qui aime tant les pleurs que ſa deſtinée vous fait répandre: cette femme, qui parle avec des graces ſi touchantes le langage de la plainte & de la douleur, ne vous attache-t-elle pas mille fois davantage qu'une femme dans tout l'éclat de la jeuneſſe & de la beauté, mais non pas, comme celle-là, ſouffrante &

malheureuſe ? Avec la ſeconde, vous chercherez à jouir ; mais ce n'eſt qu'avec la premiere que vous aimerez à vivre. Elle ſeule ſaura vous donner des habitudes conſtantes, vous inſpirer une paſſion durable, vous faire goûter tous les charmes d'une volupté douce & tranquille. Et pourquoi ? Parce qu'elle exerce ſans ceſſe votre ſenſibilité ; parce que vous ne pouvez la voir ſans être ému ; & qu'il n'eſt point d'émotion, quand elle n'eſt pas trop vive, qui ne ſoit déjà ou qui ne devienne bientôt un plaiſir (10).

Où me conduiſent ces réflexions, Monſieur ? A vous prouver que ſi l'on s'obſtine à conſidérer la Médecine comme un fléau dans l'ordre de la Nature, elle eſt cependant un bien dans l'ordre de la Société. Puiſqu'il n'y a que les conſtitutions foibles qui peuvent être conſtamment modifiées

(10) Je ne conçois pas comment on peut aimer long-temps une femme qui ſe porte bien ; c'eſt toujours la même joie, les mêmes beſoins, le même plaiſir ; rien qui interrompe la fatiguante uniformité de ſon caractere ; point de caprices, point de ſaillies ; des idées d'une ſeule couleur, des ſentimens d'ue ſeule eſpece ; un roman ſans morale, où l'on rencontre quelques ſituations, mais où l'on chercheroit vainement de l'intérêt, de la délicateſſe & de la grace.

par les Lois, les Arts & les mœurs; puiſqu'avec une organiſation plus ou moins délicate, nous avons une intelligence plus ou moins étendue, une ame plus ou moins ſenſible, une diſpoſition plus ou moins grande à nous attacher à tout ce qui nous environne; puiſqu'encore, en faiſant une analyſe raiſonnée de nos plaiſirs, nous trouvons, qu'à l'exception des plaiſirs purement phyſiques, tous ceux qu'il nous eſt donné de goûter, c'eſt la pitié ſeule qui les produit: vous devez m'accorder, Monſieur, que ſi l'on connoît un moyen d'énerver l'eſpece humaine, de la réduire à n'avoir que le degré de force néceſſaire pour porter avec docilité le joug des inſtitutions ſociales, de faire, autant qu'il eſt poſſible, de tous les individus qui la compoſent, des objets de pitié les uns pour les autres: ce moyen, après tout ce que je viens de dire, doit être ſoigneuſement conſervé.

Dès-lors n'eſt-il pas dans les principes d'une ſaine légiſlation, d'une légiſlation qui ne doit avoir pour but que de civiliſer les hommes, de veiller à ce qu'il ne ſoit fait dans la Médecine aucune innovation qui la dépouille de ſes abus? Si par haſard le Magnétiſme animal exiſtoit ; ſi, au moyen de cette découverte ſinguliere, on pouvoit, comme je n'en doute pas, ſubſtituer à cette ſcience que nous appelons ſi improprement l'Art de guérir, l'Art bien plus utile de préſerver ; à quelle révolution, je vous le demande, Monſieur, ne faudroit-il pas nous attendre, lorſqu'à notre génération épuiſée par des maux de toute eſpéce, & par les remedes inventés pour la délivrer de ces maux, ſuccéderoit une génération hardie, vigoureuſe, & qui ne connoîtroit d'autres lois pour ſe conſerver, que celles de la Nature ? Que deviendroient nos habitudes, nos Arts, nos coutumes, nos paſſions, nos plaiſirs, en un mot, tout ce qui conſtitue notre exiſtence morale dans la Société ? Avec peu de dangers à craindre, peu de beſoins à ſatisfaire, aurions-nous les mêmes motifs de nous rapprocher & de nous unir ? & tandis qu'une organiſation plus robuſte nous rappelleroit à l'indépendance ; quand avec une autre conſtitution, il nous faudroit d'autres mœurs, parce que nous aurions une autre maniere d'être & de jouir, comment pourrions-nous ſupporter le joug des inſtitutions qui nous régiſſent aujourd'hui ; & ſur quelle base établiroit-on le syſtême des lois nouvelles, avec leſquelles on voudroit nous gouverner?

Ainſi donc, Monſieur, il y a un rapport eſſentiel entre la légiſlation, les mœurs & la Médecine d'un Peuple; ainſi plus un Peuple eſt civiliſé, plus il importe d'y maintenir, comme un moyen conſtant de civiliſation, tous les préjugés qui peuvent rendre la Médecine reſpectable; ainſi, parmi nous, le Corps des Médecins eſt un Corps politique, dont la deſtinée ſe lie avec celle de l'Etat, & dont l'exiſtence eſt abſolument eſſentielle à ſa proſpérité; ainſi dans l'ordre ſocial il nous faut abſolument des maladies, des drogues & des lois; & les diſtributeurs des drogues & des maladies, influent peut-être autant ſur les habitudes d'une Nation, que les dépoſitaires des lois (11).

(11) On trouvera cette conſéquence plus hardie que juſte, & l'on ne manquera pas de m'oppoſer l'exemple de la plupart des anciens Peuples, qui portoient avec tant de docilité le joug des plus ſéveres lois, & chez leſquels néanmoins toutes les inſtitutions propres à donner aux corps de la ſoupleſſe & de la force étoient en honneur. On me dira qu'une organiſation délicate n'eſt pas la même choſe qu'une mauvaiſe organiſation; que la premiere peut être un préſent de la Nature, comme une organiſation

M. Mesmer, qui ne veut pas de l'influence de nos Docteurs, parce qu'il n'apperçoit que les effets physiques qu'elle peut produire, ne nous feroit donc qu'un présent funeste, si en publiant sa découverte, il rendoit leur profession inutile. L'époque de notre retour vers les mœurs barbares de nos ancêtres, seroit infailliblement celle où sa doctrine seroit adoptée. Et que gagnerions-nous en acquérant, aux dépens de tous les biens que la Société nous donne, une constitution saine, à la bonne heure, mais une existence stupide

---

robuste; c'est-à-dire, que nous pouvons la devoir à des circonstances purement physiques; tandis que la seconde appartient à la société, c'est-à-dire, à des institutions vicieuses qui sont notre ouvrage; que si l'une développe la sensibilité, l'autre la déprave; que la sensibilité aigrie par la douleur, la maladie, le chagrin, est la source féconde de la plupart de nos vices; que la sensibilité trop exaltée par les circonstances morales dans lesquelles la fortune nous jette, est un poison lent, qui se mêle à presque toutes nos jouissances; que si le but d'une sage législation est de rendre les hommes heureux, ce n'est pas à faire des hommes sensibles, mais des hommes bons qu'il faut s'attacher. Or nous sommes d'autant meilleurs, qu'il existe une proportion plus exacte entre nos besoins & nos ressources. Le méchant est celui qui ne peut pas tout ce qu'il veut. Ainsi donc plus nous serons robustes, & moins nous serons méchans, parce que, comme je l'ai démontré, nos désirs alors seront peu nombreux, & nous manquerons

& bornée, avec laquelle nous ne pourrions jouir que comme le veut la Nature?

Je borne ici mes réflexions, Monſieur. Il me ſemble que j'ai à-peu-près rempli la tâche que je m'étois preſcrite, & que, ſans m'arrêter à réſoudre d'une maniere directe, les doutes que vous m'avez propoſés, il n'eſt cependant aucune de vos queſtions à laquelle je n'aie ſuffiſamment répondu. Peut-être y a-t-il dans ma Lettre quelques articles que j'aurois pu traiter avec plus de ſoin, ou qui méritoient d'être développés davantage. Si ſur ces articles vous déſiriez quelques éclairciſſemens; ſi,

---

rarement de moyens pour les ſatisfaire. M. Meſmer opérera donc une révolution utile dans nos mœurs, en diminuant la ſomme des maux phyſiques auxquels nous ſommes en proie; il ne détruira pas notre ſenſibilité, puiſqu'on regarde la ſenſibilité comme un bien; mais il la réglera, il empêchera qu'elle ne ſe corrompe: dans un corps ſain il nous ſera trouver une ame ſaine, & s'il peut s'emparer de nous dès l'enfance, nous lui devrons cette bonté qui eſt l'apanage de tout être qui ne ſouffre pas, & qui, dans l'ordre de la ſociété, vaut encore mieux que la vertu, &c.

Il y auroit à tout cela plus d'une réponſe; mais il faut laiſſer quelque choſe à faire à la ſagacité du Lecteur. En comparant ce que je viens de dire, avec ce qui m'eſt objecté, il démêlera ſans peine de quel côté ſe trouvent l'abus des faits & le faux emploi du raiſonnement.

en méditant ſur l'exiſtence ou la poſſibilité du Magnétiſme animal, vous trouviez quelque objection que je n'euſſe pas prévue, & qui, loin du lieu où M. Meſmer opere ſes preſtiges, vous parût difficile à réſoudre, vous pouvez m'écrire avec confiance, & vous ne devez pas douter que l'eſprit de modération & d'impartialité qui m'a guidé dans le cours de la diſcuſſion pénible à laquelle je viens de me livrer, ne me dicte encore mes réponſes.

J'ai l'honneur d'être, &c.

P. S. Je vous enverrai inceſſamment le Diſcours que j'ai prononcé dans nos Ecoles publiques, ſur le déſintéreſſement & l'humanité avec leſquels un Médecin doit exercer ſa profeſſion. On a trouvé ici l'Ouvrage un peu trop dénué de faits, mais en général plein de cette morale raiſonnée & de cette philoſophie délicate qui caractériſent toutes nos bonnes productions modernes.

LETTRE D'UN ANGLOIS A UN FRANÇOIS, SUR LA DÉCOUVERTE DU MAGNÉTISME ANIMAL;

N'EN doutez pas, Monſieur, nous ſommes infiniment jaloux de la préférence que M. Meſmer a donnée à la France pour la révélation de ſa ſublime découverte. Je ne ſuis pas aſſez aveuglé par le ſentiment de la Patrie, pour croire que M. Meſmer n'eut pas auſſi trouvé chez nous des obſtacles, & même des perſécutions; car nous avons bien auſſi des Facultés qui paſſent leur temps à ſe complimenter & à calomnier autrui, des Médecins qui ne guériſſent pas, des Savans qui valent des ignorans pour l'entêtement & la mauvaiſe foi, des Dames qui ne parlent jamais mieux que de ce qu'elles n'entendent pas; enfin, un peuple de ſots, qui, ici comme par-tout ailleurs, (pour me ſervir de l'expreſſion de mes amis) ne ſemblent deſtinés dans ce monde, qu'à faire tour-à-tour l'office de tambours & d'échos. Il eſt très-probable que nous n'aurions pas manqué de dire, comme vous, que le Magnétiſme animal n'étoit qu'une illuſion. Forcés enfin par les faits, de convenir que c'étoit quelque choſe de plus qu'une illuſion, nous aurions dit, en ſuivant toujours votre même marche, & ſans en rien ſavoir de plus, que cet agent pouvoit être dangereux, qu'il étoit au plus applicable à certains cas particuliers & très-rares, enfin qu'il pouvoit ſoulager pour le moment, mais qu'il ne guériſſoit de rien; nous aurions ajouté que tout ce ſecret conſiſtoit dans l'uſage du ſoufre & de l'aimant; nous aurions fait beaucoup d'eſtampes & de plaiſanteries tout auſſi mauvaiſes que les vôtres; mais cependant nous aurions voulu que des Médecins prissent la peine d'aller examiner, observer avec soin le traitement de M. Mesmer, & nous ne leur aurions jamais permis de dire un mot sur ce qu'ils n'entendoient pas. Quelque respect que nous ayons ici pour leur science, nous croyons très-fermement qu'il est une infinité de choses que les Docteurs des Facultés, & les savans des Académies ignorent. Nous sommes encore très-persuadés qu'il faut se méfier de leur jugement, toutes les fois qu'il s'agit de découvertes qu'ils n'ont pas faites ; & nous avons remarqué que la vérité avoit une marche souvent contraire à celle qu'on devroit naturellement lui supposer. Il paroîtroit convenable qu'elle se manifestât d'abord aux Savans, & que par eux ensuite elle arrivât au Public ; mais c'est précisément le contraire : presque toujours elle arrive du Public aux Savans. J'ai cherché long-temps la raison de ce phénomene, & je crois l'avoir trouvée dans les dispositions habituelles de ces Messieurs. Ces dispositions sont telles, qu'elles les rendent incapables de voir la vérité ; car elle choque leurs préjugés & blesse leur amour-propre. En voilà assurément plus qu'il n'en faut, pour que ceux même d'entre eux qui ont le plus de bonne foi & de modestie, soient tentés de la repousser. Du moment où j'ai appris la découverte du Magnétisme animal, j'ai prédit tout ce qui arrive chez vous aujourd'hui, & j'ai annoncé que ce seroit le Public qui détermineroit l'opinion de vos Académies & de vos Facultés. Je vois avec plaisir, je l'avoue, par les lettres que je reçois à chaque instant de Paris, que vos Corps scientifiques, commencent un peu à s'alarmer de la consistance que prend la doctrine de M. Mesmer, & que vos Médecins n'ont plus guere que la ressource de prophétiser. Ils annoncent, & l'on cite un de leurs plus grands oracles, que dans six mois il ne sera plus question du Magnétisme animal. Franchement il faut qu'ils aient perdu la tête pour prendre un terme si court. Je crains bien pour eux que l'événement ne démente la prophétie, & que cela n'ajoute infiniment à tant d'autres raisons, que l'on a de douter de leur infaillibilité. Les moins inspirés d'entre eux, paroissent craindre très-sérieusement d'être obligés de revenir sur leurs premieres assertions; on assure même que sans les liens sacrés qui les unissent à la Faculté, plusieurs

plusieurs conviendroient de la vérité des faits dont ils ont été témoins ; que plusieurs souffrent intérieurement d'être forcés de nier ce qu'ils ont eux-mêmes éprouvé. On assure cependant que les Médecins arrivent de toutes les Provinces, & des Villes les plus considérables du Royaume. Ces Médecins, quelque respect qu'ils aient d'ailleurs pour les sublimes connoissances & la dignité de leurs Confreres de Paris, se permettent de dire, que sur certains articles, sur la Médecine, par exemple, ils en savent tout autant qu'eux ; & ils avouent que la doctrine du Magnétisme animal leur paroît de la plus grande importance. Quel terme aura donc l'absurde entêtement des Docteurs de Paris ? C'est-là précisément ce qu'on ignore, ajoute mon Correspondant ; il est très probable qu'ils ne se rendront qu'à la derniere extrémité, & quand ils y seront forcés par l'exemple des Provinces. On ne sauroit disconvenir qu'il ne soit infiniment désagréable pour un Docteur, de renoncer à la plus grande partie de la science qu'il a acquise, de revenir à la bonne & simple Nature, d'avouer qu'elle fait tout, & qu'il n'y a de sureté que dans ses moyens ; de consentir à voir diminuer de jour en jour ſes revenus & ſon importance : tous ces ſacrifices doivent coûter ſans doute ; mais enfin il faudra en venir là. La vérité n'en triomphera pas moins ; d'où je conclus qu'ils ne feroient pas mal de ſe préparer à la révolution qui les menace, par un examen bien réfléchi du Magnétiſme animal, & de paroître rechercher ce que tôt ou tard ils ſeront forcés d'adopter. Leur vanité aura bien autrement à ſouffrir, quand il s'agira de répondre à tous les reproches dont on ne manquera pas de les accabler, à celui ſurtout d'avoir condamné ce qu'ils n'entendoient pas, & ne vouloient pas entendre.

Cette révolution paroît déjà plus prochaine qu'on ne le croit. Vos papiers publics rapportent les diverſes opinions de quelques-uns de vos Savans, qui, après beaucoup d'expériences ſur l'aimant, paroiſſent convenir qu'il pourroit bien auſſi exiſter un Magnétiſme animal, comme il en exiſte un minéral. C'eſt déjà quelque choſe ; ils ont fait là une grande découverte ; il faut eſpérer qu'avec quelques pas de plus, ils arriveront. Il eſt à propos d'obſerver cependant, que ces mêmes expériences d'aimant, dont ils s'attribuent l'honneur, sont dues à M. Mesmer. Je conserve d'anciens Journaux, dans lesquels il a dit tout ce que ces grands Physiciens s'amusent aujourd'hui à faire réimprimer. Rien n'est si commun dans tous les pays du monde, que ces réputations que l'on se compose des travaux & du génie d'autrui. Vous en avez un exemple bien frappant sous les yeux, dans la conduite d'un M. Deslon, dont le nom célebre a déjà volé au-delà des mers, accompagné, il est vrai, d'une petite note d'ingratitude & de mauvaise foi, qui en ternit un peu la gloire. L'histoire de ce M. Deslon me rappelle une fable dont l'application pourra paroître ici assez juste.

On dit qu'un jour les oiseaux voulant se donner un Roi, convinrent d'élire celui d'entre eux qui s'éleveroit le plus haut. Le Roitelet, sans perdre son temps à faire de vains efforts, se cacha tout bonnement sous l'aile de l'Aigle. Le signal est donné, tous prennent leur essor; dans un instant l'Aigle est au plus haut des airs. Il y planoit avec confiance, quand le Roitelet s'échappe de dessous son aile, & monte au-dessus de lui. Les Geais, les Oies, les Dindons & toutes les especes de genres à-peu-près ſemblables, charmés de trouver une occaſion de faire piece à l'Aigle dont ils envioient depuis long-temps les ſuccès, crierent à la merveille; on ne parla plus que du fripon d'oiſeau, qui fut élu. Il eſt vrai que quelques gens ſenſés qui ſe trouverent parmi les oiſeaux, lui donnerent, par dériſion, le nom de Roitelet, nom qui depuis lui eſt reſté. L'Aigle auroit pu écraſer d'un coup de bec le chétif ſouverain; mais ſa vengeance fût de s'élever plus haut encore, après avoir pris la précaution de regarder ſous ſes ailes. Bientôt il triompha des friponneries des Roitelets & des clameurs des Dindons.

Je vous laiſſe tirer l'argument de cette fable, Monſieur, & je finis en vous priant de ne me laiſſer rien ignorer de tout ce qui ſe paſſe chez vous, relativement au Magnétiſme animal.

J'ai l'honneur d'être, &c.

OBSERVATIONS

DE L'ÉDITEUR,

Auxquelles le Texte de cette Lettre a donné lieu.

On demande, & toujours avec étonnement, ce qui peut causer cet acharnement & cette fureur contre M. Mesmer, dans certaines gens, qui ne sont ni Médecins, ni Académiciens, ni Dames, ni Abbés; car on conçoit parfaitement qu'un Médecin dise avec emportement des absurdités sur ce qu'il n'entend pas; qu'un Académicien nie comme impossible tout ce qu'il ne sait pas, & qu'il fasse même un Mémoire contre la Nature, si elle n'est pas de son avis: on ne conçoit pas moins qu'une Dame s'écrie, que le Magnétisme animal est quelque chose d'affreux, & que l'Abbé répete l'exclamation de la Dame; & que de tout cela enfin, il résulte un *chorus* d'injures, de calomnies & de déraisonnement. Mais que des hommes qui passent pour raiſonnables, joignent leur voix à celle des perſonnages que nous venons d'indiquer, qu'ils nient ſans examen des faits que d'autres gens ſenſés leur certifient être véritables, qu'ils ſe faſſent eux-mêmes colporteurs de calomnies & d'abſurdités ; voilà un phénomene dont on ne ſauroit trouver la raiſon, que dans cette étrange manie de l'eſprit humain qui s'éleve & s'élevera toujours contre les vérités utiles. Il eſt très-probable, au contraire, que la doctrine du Magnétiſme animal ſeroit déjà univerſellement répandue, & trouveroit moins d'ennemis, ſi elle n'étoit qu'illuſion & charlataniſme.

Les Médecins ne devroient jamais prononcer qu'en tremblant, le mot *Charlataniſme*, qu'ils prodiguent ſi libéralement, toutes les fois qu'il s'agit d'une découverte qui contrarie leur routine. De bonne foi, quel nom peut-on donner à leur prétendue ſcience ? Que les plus honnêtes d'entre eux veuillent bien nous dire une fois, juſqu'à quel degré de certitude ils ſont parvenus dans l'art de guérir. Faiſons paſſer ſucceſſivement vingt, cent de ces

Meſſieurs de toutes les Facultés connues auprès du lit d'un malade, & voyons ce qui arrivera. Chacun de ces Docteurs aura un avis différent (& bien à lui), qu'il ſoutiendra conſtamment être le ſeul raiſonnable, en ſuppoſant même, ce qui n'arrive preſque jamais, qu'ils s'accordent ſur la nature de la maladie : on aura donc cent avis contraires ſur le traitement qu'il conviendra de ſuivre ; & alors nous demanderons, où eſt la certitude de cette ſcience qu'on appelle *Médecine*. Le malade cependant prend ſon parti, d'en revenir ou de mourir ; & dans l'un ou l'autre cas, le Médecin qui prévaut, s'applaudit toujours. Si le malade échappe, c'eſt, dira-t-il, parce qu'on a ſuivi ſon avis ; s'il meurt, c'eſt parce qu'on a fait le contraire. Et il ſe trouve des gens qui croient aux Médecins !

Il eſt facile de conclure de cette obſervation, qu'il paroîtroit convenable que les Médecins fuſſent plus modeſtes, & ſurtout plus modérés. On les ſupplie de vouloir bien ſe rappeler qu'ils ont intenté un procès à ceux qui démontroient la circulation du ſang ; on leur fait grace de l'hiſtoire de l'inoculation, & on les invite à user un peu plus ſobrement aujourd'hui de l'émétique & du quinquina, qu'ils ont fait autrefois condamner & proſcrire.

Quant aux honorables Membres des Académies, on ne peut diſconvenir qu'ils ne ſoient, ſelon que l'indique l'intitulé de leur aſſociation, parfaitement inſtruits dans toutes les ſciences poſſibles; cependant on prend la liberté de les avertir, qu'il exiſte beaucoup de faits dans la Nature, dont ils ne découvriront jamais le Principe par la voie de la diſtillation, & qu'il ne ſuffiroit peut-être pas de ſavoir décompoſer le monde, (opération qu'ils ſont très en état de faire aſſurément), pour rendre compte de la maniere dont tout ſe meut & agit. Le pourquoi des choſes les plus ſimples & les plus communes peut les arrêter très long-temps. Par exemple, je les défie de m'expliquer comment l'eau éteint le feu. Il me paroîtroit donc encore très-convenable, que les Savans des Académies daignaſſent quelquefois ſortir de leurs laboratoires, & jeter un coup-d'œil ſur la vaſte étendue de la Nature, avant de compoſer leurs ſublimes Diſſertations. Peut-être verroient-ils que des procédés chimiques, ne ſauroient rendre raiſon de tout ; & peut-être, enfin, ne ſuppoſeroient-ils pas toujours du vitriol, de la limaille de fer & du ſoufre, ou autres *ingrédiens*, comme principes de ce qu'ils ne connoiſſent pas. En attendant qu'ils faſſent quelques nouvelles découvertes utiles, je penſe qu'ils feroient très-bien de ſe prêter de bonne grace à examiner celles qu'on leur propoſe.

Je penſe encore qu'il ſeroit de la dignité de l'eſprit philoſophique, qui les anime, de ne point calomnier les Auteurs de ces mêmes découvertes. Ce ſeroit là, ce me ſemble, la maniere la plus-parfaite de ſe diſtinguer de ces vieux Corps à préjugés, connus ſous le nom de Facultés, &c. qu'ils ont traités avec tant de mépris, juſqu'à ce moment, & avec leſquels ils ont paru craindre de ſe voir confondus. Il faut avouer, que ces noms ſeuls d'*Académies*, de *Sociétés Royales*, &c. inſpirent une confiance qu'il ſeroit affreux de tromper.

J'entends ſouvent citer, contre la doctrine du Magnétiſme animal, l'opinion d'un homme très-célebre, Docteur de la Faculté, Membre d'une ſavante Académie, le ſieur *** qui, dit-on, après avoir reconnu dès la ſixieme leçon, la fauſſeté de cette doctrine, s'eſt retiré, & depuis a parlé & écrit, quoique d'une maniere aſſez obſcure, contre le Magnétiſme. Nous nous diſpenſerons de nommer ce grand homme, qu'on doit aiſément reconnoître à ſes titres & à ſa réputation.

Il y a des gens gui prétendent qu'il ne s'eſt pas retiré du cours ; mais qu'ayant tenu des propos peu meſurés ſur la Société à laquelle il appartenoit, on lui a fait ſentir qu'il y étoit déplacé, & qu'au lieu d'une leçon de phyſique qu'il étoit allé chercher, il reçut, en pleine aſſemblée, une leçon de morale aſſez forte. On ajoute qu'il n'en faut aſſurément pas davantage pour donner beaucoup d'humeur à un Docteur, & conſéquemment pour diminuer un peu du poids de ſon opinion.

Quoi qu'il en ſoit, on convient aſſez unanimement, que ce Savant paſſe pour être doué d'une intelligence pénible & laborieuſe, quoique ſublime ; que ce n'eſt pas ſans beaucoup de peines qu'il s'eſt élevé à la dignité de Docteurs, & depuis à celle d'Académicien ; & qu'il devoit lui en coûter infiniment, pour mettre de nouvelles connoiſſances à la place de celles qu'il a acquiſes.

L'Anglois eſt très-bien informé, quand il dit que les Médecins & les Chirurgiens les plus diſtingués des provinces du Royaume, arrivent en foule chez M. Meſmer. Oui, ces hommes de mérite ſont venus voir & juger ; ils ont eu le courage de renoncer aux préjugés qui auroient pu les retenir, & ils auront celui de rendre témoignage à la vérité. Pluſieurs d'entre eux ſont déjà partis pour établir dans les Provinces le traitement du Magnétiſme animal : tous ſont convaincus des avantages inappréciables de cette découverte. Le temps ſeul pourra nous dire comment la Faculté de Paris s'y prendra, pour répondre aux faits & aux obſervations qui arriveront des Provinces. Voici l'affaire engagée de maniere à ne plus laiſſer de moyens d'échapper. Si les Médecins de Lyon, de Bordeaux, &c. obtiennent les plus grands ſuccès du Magnétiſme animal, les infirmes de la Capitale ne manqueront pas de demander à leurs Médecins, pourquoi ils ne voudroient pas eſſayer auſſi de les magnétiſer, & tenter de les guérir ; même en riſquant un peu de ſe compromettre : & il y a beaucoup à parier, que ces mêmes Médecins n'auront rien à répondre.

En attendant que les beaux-eſprits de Paris ſe décident ſur l'opinion qu'ils prendront du Magnétiſme, nous déſirons bien vivement de voir cette découverte ſe répandre dans les Provinces & dans les campagnes ſur-tout, dont les peuples ſont conſtamment livrés à l'impéritie & à la cupidité de miſérables ſuppôts des Facultés, mille fois plus à craindre que les épidémies les plus déſaſtreuſes. J'habite dans ce moment un village, où ſe ſont établis deux Chirurgiens-Médecins, qui ſont en état de guerre continuelle, non avec les maladies, mais bien avec la ſanté des habitans. Dieu ſait combien ils ſaignent, purgent & médicamentent de toutes les manieres poſſibles ; car ils font à la Ville leurs proviſions de drogues pour l'année, & il faut que cette proviſion ſe vende. On ne peut diſconvenir, abſtraction faite de toute opinion pour ou contre le Magnétiſme, que les Facultés ne ſoient coupables de tous les maux que cauſent tous ces dangereux esculapes des campagnes, qui estropient & empoisonnent journellement, à l'abri d'un brevet qu'on leur expédie pour quelques écus. Je vois avec peine, qu'il sera plus difficile qu'on ne pourroit le croire, d'établir dans les campagnes, une médecine plus simple & plus salutaire : on n'aura pas à combattre des Dissertations d'Académies, des objections telles que celles du sieur * * *, dont nous avons parlé ; mais il faudra triompher des préjugés des pauvres Paysans, qui ont été tellement accoutumés de pere en fils à avaler des drogues, qu'il sera longtemps impossible de leur persuader qu'on peut guérir autrement ; & c'est aux Facultés, que l'humanité entiere doit ces heureux préjugés.

On dit, & on répete sans cesse dans le monde, que M. Mesmer ne veut pas recevoir de Commissaires pour l'examen de sa découverte. Il seroit important de bien éclaircir une fois cette question, pour n'y plus revenir.

Que doit-on entendre d'abord par des Commissaires ? Six ou huit hommes de bonne foi, dira-t-on, grands Phyſiciens, grands Médecins, dont la réputation, égale en probité & en connoiſſances, doit inſpirer la confiance. Comme il n'y a que ſix ou huit grands hommes de ce genre dans Paris, & c'eſt encore beaucoup aſſurément, il eſt fort à propos d'obſerver qu'ils ſeront néceſſairement les mêmes qui ont déjà prononcé, ſans examen, que la doctrine du Magnétiſme animal n'étoit rien; & depuis, avec examen, ont dit le pour & le contre, particuliérement ou collectivement, ſelon les temps, les lieux & les circonſtances. Il faut donc ſuppoſer qu'ils auront cette fois plus de bonne foi qu'ils n'en ont déjà montré. Or, on avouera qu'il ſeroit bien imprudent de courir les riſques de cette bonne foi, après les nombreuſes épreuves déjà faites de la maniere dont ces Meſſieurs portent un jugement.

On voudra bien obſerver, qu'il ne s'agit pas ici d'une opération chimique, de l'examen d'une poudre, d'un baume ou d'un élixir, mais d'un corps entier de doctrine, & de l'application de cette doctrine à la pratique. Or, comme cette doctrine ne reſſemble point à la phyſique, ni à la doctrine de ces Messieurs, il s'ensuit que pour se mettre en état de la juger, ils doivent, pour le moment, renoncer à toute leur science, & étudier avec simplicité & modestie. C'est, comme tout le monde en convient, ce qu'il est très-difficile d'obtenir de grands Physiciens, & de grands Médecins. Voilà pour la doctrine : passons de l'application de cette doctrine à la pratique. La plupart des maladies qu'ils trouveront au traitement de M. Mesmer, sont des maladies chroniques, qui ont résisté à tous les moyens connus de la Médecine ordinaire. Il faudroit donc que ces mêmes Commissaires, après avoir eu la docilité & le bon esprit de prendre des leçons, eussent encore la constance d'observer ces mêmes maladies ; ce qu'ils ne feroient pas, parce qu'il est beaucoup plus court & plus commode, de dire qu'on n'en guérit aucune. M. Mesmer avoue qu'il lui faut du temps pour la cure de quantité de maladies abandonnées par les Médecins. Le sieur * * * (car quand on est assez heureux pour pouvoir citer un grand homme, il ne faut négliger aucune occasion de s'appuyer de son autorité,) le sieur * * *, qui a déclaré, dès la ſixieme leçon de la théorie, que le Magnétiſme n'étoit qu'une folie, n'a-t-il pas encore déclaré hautement à ſa ſixieme viſite du traitement, qu'il n'avoit vu guérir aucune des maladies jugées incurables par la Médecine ordinaire? Or, quand le ſieur *** raiſonne auſſi parfaitement, n'eſt-on pas raiſonnablement en droit d'attendre la même déciſion des ſix ou huit autres grands hommes ſes confreres?

Je finis cette note par une queſtion toute ſimple. Pourquoi faire dépendre le ſort d'une découverte, que l'on dit être ſi importante pour l'humanité; pourquoi, dis-je, la faire dépendre des préjugés, de la mauvaiſe foi (car, enfin, il faut trancher le mot,) de huit hommes, quand, ſur près de deux cents perſonnes inſtruites de cette Doctrine, on compte plus de ſoixante Médecins & Chirurgiens, tous auſſi dignes de foi que MM. les Commiſſaires, qui peuvent faire au Public le rapport de ce qu'ils ont vu & de ce qu'ils croient? Que veut-on de plus, que la confiance avec laquelle des hommes auſſi diſtingués par leur probité que par leurs connoiſſances, établiſſent dans les Provinces

vinces le traitement du Magnétifme animal? Et que peut-on efpérer de mieux, pour des faits qui ne demandent que des yeux & une confcience droite? De grands Médecins & Phyficiens qui veulent tout diftiller, & qui nient tout ce qui n'eft pas diftillable? Les préjugés, l'intérêt, la mauvaife foi, tout concourt à rendre de tels Commiffaires très-récufables. Les vrais Commiffaires, font les malades guéris, les Médecins & les Chirurgiens inftruits : voilà les juges qui doivent fixer l'opinion.

Mais, M. Deflon, me direz-vous, veut bien recevoir des Commiffaires : cela ne m'étonne pas; ce qui me paroît bien plus furprenant, c'eft qu'il fe trouve des Commiffaires qui veuillent bien aller examiner la théorie & la pratique chez M. Deflon.

LETTRE
SUR
LE MAGNÉTISME ANIMAL,

Adressée à Monsieur PERDRIAU, *Pasteur & Professeur de l'Eglise, & de l'Académie de Geneve ; par* CHARLES MOULINIÉ, *Ministre du Saint Evangile.*

MONSIEUR,

RIEN de plus honnête & de plus obligeant que la lettre que vous avez eu la bonté de m'adresser ; elle doit nécessairement augmenter ma reconnoissance pour vous & pour les autres personnes respectables qui s'intéressent à moi, & dont je prise infiniment l'estime. Vous m'avez réjoui en m'apprenant que M. Mesmer avoit des partisans dans Geneve ; il est bien fait pour cela. Je lui dois en mon particulier une vigueur qui m'étoit inconnue depuis long-temps. Je viens de ſentir s'opérer chez moi la plus heureuſe révolution, & ma ſanté ſe fortifier dans ce voyage qui n'avoit eſſentiellement pour but que mon inſtruction. Il ſeroit inutile de donner la liſte des malades que j'ai vus guéris ou ſoulagés ; mon autorité ne peut rien ajouter à celle des perſonnes qui ont écrit en faveur de M. Meſmer ; je me permettrai ſeulement quelques réflexions ſur ma façon d'enviſager ſa Doctrine.

Je ne ſuis pas Médecin ; mais ayant étudié, dans mes récréations, un peu d'Anatomie & de Noſologie, joignant à cela quelques connoiſſances en Phyſique, j'ai examiné les principes publiés par M. Meſmer, & je n'ai pas tardé à comprendre :

1.° Que la Nature opérant chez nous par un agent inviſible & univerſel, nos maladies n'étoient occaſionnées que par l'engorgement des vaiſſeaux dans leſquels ce fluide doit circuler librement & faciliter la circulation des autres fluides.

2.° Que la Médecine ordinaire employant à notre guériſon, non cet agent de la Nature, mais ſes productions ſi prodigieuſement variées, ſi difficiles à analyſer avec juſteſſe & à claſſer avec certitude, les remedes ne doivent très-ſouvent agir qu'à tâtons; ils ſe dénaturent par la digeſtion qui les décompoſe & les répand par divers canaux dans toute la machine, tandis que toutes leurs forces devroient ſe réunir dans un ſeul point, au foyer du mal.

3.° Qu'il étoit plus ſûr de recourir au fluide élémentaire & vivifiant,, d'augmenter la force de ſes courans dans la direction convenable, afin de ſurmonter l'obſtacle qui embarraſſe le jeu des organes & produit les maladies.

4.° Que toutes les maladies étant l'effet d'une obſtruction, elles peuvent toutes être ſoumiſes au traitement du Magnétiſme animal avec plus ou moins de ſuccès, ſelon leur ancienneté, & le degré de renforcement qu'il eſt poſſible à l'homme de donner à ce fluide.

3.° Que ce fluide n'eſt ni l'émanation du ſoufre comme on l'a prétendu, ni le magnétiſme minéral, ni l'électricité. Le magnétiſme du ſoufre pourroit bien être eſſentiellement le même que celui de l'aimant, dont il ſuit la direction; la chaleur qu'il procure ſe ſait ſentir dans l'étendue d'un plan incliné du midi au ſeptentrion, & plus par le pôle nord que par le pôle ſud: on augmente ſon action avec des barreaux aimantés; & ſi le ſoufre n'a pas l'attraction & la répulſion de l'aimant, ce n'eſt qu'à cauſe de la différence de configuration dans les parties. Je dis enſuite que le fluide magnétique n'eſt pas celui de l'aimant: les fers les plus fortement magnétiſés ne donnent aucun ſigne d'attraction & de répulſion; d'ailleurs ce fluide a un flux & reflux que n'a pas celui de l'aimant. Ce n'eſt pas non plus l'électricité; les métaux ne ſont pas plus conducteurs qu'autre choſe; une baguette idioélectrique, un tube de verre, une canne, une corde, dès qu'on les magnétiſe, dirigent à volonté le courant: le ſoufre eſt auſſi idioélectrique que le verre; cependant quelle différence dans les effets qu'on obtient de l'un & de l'autre! Mais il n'eſt pas ſurprenant qu'on ait confondu tous ces fluides, vu les rapports réels qui exiſtent entre eux, & qu'on n'ait pas compris que le Magnétiſme animal eſt le fluide élémentaire, parfaitement élaſtique, dès-lors cause de la gravitation, aussi universelle que lui, & principe de l'électricité & du magnétisme minéral; on peut aussi ajouter, de la chaleur & de la lumiere: il agit comme celle-ci par la réflexion des glaces; & s'il agit aussi par le son, c'est en vertu de cette harmonie universelle qui regne dans la Nature, & dans notre corps en particulier, qui est un systême harmonique faisant partie du grand tout. Tout ce qui maintient ou rétablit l'harmonie, maintient ou rétablit la santé. Et qui peut mieux procurer cet accord admirable, que le fluide élémentaire dont la parfaite élasticité suppose des mouvemens parfaitement uniformes? La Musique qui le renforce & qui peut le modifier d'une maniere très-convenable, nous aura donc été donnée non-seulement pour l'agrément, mais aussi pour notre conservation: elle tient à la Médecine primitive; les Anciens en connoissoient mieux que nous l'application à l'art de guérir, & c'est pour cela qu'elle étoit si puissante (1). Ils avoient de belles idées de l'harmonie.

(1) Il paroît que les Anciens n'attachoient pas les mêmes idées que nous aux mots d'harmonie & de mélodie;

Si M. Court de Gébelin a dit : » Il » exiſte un ORDRE éternel & immuable » *qui unit le Ciel & la Terre*, le corps & » l'ame, la vie phyſique & la vie mo» rale, les hommes, les ſociétés, les » empires, les générations qui paſſent, » celles qui exiſtent, celles qui arrivent ; » qui ſe fait connoître par une ſeule pa» role, par un ſeul langage, par une ſeule » eſpece de gouvernement, par une ſeule » religion, par un ſeul culte, par une » ſeule conduite, hors de laquelle, de » droite & de gauche, n'eſt que déſordre, » confuſion, anarchie & chaos, *ſans la-*

---

ils ne connoiſſoient vraiſemblablement pas les contre-points de notre Muſique. L'harmonie conſiſtoit dans les rapports des ſons, dans la juſte proportion des notes muſicales d'une ſeule partie ; de là naiſſoit la mélodie qui n'étoit pas autre choſe qu'un chant agréable, dans lequel le Poëte qui étoit en même temps Muſicien, avoit bien aſſorti le chant & la muſique à la nature du poëme. On peut regarder nos contre-parties comme des forces agiſſantes en ſens contraires, ou du moins différens, d'où réſulte une direction moyenne & une marche plus lente dans le mobile ; c'eſt le corps qui ſuit la diagonale des forces compoſées, ou même qui ſe trouve immobile entre deux ou quatre forces oppoſées : faut-il s'étonner ſi notre Muſique eſt moins en harmonie avec nos nerfs, & par conſéquent moins puiſſante ? Celle des temps primitifs ne conſiſtoit pas à unir les contraires ; on n'avoit pas le talent d'exprimer un ſentiment toujours *un* & le *même* eſſentiellement, par des modulations oppoſées.

» *quelle rien ne peut s'expliquer* «. Si M. Meſmer a dit : » Il n'y a qu'une vie, » qu'une ſanté, qu'une maladie, qu'un » remede «, c'eſt qu'ils ſont remontés l'un & l'autre à l'unité de moyens, à l'unité, baſe de l'ordre, à cette harmonie qui brille avec tant d'éclat dans le monde phyſique, & qui brilleroit auſſi dans le monde moral, ſi nous connoiſſions mieux notre dignité ; à cette harmonie enfin, qui repoſe ſur la SAGESSE éternelle.

Partant de ces données qui conduiſent à notre vraie conſtitution, & réfléchiſſant ſur les procédés qui ſe paſſoient chez M. Meſmer, ſous mes yeux & ſur mon corps, j'ai trouvé le moyen de découvrir, en préſentant un doigt à quelque diſtance d'un malade, le ſiege de ſa maladie. Profitant enſuite de cette découverte, & raiſonnant ſur l'effet que devoit produire une obſtruction placée dans tel ou tel endroit, ſur les parties du corps qui en ſouffroient, ſur la direction que devoit avoir là le fluide, ſur le degré de renforcement qu'il falloit lui donner pour fondre cette obſtruction, je m'occupai des moyens de me procurer de ce fluide, de le mettre en jeu, & de le ſoumettre à toutes les directions que je jugerois convenables, en établissant à mon gré des pôles dans le corps malade. J'ai pu me procurer ce fluide; mais n'ayant pas des connoissances assez étendues sur notre organisation & sur les lois mécaniques du Magnétisme, je ne suis pas allé fort loin dans l'art de l'employer & de le diriger, d'autant plus que je n'avois pas du temps à consacrer à cette étude.

Mes essais que je rapporte ici pour montrer l'accord de la pratique avec la théorie que je me suis faite, & pour prouver la réalité & la vérité de cette Doctrine, ont abouti aux principaux effets suivans :

1.° D'abord à me soulager très-promptement, lorsque j'ai eu quelque incommodité.

2.° A guérir radicalement dans vingt-quatre heures une inflammation portée dans l'estomac au point d'intercepter toute nourriture & toute boisson depuis six jours.

3.° J'ai dissipé dans quelques minutes des angoisses avec suffocation qui duroient depuis une semaine.

4.° J'ai guéri un jeune homme d'un mal

d'eſtomac périodique ; j'ai trouvé, par la ſeule direction du doigt, une obſtruction dans le bas-ventre que ma ſeule approche émeut, & que je fais évacuer ſans attouchemens.

5.° J'ai ſuivi & conduit un accès de fievre : en développant ſa cauſe, en accélérant ſa marche, en aidant la nature, la tranſpiration eſt devenue très-abondante, la vapeur méphitique eſt ſortie d'une maniere très-ſenſible par la tête ; dans moins d'une heure cette criſe a été achevée, & la malade a ſenti une fraîcheur ſemblable à celle que procure un bain d'été, & un bien-être qu'elle n'avoit pas éprouvé depuis pluſieurs jours.

6.° Je magnétiſe tous les jours un enfant de trente mois, qui a la fievre & une foibleſſe dans les reins à la ſuite d'une chute : la fievre eſt ſortie par la tête, par la tranſpiration & par d'abondantes évacuations ; le dépôt formé & durci dans les reins fond & ſe déplace.

7.° Sa mere ayant un agacement dans les nerfs à la ſuite d'un lait répandu, eſt incommodée dès qu'un *Magnétiſeur* l'approche : la premiere fois que je me rencontrai avec elle, ne nous connoiſſant pas l'un l'autre, elle prit mal & dit : Il y a ici quelqu'un qui porte le Magnétiſme ; je la touchai, je déterminai la criſe ; elle eut de légeres convulſions ſuivies d'une tranſpiration abondante, & fut très-bien le reſte de la ſoirée ; depuis lors je l'ai magnétiſée pluſieurs fois, & j'ai eu le même réſultat à différens degrés.

8.° J'ai diſſipé dans quelques minutes, par le ſimple attouchement, une douleur aiguë qu'avoit une perſonne derriere le dos depuis pluſieurs jours ; une heure après, M. L.... m'aſſura qu'il croyoit ſentir encore ma main ſur la place d'où avoit diſparu la douleur.

9.° Paſſant lundi dernier dans une rue de Paris, je vis une foule de gens ſous une porte cochere : j'approche, je vois une femme en convulſions ; on me dit qu'elle venoit de tomber de faim tenant un enfant à ſa mamelle ; on lui apporta une ſoupe très-délicate, mais elle ne pouvoit ni avaler ni parler ; le mouvement ſpaſmodique de l'eſtomac s'étoit communiqué le long de l'œſophage & interceptoit la déglutition : je la magnétiſai ; au bout de trois ou quatre minutes j'obtins quelques paroles ; je fis paſſer du bouillon clair,

& je continuai mon opération jufqu'à ce que cette infortunée eût pris peu-à-peu cette foupe : les convulfions cefferent ; à l'ardeur de la faim fuccéda une chaleur douce avec le retour des forces, & tout cela n'employa pas une demi-heure. Voilà, Monfieur, un des trophées du Magnétifme & l'un des plus doux momens de ma vie. Jugez enfuite de ce que peuvent des perfonnes qui, à des connoiffances completes de Phyfique & de Médecine, joignent l'étonnante Doctrine de M. Mefmer, dont je n'ai pu foulever qu'un coin du voile.

Au refte, l'enthoufiafme pour le Magnétifme ne doit pas aveugler au point de perfuader que ce remede foit, dans l'état actuel de notre conftitution dépravée, feul fuffifant pour opérer toutes les guérifons. C'eft fur-tout dans les maladies aiguës qu'il produit de grands effets, & qu'il feconde merveilleufement la Nature ; dans les maladies chroniques, fa marche eft plus lente, & je crois qu'on pourroit très-bien lui affocier l'aimant & l'électricité, qui dans le fond ne font que fes enfans. Le Magnétifme n'eft univerfel qu'autant qu'il eft applicable à toutes les maladies avec plus ou moins de fuccès, felon les circonftances.

M. Meſmer lui même n'entend pas la choſe autrement ; il bannit, il eſt vrai, preſque toutes les drogues. Comme la Nature demande peu de choſe pour reprendre l'équilibre, il ne s'agit que de ſuivre toutes ſes indications, qui ſont très-ſimples dans cette Doctrine ; une ſaignée dans les inflammations, la magnéſie, la crême de tartre, de légers purgatifs ou vomitifs compoſent toute ſa pharmacie : le traitement magnétique ſupplée au reſte. Et ſi l'on dit que ces petits remedes ſuffiſent ſeuls pour opérer des guériſons, je demanderai pourquoi la Médecine ordinaire n'en obtient pas plus de ſuccès dans les cas où le Magnétiſme eſt jugé néceſſaire par M. Meſmer ?

Tout cela paroît fort étonnant ; auſſi, lorſque je rapproche toutes ces idées, je ne ſuis plus ſurpris de la quantité de contradictions que rencontre cette nouvelle théorie. Sans parler de l'intérêt de l'égoïſme, la nouveauté, les préjugés, la ſingularité de la choſe, un changement conſidérable dans la maniere de voir la Nature, ſuffiſoient pour faire attaquer une Doctrine ſi conſolante pour l'humanité, & ſi ſatisfaiſante pour les vrais philoſophes qui aiment à remonter aux causes du systême du monde.

Et puisque cette Doctrine nous rapproche de la simplicité de la Nature, craindrai-je de répéter après M. Court de Gebelin, qu'elle tient aux temps primitifs? En effet, 1.° on voit, à l'aide de ces principes, que les animaux se magnétisent : l'homme qui soutient avec eux les plus grands rapports par son organisation, seroit-il sorti des mains du CRÉATEUR sans la même prérogative? Et cette prérogative, n'aura-t-il pas pu l'étendre, la perfectionner par son intelligence? On saura un jour que nous avons plusieurs habitudes, plusieurs mouvemens machinaux qui tiennent au Magnétisme, & sur lesquels nous n'avons jamais réfléchi.

2.° D'où vient l'usage des amulettes, qui remontent à la plus haute antiquité, si ce n'est de ce que cet amulette, porté sur soi, préservoit des maladies par une vertu communiquée par les Prêtres, parce que les Prêtres de la Religion primitive étoient les Médecins; qu'ils avoient étudié plus particuliérement la Nature, dont ils célébroient l'AUTEUR, comme nous Ministres, nous approfondissons l'étude de l'Evangile du SAUVEUR, que nous annonçons. L'usage des amulettes nous donne le fil qui remonte aux premiers temps; on les retrouve chez tous les anciens peuples. Les Marmouzets de Rebecca, les Palladium, les Pénates, ne furent dans l'origine que des amulettes qui préservoient la maison de maladies, comme on magnétise aujourd'hui les appartemens, les meubles, les arbres, les instrumens d'usage ordinaire, & les mets de nos tables. Un respect de reconnoissance pour ces figures muettes, mais utiles par la vertu qu'on leur communiquoit, les érigea peu-à-peu en divinités tutelaires. Pline le jeune rapporte que de son temps les amulettes étoient très-communs en Orient. On sait qu'Apollonius de Thyane, si fameux par ses prétendus miracles, se servoit de talismans. On sait aussi que ces talismans avoient la réputation de guérir de l'épilepsie. Quand on eut perdu de vue leur agent physique, la superstition toujours inconséquente, parce qu'elle marche dans les ténebres, les étendit à des choses ridicules, ou les condamna comme dangereux. C'est ainsi qu'au rapport de Spartien, on punissoit ceux qui portoient des amulettes au cou

pour

pour guérir des fievres intermittentes. Le Concile de Laodicée, tenu dans le quatrieme siecle, en défendit aussi l'usage, sous peine d'excommunication. Cette défense, étendue aux anneaux, fut répétée par les Conciles de Rome en 712, de Milan en 1565, & de Tours en 1583. Malgré ces défenses, les amulettes subsistent encore; les Catholiques Romains d'Orient ont des chapelets d'ambre, qu'ils savent tenir d'une certaine maniere; on remarque que ceux qui les portent constamment, sont rarement malades. Voilà un fait qui explique par l'électricité ce qu'ont pu faire les Anciens, & ce qu'on peut attribuer au Magnétisme, principe de cette électricité. Ce fait m'est attesté par un Prêtre né à Mosoul, d'où il a apporté plusieurs pratiques absolument *Mesmériennes*, & qu'il m'a affirmé avoir été connues de tout temps, & l'être encore aujourd'hui en Orient. M. Mesmer a donc retrouvé, par la force de son génie, la marche de la Nature & les procédés les plus simples, par le moyen desquels l'homme peut se préserver & se guérir.

3.° Entre ces procédés, il en est pluſieurs qui s'operent avec une baguette deſtinée à diriger les courans magnétiques. Le point de comparaiſon avec l'antiquité n'eſt pas difficile : les Magiciens d'Egypte ſe ſervoient de baguettes ; il en étoit de même des Brachmanes de Perſe, au rapport de Strabon ; & Philoſtrate dit que les Brachmanes des Indes n'étoient jamais ſans bâton, & qu'ils s'en ſervoient pour faire des choſes étonnantes. Ce n'étoit ſûrement pas par l'entremiſe de l'aimant, puiſque ces baguettes étoient de bois ; d'un autre côté, ces mêmes baguettes ne paroiſſoient pas mieux avoir favoriſé l'électricité : il s'agiſſoit donc vraiſemblablement ici du fluide élémentaire, comme l'emploie aujourd'hui M. Meſmer. C'eſt l'oubli de cette théorie primitive qui a donné lieu aux ſuperſtitions des Romains ſur le *lituus*, des Scythes, des Germains, des Eſclavons, ſur la baguette dans la divination.

4.° Seroit-il ſi ſurprenant & ſi étrange que les Anciens euſſent connu le Magnétiſme animal ? On ſait qu'ils ont connu l'uſage de l'aimant que les Egyptiens appeloient la *pierre d'Horus*, & de l'électricité, à l'aide de laquelle ils faiſoient tomber le feu du ciel ſur les ſacrifices.

Avec de telles avances, des hommes ſur-tout qui pouvoient, à l'aide d'une longue vie, ſuivre le fil des obſervations & faire des découvertes, devoient-ils être loin du Magnétiſme? Qu'on ſuive la marche des découvertes de notre ſiecle en ce genre, n'eſt-ce pas M. Meſmer qui les couronne?

5.° C'eſt pour n'avoir pas vu que le Magnétiſme avoit été la Médecine primitive, qu'on a traité de fables les guériſons qui s'opéroient dans les temples des Dieux. N'alloit-on pas dans celui de Sérapis recouvrer le ſommeil? Or, rien n'eſt plus ſoporifique que l'agent dont je parle. N'alloit-on pas dans le temple d'Eſculape chercher ſa guériſon? N'y éprouvoit-on pas des convulſions, des *criſes*, divers ſymptômes, même ſans avoir été touché, le Magnétiſme pouvant agir de loin? n'en ſortoit-on pas très-ſouvent ſoulagé ou guéri? Cependant on n'y prenoit pas de remedes. Qu'on vienne chez M. Meſmer, & l'on y comprendra les ſcenes du temple d'Epidaure.

Cette Médecine ſe perdit: & quelle ſcience n'a pas ſouffert de la rouille de pluſieurs ſiecles, ſur leſquels régnerent, avec un ſceptre de fer, l'abrutiſſement & la barbarie ? On perdit de vue cette belle théorie ; on s'égara dans la pratique ; on fut obligé d'abandonner une Doctrine qui ne portoit plus ſur rien : les Médecins Aſclépiades lui donnerent le dernier coup de mort, & les temples des Dieux n'opérerent plus de guériſon. Dès-lors, tout ce qui tenoit au Magnétiſme paſſa pour invention ſuperſtitieuſe ; comme ſi la ſuperſtition inventoit quelque choſe, & ne repoſoit pas ſur quelque vérité perdue ! La fourberie devint auſſi un moyen tout ſimple d'expliquer ce qu'on ne comprenoit pas. Sans remonter aux faits de l'antiquité, qui vous ſont aſſez connus, permettez-moi de vous en rappeler un arrivé dans ce ſiecle de lumieres & de philoſophie. Il ne tient point aux prodiges, peut-être trop conteſtés des Janſéniſtes & des Convulſionnaires, dont la clef pourroit bien être maintenant dans nos mains : il s'agit d'une fille de vingt-cinq ans qui eut à Paris, en 1710, une complication de catalepſie, de paſſion hyſtérique & de tétanos, comme l'ont rapporté les témoins oculaires dont les pieces ſont conſacrées. Dans ſes accès, tantôt ſon corps étoit roide, tantôt il ſuivoit tous les mouvemens, & gardoit toutes les poſtures qui lui étoient communiquées par le plus léger attouchement, quoique la malade fût ſans connoiſſance : elle faiſoit machinalement, & comme une ſomnambule, différentes choſes, telles que d'écrire, de s'habiller, de tenir un livre, en ſuivant les lignes de ſa tête ; elle ſe tenoit ſur ſes pieds, marchoit même ; & dans ſon eſpece d'extaſe ou de léthargie, s'élançoit contre les perſonnes qui lui préſentoient de l'eſprit de ſel ammoniac. Tout cela paſſa pour fourberie : elle fut enlevée ; ſes parens ne ſurent plus ce qu'elle étoit devenue, & l'on publia qu'elle avoit de vive voix & par écrit avoué ſa fourberie. Aujourd'hui M. Meſmer traite une fille de treize ans, cataleptique, qui offre les mêmes ſymptômes, qui dans ſa léthargie ſuit toutes les impreſſions qu'on lui donne par la ſeule approximation du doigt, eſt attirée par M. Meſmer comme le fer par un aimant, & le ſuit par-tout, même à travers une porte. Dans cet état elle paroît s'habiller, rire, grincer les dents, avoir des convulſions ; ſi on lui préſente la pointe d'une baguette magnétisée, elle s'élance pour la saisir. Voilà ce que plus de cent personnes voient tous les jours, ce que j'ai vu moi-même, ce à quoi j'ai coopéré en donnant en cachette des crises à cette fille, pour m'assurer que l'imagination n'y entroit pour rien. Maintenant on peut comparer & expliquer, à ce que je crois, autrement que par la fourberie, une foule de faits semblables, mal vus par l'ignorance & la superstition.

Faut-il donc s'étonner si les esprits reviennent aujourd'hui à M. Mesmer (2), & si le nombre de ses partisans augmente?

---

(2) » La Médecine seule sembloit se refuser à cette » espece de crise, qui depuis dix ans a fait prendre une » forme nouvelle aux sciences physiques. Il est si difficile » de renoncer à des idées que les siecles ont consacrées ! » cependant il a fallu céder aux phénomenes que pro- » duisent dans l'économie animale, le fluide magnétique, » le magnétisme animal, l'électricité, &c.... Dans l'ar- » ticle *Aimant* de l'Encyclopédie, il est fait mention d'ai- » mans artificiels, dont l'action se manifeste même à qua- » torze pieds. Ils établissent les degrés de perfection dont » paroit susceptible la méthode magnétique & les moyens » accessoires que l'on peut joindre à son usage; ce que la » communication entre des êtres organisés peut ajouter à » l'énergie de ce fluide, & c'est n'être pas éloigné de » l'adoption du Magnétisme animal, de cette espece de » fluide, dont l'existence & les effets ne sont plus un » problême, quelque nom qu'on consente à lui donner.

On compte parmi eux des Médecins éclairés & les perſonnes les plus diſtinguées de la Cour, ſans parler de quelques illuſtres étrangers qui ſont actuellement éleves. M. Deſlon, avec le peu qu'il a tiré de M. Meſmer, a contribué à ſa gloire; mais, qu'on ne s'y trompe pas, M. Deſlon ne connoît que les procédés applicables à la Médecine; il ignore comme moi les points les plus eſſentiels de la Doctrine : la pratique ne peut donc qu'en ſouffrir. Et ſi l'on a pu donner avec cette demi-ſcience de grandes idées du Magnétiſme à nos Concitoyens; ſi on les a mis dans le cas de ſuſpendre au moins leur jugement; ſi on leur préſente des faits qu'ils ne peuvent ni rejeter, ni expliquer par le moyen d'aucune cauſe connue dans la Phyſique ordi-

» Voilà un vaſte champ ouvert à la Phyſique & à la Mé- » decine, & il eſt à déſirer que tous ſe réuniſſent pour le » cultiver, que l'eſprit de ſyſtême, les prétentions reſ- » pectives ne faſſent point avorter ces germes nouveaux, » & laiſſent la génération préſente jouir de leur déve- » loppement. L'homme, & ſur-tout l'homme civiliſé, eſt » expoſé à tant de maux, qu'on peut lui pardonner de » vouloir multiplier les moyens de les ſoulager; ainſi » accueillons l'électricité, l'aimant, le magnétiſme ani- » mal «. *Extrait des Regiſtres de la Société Royale de Médecine*, conſigné dans le *Journal de Paris*, du 4 *Mai* 1784.

naire ; pourquoi ne se feroient-ils pas la plus haute idée du génie de M. Mesmer, de l'importance de sa découverte & du bien qu'elle peut procurer à l'humanité ? Pourquoi ne s'empresseroient-il pas d'avoir au milieu d'eux, au moins un éleve instruit à l'école de ce grand Maître ?

Ainsi je ne saurois trop inviter la Faculté de Geneve à envoyer incessamment quelqu'un. Les particuliers riches & désœuvrés feroient fort bien de suivre l'exemple de M. Audeoud, notre concitoyen, qui s'est instruit, & pratique avec beaucoup de succès. S'il appartient par état aux Médecins de guérir, il appartient à tous les individus de se préserver ; & certainement rien n'est plus propre que le Magnétisme à affermir la santé, peut-être même à prolonger nos jours ; c'est-là le vœu de l'Auteur de cette découverte. Depuis trois mois que j'assiste avec assiduité à son traitement, j'ai pu m'assurer que son excellente ame n'a en vue que le bien de l'humanité : simple, modeste, désintéressé, on ne le voit, ni préconiser sa Doctrine comme un Charlatan, ni refuser ses secours à l'indigent qui ne peut le payer. Ici *le riche & le pauvre se rencontrent* : si Dieu les a faits d'un même limon, s'il les a unis par les mêmes liens moraux & religieux, il les unit encore par un même remede qui, passant de l'un à l'autre, leur apporte la santé. A ce traitement public, où plus de cent personnes se trouvent réunies dans le même appartement, le Magnétisme circule dans tous les corps; le rentier donne la main à l'artisan qui l'avoisine, & ils se soulagent l'un l'autre par cette communication. C'est ainsi que cette Doctrine bien méditée par des ames honnêtes pourroit influer sur les mœurs, & resserrer le nœud de cette Charité faite pour unir des hommes qui se touchent par tant d'endroits.

Un établissement public doit donc avoir lieu dans Geneve : il y faut des Médecins instruits à fond de cette Doctrine; il en faut qui rassemblent chez eux les malades qui pourront s'y rendre; il en faut qui aillent de maison en maison traiter les malades alités. Nos Magistrats sont trop éclairés pour ne pas y concourir; notre Hôpital y gagneroit considérablement pour l'économie & la rapidité des guérisons: tous les Ordres de l'Etat y sont intéressés; la santé publique doit être un objet d'attention ſérieuſe pour ceux qui nous gouvernent ; ils ſont faits pour aller droit au bien. Eh ! que cette Doctrine ſeroit bien entre les mains de nos Paſteurs ! Quelle influence ne pourroit pas avoir dans une campagne, & même dans les dizaines de la Ville, un Paſteur qui en recommandant à Dieu les malades de ſon troupeau, leur rendroit la vie ou ſoulageroit leurs douleurs ! Je vois même ici un excellent moyen de ranimer la dévotion parmi nous, & le reſpect pour le ſaint Miniſtere. Pourra-t-on ne pas rechercher, chérir & reſpecter des Paſteurs qui pourront ſoulager ſi facilement leurs freres, & leur montrer le doigt du DIEU qui avec des moyens ſi ſimples vient à leur ſecours ? Ce reſpect ne réjaillira-t-il point ſur la Religion même ? Pour moi, je l'avouerai, je ne puis adoucir par un attouchement les maux des perſonnes qui m'entourent, ſans verſer des larmes d'attendriſſement, ſans bénir Meſmer & le grand Bienfaicteur qui nous l'envoie : la Nature me paroît plus intéreſſante, parce que je la vois plus ſimple, & ſon AUTEUR me paroît toujours plus adorable.

Enthouſiaſme ! va-t-on s'écrier peut-être ; je crois cependant pouvoir être certain, autant qu'un homme puisse l'être, de la réalité de mes actions : l'enthousiasme d'un Médecin n'a jamais suffi pour guérir ses malades, ni pour établir une crise de convulsion chez personne, en dirigeant un doigt qui n'est pas apperçu par le malade. Au fond, c'est une belle chose que l'enthousiasme du bien. J'espere que je ne participerai pas non plus à l'imputation de charlatanisme ; je ne suis point éleve de M. Mesmer, & par conséquent je n'ai point contracté avec lui d'engagemens de croyance & d'intérêts ; c'est avec toute ma liberté d'esprit que j'ai réfléchi sur cet objet ; que j'ai pu me procurer cet agent, connoître quelques-unes de ses lois & produire des effets. Quel intérêt ai-je à le dire, sinon celui d'une vérité que je crois utile à mes parens, à mes amis, à mes concitoyens, à l'humanité entiere ; d'une vérité par conséquent devant laquelle doivent s'évanouir les craintes pusillanimes de ceux qui par des intérêts particuliers n'osent lui donner gloire. Je voudrois pouvoir en dire davantage ; mais le peu que j'ai trouvé, je le dois à M. Mesmer, puisqu'en me recevant à son traitement, il m'a mis à même de l'obſerver : il a agi avec moi avec ſon honnêteté ordinaire ; je lui dois autant de reconnoiſſance que de délicateſſe & de réſerve ſur ce qu'il n'appartient qu'à lui de publier.

Voilà les réflexions que j'avois à faire ſur le Magnétiſme animal : puiſſent-elles remplir le but que je me ſuis propoſé ! C'eſt en vous ſouhaitant une ſanté qui vous exempte de n'y croire que par expérience, & en vous préſentant mes hommages, que je finis cette lettre.

Je ſuis avec reſpect,

MONSIEUR,

Votre très-humble & très-obéiſſant ſerviteur,
CHARLES MOULINIÉ, Miniſtre du Saint Evangile.

De Paris, ce 24 Avril 1784.

DÉTAIL
DES CURES
OPÉRÉES A BUZANCY,
PRÈS SOISSONS,
PAR
LE MAGNÉTISME ANIMAL.

AVANT-PROPOS.

MESSIEURS de Puiſegur ayant envoyé à la Société, qui s'occupe du développement de la Doctrine du *Magnétiſme animal*, dont M. MESMER eſt l'inventeur, le récit abrégé des cures qu'ils ont opérées à Buzancy, près Soiſſons, je me ſuis procuré ce récit, & je me détermine à le publier.

Je le fais précéder d'une Lettre écrite par une perſonne qui a été témoin des cures de Buzancy. Cette Lettre contient des faits bien extraordinaires, mais qui, quelque extraordinaires qu'ils ſoient, ne ſeront pas facilement conteſtés ; car ils peuvent être reproduits tous les jours.

Je termine ce petit Recueil par deux Pieces que je crois intéressantes. L'une est l'Extrait d'une Lettre que le R. P. Gérard, Supérieur-Général de la Charité, Eleve de M. MESMER, a écrite à un de ses Religieux. Il parle, dans cette Lettre, d'une cure frappante qu'il a opérée, en faisant usage des procédés du *Magnétisme animal.*

L'autre est le récit de la guérison du fils de M. Kornmann, enfant abandonné des Médecins, & qui jouit aujourd'hui d'une santé parfaite.

LETTRE
DE M. CLOCQUET,
RECEVEUR DES GABELLES
A SOISSONS,
A M.***

Soiſſons, le 13 Juin 1784.

MONSIEUR,

L'INGÉNIEUX & malin Auteur d'une Brochure qui a pour titre, *Meſmer juſtifié*, a fait une agréable & ſéduiſante deſcription de la ſcene où le Médecin Allemand déploie les effets merveilleux du ſecret qu'il a arraché à la Nature. Ce tableau magique eſt capable d'ébranler délicieuſement les imaginations tendres & délicates ; mais que vous éprouveriez un ſentiment bien différent ! Ce ſeroit celui de l'attendriſſement, du reſpect, de l'étonnement & de l'admiration, ſi vous étiez tranſporté ſur le théâtre de Buzancy, près Soiſſons, Terre de M. le Marquis de Puiſegur, où, de concert avec M. le Comte Maxime ſon frere, M. le Marquis de Puiſegur déploie plus en grand les effets du Magnétiſme. C'eſt ſous les yeux d'un nombre infini de Curieux, que le Magnétiſme exerce ici tous les jours, depuis un mois, ſon empire ſur plus de deux cents malades. C'eſt ſous les yeux de la Nature même, que ces Meſſieurs répandent une nouvelle vie ſur tout ce qui les environne ; diminuent le poids de la douleur ; remplacent les cruelles inquiétudes par la conſolante eſpérance ; indiquent, d'après les principes d'une Doctrine inconnue, des remedes ſimples & curatifs.

Attiré comme les autres à ce ſpectacle, j'y ai tout ſimplement apporté les diſpoſitions d'un Obſervateur tranquille & impartial ; très-décidé à me tenir en garde contre les illuſions de la nouveauté, de l'étonnement ; très-décidé à bien voir, à bien écouter.

Repréſentez-vous la place d'un village. Au milieu eſt un orme, au pied duquel coule une fontaine de l'eau la plus limpide ; arbre antique, immenſe, mais très-vigoureux encore, & verdoyant ; arbre reſpecté par les anciens du lieu, qui, les jours de fête, s'y raſſemblent le matin, pour raiſonner ſur leurs moiſſons, & ſur-tout ſur la vendange prochaine ; arbre chéri par les jeunes gens qui s'y donnent des rendez-vous le ſoir, pour y former des danſes ruſtiques. Cet arbre magnétiſé de temps immémorial par l'amour du plaiſir, l'eſt à préſent par l'amour de l'humanité. Meſſieurs de Puiſegur lui ont imprimé une vertu ſalutaire, active, pénétrante ; ſes émanations ſe diſtribuent au moyen de cordes, dont le corps & les branches ſont entourés, qui en appendent dans toute la circonférence, & ſe prolongent à volonté. On a établi autour de l'arbre myſtérieux, pluſieurs bancs circulaires en pierre, ſur leſquels ſont aſſis tous les malades, qui tous enlacent de la corde les parties ſouffrantes de leur corps. Alors l'opération commence, tout le monde formant la chaîne, & ſe tenant par le pouce. Le fluide magnétique circule dans ces inſtans avec plus de liberté ; on en reſſent plus ou moins l'impreſſion. Si par haſard quelqu'un rompt la chaîne, en quittant la main de ſon voiſin, quelques malades en éprouvent une ſenſation gênante, & déclarent tout haut que la chaîne eſt rompue ; vient le moment où, pour ſe repoſer, le Maître permet qu'on quitte les mains, en recommandant de les frotter. Mais voici l'acte le plus intéreſſant. M. de Puiſegur, que je nommerai dorénavant le Maître, choiſit entre ſes malades pluſieurs ſujets, que par attouchement de ſes mains & préſentation de ſa baguette, (verge de fer de quinze pouces environ,) il fait tomber en criſe parfaite. Le complément de cet état eſt une apparence de ſommeil, pendant lequel les facultés phyſiques paroiſſent ſuſpendues, mais au profit des facultés intellectuelles ; on a les yeux fermés, le ſens de l'ouïe eſt nul. Il ſe réveille ſeulement à la voix du Maître. Il faut bien ſe garder de toucher le malade en criſe, même la chaiſe ſur laquelle il eſt aſſis ; on lui causeroit des angoiſſes, des convulſions que le Maître ſeul peut calmer. Ces malades en criſe, qu'on nomme Médecins, ont un pouvoir ſurnaturel, par lequel, en touchant un malade qui leur eſt préſenté, en portant la main même par-deſſus les vêtemens, ils ſentent quel eſt le viſcere affecté, la partie ſouffrante; ils le déclarent, & indiquent à-peu-près les remedes convenables.

Je me ſuis fait toucher par un de ces Médecins. C'étoit une femme d'à-peu-près cinquante ans. Je n'avois certainement inſtruit perſonne de l'eſpece de ma maladie. Après s'être arrêtée particuliérement à ma tête, elle me dit que j'en ſouffrois ſouvent, & que j'avois habituellement un grand bourdonnement dans les oreilles, ce qui eſt très-vrai. Un jeune homme, ſpectateur, incrédule de cette expérience, s'y eſt ſoumis enſuite; & il lui a été dit, qu'il ſouffroit de l'eſtomac, qu'il avoit des engorgemens dans le bas-ventre, & cela depuis une maladie qu'il a eue il y a quelques années; ce qu'il nous a confeſſé être conforme à la vérité. Non-content de cette divination, il a été ſur le champ à vingt pas de ſon premier Médecin ſe faire toucher par un autre, qui lui a dit la même choſe. Je n'ai jamais vu de ſtupéfaction pareille à celle de ce jeune homme, qui, certes, étoit venu pour contredire, perſiffler, & non pour être convaincu. Une ſingularité non moins remarquable que tout ce que je viens de vous expoſer, c'eſt que ces Médecins qui, pendant quatre heures, ont touché des malades, ont raiſonné avec eux, ne ſe ſouviennent de rien, de rien abſolument, lorſqu'il a plu au Maître de les déſenchanter, de les rendre à leur état naturel : le temps qui s'eſt écoulé depuis leur entrée dans la criſe juſqu'à leur ſortie, eſt, pour ainſi dire, nul, au point que l'on préſentera une table ſervie à ces Médecins endormis; ils mangeront, boiront, & ſi, la table deſſervie, le Maître les rend à leur état naturel, ils ne ſe rappelleront pas d'avoir mangé. Le Maître a le pouvoir, non-ſeulement, comme je l'ai déjà dit, de ſe faire entendre de ces Médecins en criſe; mais, & je l'ai vu pluſieurs fois de mes yeux bien ouverts, je l'ai vu préſenter de loin le doigt à un de ces Médecins, toujours en criſe, & dans un état de ſommeil ſpaſmodique, ſe faire ſuivre par-tout où il a voulu, ou les envoyer loin de lui, ſoit dans leur maiſon, ſoit à différentes places qu'il déſignoit ſans le leur dire : retenez bien que le Médecin a toujours les yeux fermés. J'oubliois de vous dire que l'intelligence de ces Médecins malades est d'une susceptibilité singuliere ; si à des distances assez éloignées, il se tient des propos qui blessent l'honnêteté, ils les entendent, pour ainsi dire, intérieurement ; leur ame en souffre, ils s'en plaignent, & en avertissent le Maître ; ce qui, plusieurs fois, a donné lieu à des scenes de confusion pour les mauvais plaisans, qui se permettoient des sarcasmes inconsidérés & déplacés chez MM. de Puisegur, Mais comment le Maître désenchante t-il ces Médecins ? Il lui suffit de les toucher sur les yeux, ou bien il leur dit : Allez embrasser l'arbre. Alors ils se levent toujours endormis, vont droit à l'arbre, & bientôt après leurs yeux s'ouvrent ; le sourire est sur leurs levres, & une douce joie se manifeste sur leur visage. J'ai interrogé plusieurs de ces Médecins, qui tous m'ont assuré n'avoir aucun souvenir de ce qui s'étoit passé pendant les trois ou quatre heures de leur crise. J'ai interrogé un grand nombre de malades ordinaires, non tombés en crise ; car tous n'ont pas cette faculté, & tous m'ont dit éprouver beaucoup de soulagement, depuis qu'ils se sont ſoumis au ſimple traitement, ſoit de l'attouchement du Maître, ſoit de la corde & de la chaîne; tous m'ont cité très-grand nombre de guériſons faites ſur gens de leur connoiſſance.

Je crois, Monſieur, que tous ces détails ſur les Médecins en criſe, ſont nouveaux pour vous; je ne les vois conſignés dans aucun des écrits publiés concernant le *Magnétiſme animal.*

Vous me demanderez peut-être quel eſt le but eſſentiel de ce Magnétiſme? MM. de Puiſegur prétendent-ils guérir toutes les maladies? Non; ces Meſſieurs n'ont point une idée auſſi exagérée. Ils jouiſſent du plaiſir ſi pur d'être utiles à leurs ſemblables, & ils en exercent le pouvoir avec tout le zele, avec toute l'énergie que donne l'amour de l'humanité. Ils conviennent & croient que les émanations magnétiques dont ils diſpoſent à leur gré, ſont en général un principe rénovateur de la vie, quelquefois ſuffiſant pour rendre du ton à quelque viſcere offenſé, donner au ſang, aux humeurs un mouvement ſalutaire; ils croient & prouvent que le Magnétiſme eſt un indicateur ſûr pour connoître les maladies dont le ſiege échappe au ſentiment du malade, & à l'obſervation des Médecins; mais ils déclarent authentiquement, que la Médecine-pratique doit concourir avec le Magnétiſme, & ſeconder ſes effets.

Pendant que j'obſervois le ſpectacle le plus intéreſſant que j'aie jamais vu, j'entendoit ſouvent prononcer le mot de *Charlataniſme ;* & je me diſois : Il eſt poſſible que deux jeunes gens, légers, inconſéquens, arrangent pour une ſeule fois, une ſcene convenue d'illuſions, de tours d'adreſſe, & faſſent des dupes dont ils riront; mais on ne me perſuadera jamais que deux hommes de la Cour, qui ont été élevés avec le plus grand ſoin, par un pere très-inſtruit, honoré dans ſa Province par ſes talens & ſes qualités perſonnelles, qu'il a tranſmiſes à ſes enfans; que dans l'âge de la bonne ſanté, des jouiſſances, dans leur Terre où ils viennent ſe délaſſer dans la plus belle ſaiſon de l'année; on ne me perſuadera jamais, je le répete, & on ne le perſuadera à aucun homme raiſonnable, que MM. de Puiſegur, pendant un mois de ſuite, abandonnent leurs affaires, leurs plaiſirs, pour ſe livrer à l'ennui répété de dire & faire pendant toute la journée des choſes, de la fauſſeté & de l'inutilité deſquelles ils ſeroient intérieurement convaincus. Cette continuité de menſonges & de fatigues, répugne non-ſeulement à la nature, mais au caractere connu de ces Meſſieurs.

Je concevrois plutôt que M. Meſmer, (ſi je pouvois mal augurer de la véracité d'un homme capable de faire une grande découverte, & qui d'ailleurs, depuis pluſieurs années, a été obſervé par des yeux très-clairvoyans,) s'aſſervît à la faſtidieuſe répétition d'expériences fauſſes & menſongeres, parce qu'on pourroit ſuppoſer que M. Meſmer auroit quelque intérêt à le faire ; mais MM. de Puiſegur, quel ſeroit l'intérêt qui les feroit agir ? Il n'eſt beſoin que de les voir au milieu de leurs malades, pour demeurer perſuadé de leur conviction intérieure, & de la ſatisfaction qu'ils éprouvent, en faiſant un uſage utile de la Doctrine auſſi intéreſſante que ſublime qui leur a été révélée.

Demandez à tous les malheureux qui ſont venus implorer le ſecours du Seigneur de Buzancy ; ils vous diront tous : Il nous a consolés, il nous a guéris ; plusieurs d'entre nous manquoient de pain, nous n'osions pas réclamer sa bienfaisance ; il nous a devinés, il nous a assistés. C'est notre pere, notre libérateur, notre ami.

J'ai l'honneur d'être, &c.

LETTRE

De M. le Marquis de Puisegur, Membre de la Société de l'Harmonie, à M. Bergasse, Membre de la même Société *.

A Paris, ce 24 Juin 1784.

Je n'avois pas, Monsieur, projeté de faire une liste des Cures opérées chez moi par le moyen du Magnétisme animal; jouissant en secret du bonheur que cette connoissance me procure, je croyois devoir laisser aux Médecins le soin de publier le résultat de leurs expériences: mais puisque vous m'assurez qu'une liste authentique des guérisons que j'ai opérées dans ma Terre, peut procurer une vraie satisfaction à M. Mesmer, & à la Société

* Je me détermine à faire imprimer cette Lettre, adressée à un des principaux Membres de la Société de l'Harmonie, parce qu'elle prouve que le récit que je vais mettre sous les yeux du Public, est authentique.

respectable qui s'occupe avec lui du soin de développer & de répandre la Doctrine dont il est l'inventeur ; cette vue seule me détermine à vous faire parvenir celles que j'ai pu rassembler à la hâte. N'ayant plus la possibilité de questionner la plus grande partie des personnes qui m'ont quitté guéries, je ne vous envoie, pour ainsi dire, qu'une nomenclature, où leur état n'est désigné que d'après l'énoncé qu'ils ont fait eux-mêmes de leurs maux, chez l'homme que j'avois chargé d'enrégistrer leurs noms.

Que ne puis-je, Monsieur, joindre à cette liste un détail circonstancié des effets surprenans du Magnétisme animal, sur les individus guéris qui se sont trouvés susceptibles de crises magnétiques ! Combien de fois, me trouvant étonné, surpris . . . . . exalté même des effets dont j'étois la cause, plein de reconnoissance pour M. Mesmer, Auteur d'une découverte si utile à l'humanité, sous tous les rapports ! combien de fois, dis-je, j'ai regretté de ne pas voir M. Mesmer dans un état de tranquillité & de sérénité qui lui permette enfin d'opérer les effets bienfaisans de sa découverte plus en grand, & d'une maniere plus calme qu'il n'a pu le faire jusqu'ici. Il eût obtenu de bien plus grands succès que moi, sans doute, dans les circonstances où je me suis trouvé ; & c'est ce sentiment bien intime, qui, me faisant rapporter à lui tout ce que je pourrois avoir fait de plus que lui, m'engage à consentir que mon nom paroisse au bas de la liste que j'ai l'honneur de vous envoyer. C'est une occasion de lui rendre un hommage, que tous ses Eleves &, que dans peu, l'Europe entiere s'empressera de lui rendre comme moi.

J'ai l'honneur d'être,

MONSIEUR,

Votre très-humble & très-obéissant serviteur,

Le Marquis DE PUISEGUR.

CURES

OPÉRÉES A BUZANCY,

dans l'espace de six semaines, par le moyen du MAGNÉTISME ANIMAL.

1. ANTOINE Roger, Paroisse de Coincy, âgé de vingt-quatre ans, avoit depuis deux ans de grands maux d'estomac, qui lui occasionnoient de mauvaises digestions, des douleurs dans les bras & les jambes, & des frissons habituels par tout le corps. Arrivé au traitement le 26 Mai, est parti guéri le 2 Juin.

---

2. Rocombery, de Soissons, Paroisse Saint Vaast, âgé de 55 ans: la fievre depuis un mois. Arrivé le 23 Mai, & parti guéri le 29 du même mois.

---

3. Michelle Bourgeois, de Soissons, fille de 18 ans: grand mal aux yeux, dont un rempli de taches blanches, qui

la privoit entiérement de la faculté de voir. Arrivée le 20 Mai, partie guérie le premier de Juin.

---

4. Claude Fremost pere, Maître Marinier de Soissons, Paroisse Saint-Quentin, âgé de 70 ans: rhumatisme dans les reins, & rétention d'urine. Arrivé le 18 Mai, & parti soulagé le 27.

Nota. Le temps que cet homme a passé au traitement, a été insuffisant pour son rétablissement; & l'on m'a assuré qu'au bout de trois semaines, ses douleurs de rhumatisme se sont fait ressentir comme auparavant.

---

5. Catherine Deschamps, de l'Echelle, Paroisse de Berzy, âgée de 40 ans, avoit la fievre quarte depuis huit mois; est partie guérie au bout de neuf jours de traitement.

---

6. Marie-Louise le Sourd, de Chaselle, Paroisse de Berzy, âgée de 72 ans, mere de la précédente, avoit la fievre quarte depuis

depuis 13 mois; eſt partie guérie au bout de neuf jours de traitement.

---

7. Vieux homme, d'Anchi-la-Ville, qui, à la ſuite d'une chute dont il ſouffroit de tout le corps depuis huit mois, s'en eſt allé au bout de dix jours de traitement, ſoulagé de toutes ſes douleurs, & en état de travailler.

---

8. Louis-François Potier, âgé de 27 ans, Paroiſſe de Parcy, avoit depuis deux ans, un bruit continuel dans les oreilles, & des douleurs dans tout le corps. Arrivé le 29 Mai, eſt parti, malgré moi, le premier de Juin, ſe diſant guéri. En effet, les ſymptômes ſymptômatiques de ſa maladie étoient diſparus; mais je ſuis loin d'eſpérer qu'il puiſſe avoir été rétabli radicalement en auſſi peu de temps.

---

9. Marie-Louiſe, femme de Pierre Vatrin, Laboureur, Paroiſſe de Chacriſe, âgée de 33 ans, avoit eu, à la ſuite d'une couche, un dépôt au pied; l'enflure étoit fort conſidérable. Arrivée le 19 Mai,

elle eſt partie, ſe croyant guérie, le 31 Mai, ſi bien qu'elle eſt venue me remercier, ayant ſon pied malade chauſſé comme à l'ordinaire ; mais au bout de quelques jours, ayant reſſenti une nouvelle douleur ſous la plante du pied, elle eſt revenue paſſer encore huit ou dix jours au traitement, & eſt repartie enfin entiérement guérie le 15 Juin.

---

10. François-Séraphin Mignot, âgé de 50 ans, Compagnon Marinier de Soiſſons, Paroiſſe Saint-Quentin : grande oppreſſion, eſpece d'aſthme. Arrivé le 22 Mai, eſt parti guéri le 30.

---

11. Pierre-André Beauvais, âgé de 40 ans, Paroiſſe de Billy-ſur-Aiſne : tremblement univerſel & douleurs. Arrivé le 19 Mai, & parti ſans ſouffrance, & n'ayant plus beſoin de bâton pour marcher, le 27....... Il eſt reſté dans cet état de bien-être, treize jours de ſuite ; au bout duquel temps, j'ai eu le chagrin de le voir revenir dans ſon premier état de ſouffrance ; n'étoit pas guéri à mon départ de Buzancy. J'obſerverai, au ſujet

de ce malade, que ſouvent la pauvreté & la miſere des Payſans ne leur permettant pas de ſe déplacer long-temps, dès le moindre mieux qu'ils reſſentent, ils en veulent profiter pour aller gagner de quoi vivre, & que de là il réſulte néceſſairement beaucoup de cures incompletes.

---

12. Victor Race, garçon de 23 ans, Paroiſſe de Buzancy, guéri d'une fluxion de poitrine, crachement de ſang & point de côté, en huit jours, (c'eſt le premier malade que j'ai traité); il s'eſt trouvé ſuſceptible de criſe magnétique, dès la premiere fois que je l'ai touché; elles ont continué juſqu'à ſon entier rétabliſſement.

---

13. Agnès Rémont, femme de 23 ans, Paroiſſe de Buzancy, avoit, depuis quatorze mois qu'elle étoit accouchée, des maux d'entrailles, des douleurs de matrice & une ſuppreſſion. Elle a commencé à revoir au bout de quatre jours de traitement; toutes les douleurs ont ceſſé; elle a fait depuis le voyage de Paris, en

eſt revenue bien portante. Elle s'eſt trouvée ſuſceptible de criſe magnétique.

---

14. Marie-Anne Bianne, femme de 28 ans, Paroiſſe de Vernier, avoit depuis quinze mois, par l'effet d'une humeur qui ſéjournoit dans la tête, un œil dont elle ne voyoit preſque point, lequel ſuintoit, & étoit continuellement enflammé. Arrivée le 28 Mai, partie bien guérie, l'œil auſſi ſain que l'autre, le 6 Juin.

---

15. Marie-Sophie de la Haye, âgée de 23 ans, Paroiſſe de Vernier, avoit la fievre quarte depuis dix mois. Arrivée le 15 Mai, partie guérie le 6 Juin.

---

16. Pierre Bruiant, agée de 17 ans, Paroiſſe de Noyan, avoit la fievre depuis dix jours. Arrivé le 30 Mai, & parti guéri le 5 Juin.

---

17. Genevieve Menery, Paroiſſe du Grand Refoy, âgée de 23 ans, avoit une fluxion dans la tête, & des douleurs dans

tous les membres depuis trois mois. Arrivée le 23 Mai, partie guérie le 6 Juin.

---

18. Charles Morel, âgé de 33 ans, Paroiſſe de Corcy, avoit la fievre quarte depuis dix mois. Arrivé le 2 Juin, parti guéri le 9.

---

19. Louis Beaucourt, âgé de 32 ans, Paroiſſe de Lenilly, avoit la fievre quarte depuis huit mois. Arrivé le 1.er Juin, & parti guéri le 10.

---

20. Juſtine d'Antenil, âgée de 7 ans, Paroiſſe de Septmons : fievre & largueur depuis long-temps. Arrivée le 20 Mai, eſt partie guérie le 6 Juin.

---

21. Henri Foyard de Vilblain, Paroiſſe de Chacrize, enfant de trois ans, avoit une deſcente & étoit en langueur. Arrivé le 17 Mai, eſt parti guéri le 2 Juin. Les parens m'ont aſſuré que la deſcente n'étoit plus apparente, & que l'enfant ne ſouffroit plus.

---

22. Honoré Quenta, âgé de 30 ans, Paroiſſe de Buzancy, a commencé à avoir la fievre le 23 Mai, & a quitté le traitement le 3 Juin; deux accès ayant manqué.

---

23. Pierre Neveu, d'Ecurie, Paroiſſe de Roſieres, âgé de 32 ans: la fievre & grands maux de tête depuis ſept à huit mois. Arrivé le 28 Mai, eſt parti guéri le 6 Juin.

---

24. Alexis Dupuis, âgé de 45 ans, Paroiſſe de Crouy, ſouffroit depuis une année d'une humeur âcre répandue dans tout ſon corps, & qui, ſemblable à une forte dartre vive, ſe portoit journellement ſur les parties...... Cet homme éprouvoit des maux affreux; on étoit obligé, diſoit-il, de le lier, autrement rien ne pouvoit le retenir de ſe déchirer avec ſes ongles, & de ſe mettre en ſang. Il crioit toutes les nuits, & ne laiſſoit repoſer ni ſa femme ni ſes enfans; ſes yeux étoient rouges & enflammés, ſon teint d'une lividité affreuſe...... Arrivé le 24 Mai, il eſt parti guéri entiérement, à ce que j'eſpere, le 8 Juin: il y avoit huit

jours qu'il repoſoit, les yeux & le teint avoient repris leur forme ordinaire, & l'air du contentement avoit remplacé celui de la ſouffrance.

---

25. Marie Leger, âgée de 42 ans, Paroiſſe de Nayon: grand mal d'yeux, ſuintement, &c. Arrivée le 25 Mai, eſt partie guérie le 6 Juin.

---

26 Baſtien Legros, Charron, Paroiſſe d'Acy, étoit comme perclus de tous ſes membres; s'eſt trouvé ſi ſoulagé au bout de trois jours, qu'il a voulu s'en aller après avoir jeté ſes béquilles, & ſe diſant bien guéri.

Je ne l'ai pas revu depuis; mais on m'a aſſuré que ſes tremblemens ont recommencé. Il étoit impoſſible, en effet, qu'en ſi peu de temps, la cauſe de ſes maux ſe trouvât détruite.

---

27. Gervais Arblain, Paroiſſe de Luy: mal dans tous les membres, & dans l'eſtomac, depuis quatre ans. Arrivé le 31 Mai, eſt parti guéri le 9 Juin.

---

28. Genevieve Gourlet, femme Picquet, âgée de 40 ans, ayant la fievre tierce, ensuite quarte depuis le mois de Septembre. Arrivé le 18 Mai, est partie guérie au bout de huit jours.

29. André d'Auteuil, âgé de 13 ans, Paroisse de Septmons; ayant des fievres anciennes. Arrivé le 21 Mai, est parti guéri le 2 Juin.

30. Marie Château, âgée de 11 ans, Paroisse de Septmons: fievres anciennes & langueurs. Arrivée le 23 Mai, est partie guérie le 5 Juin.

31 Françoise Senec, âgée de 5 ans, de Vignolles, Paroisse de Courmelle: la fievre depuis dix mois, & langueur. Arrivée le 18 Mai, est partie guérie le 29.

32. Anastase Lévêque, âgé de 8 ans, Paroisse de Septmons: fievre lente, & langueur. Arrivé le 25 Mai, parti guéri le 6 Juin.

33. Marie-Marguerite Blandeaux, âgée de 20 ans, Paroisse de Mouveaux : grands maux de tête & maux de nerfs causés par une peur. Arrivée le 22 Mai, partie guérie le 2 Juin.

---

34. Lonna Lagranda, Limousin, âgé de 60 ans, habitant de Vilblain ; douleur aiguë, & paralysie dans la cuisse & la jambe gauche, dont il avoit éprouvé les premiers ressentimens à l'âge de 30 ans ; depuis deux ans, impossibilité de travailler, foiblesse d'estomac. Arrivé le 19 Mai, est parti guéri le 12 Juin, marchant sans bâton & ne souffrant plus du tout : il s'est trouvé susceptible de crise magnétique.

---

35. Christophe Huval de Soissons, Paroisse Saint-Quentin, âgé de 65 ans : mal dans tout le corps depuis deux ans, les entrailles ne faisant aucunes fonctions. Arrivé le 25 Mai, est parti soulagé le 4 Juin. Il est revenu depuis, ses accidens s'étant renouvelés.

---

36. Claude Dufable, Domeftique de Madame la Marquife du Barail, demeurant à Soiffons, Paroiffe Saint-Léger, âgé de 49 ans, avoit une paralyfie nouvelle fur un œil, dont il ne voyoit plus du tout. Arrivé le 26 Mai, eft parti, l'œil rétabli entiérement, le 13 Juin.

37. Jean-Louis-Thomas Maffonnier, âgé de 21 ans, Paroiffe de Chavignon, avoit la fievre tierce depuis un an. Arrivé le 28 Mai, eft parti guéri le 5 Juin.

38. Nicolas Simonnet, Manouvrier, âgé de 30 ans, Paroiffe de Caré-Letompe en Bourgogne, avoit une grande oppreffion, & une fievre violente & continue, depuis la fin de l'hiver; eft arrivé prefque mourant le 28 Mai, & eft parti guéri entiérement le 5 Juin. Il s'eft trouvé fufceptible de crife Magnétique.

39. Rofe, femme le Leux, Paroiffe de Vorzi, âgée de 21 ans, avoit un dépôt au fein, à la fuite d'une couche, a été

refusée à l'Hôtel-Dieu de Soissons comme incurable, à ce qu'elle m'a dit. Arrivée le 30 Mai, son sein a percé en huit endroits au bout de huit jours, & le 12 Juin, elle est partie, n'ayant plus ni douleur, ni enflure.

---

40. Jean-Charles Le Blanc de Bernier-Riviere, avoit des douleurs de ventre & d'estomac depuis quatre ans, la fievre depuis 8 jours. Arrivé le 1.er Juin, est parti guéri le 12 Juin.

---

41. Marie-Louise Anglois, âgée de 56 ans, Paroisse d'Ancienville : la fievre depuis dix mois. Arrivée le 3 Juin, est partie guérie le 12.

---

42. Marie-Anne Fouyot, âgée de 55 ans, Paroisse d'Ancienville : dévoiement & foiblesse d'estomac depuis dix-huit mois. Arrivée le 3 Juin, est partie guérie le 12.

---

43. Denise Cheron, âgée de 18 ans, de Soissons, Paroisse Saint-Vaast, avoit

la jaunisse & suppression de regle depuis un an. Arrivée le 23 Mai, & partie le 12, étant au troisieme jour d'un état certain de santé.

---

44. Nicolas Chenel, âgé de 38 ans, Paroisse de Milly-sur-Aisne : la fievre depuis cinq mois. Arrivé le 27 Mai, est parti guéri le 12 Juin.

---

45. Pierre Crépin, âgé de 17 ans, Paroisse de Buzancy, a commencé à avoir la fievre & des maux de tête le 31 Mai, a été guéri le 8 Juin.

---

46. Jean-Baptiste Prat, âgé de 48 ans, Paroisse de Treloux-sur-Marne, avoit depuis huit mois des douleurs rhumatismales dans les reins, & dans toutes les jointures, & ne marchoit qu'avec des béquilles. Arrivé le 3 Juin, est parti sans bâton le 14 Juin; mais il auroit eu besoin de quelques temps encore, pour être entiérement libre de tous ses membres.

---

47. Pierre-Hubert Futié, âgé de 16

ans, Paroiſſe de Luiné : mal dans le bas-ventre depuis ſept ans. Arrivé le 8 Juin, eſt parti guéri le 23.

---

48. Antoine Lenhentre de Vilblain, Paroiſſe de Chacrize, âgé de 33 ans, avoit depuis deux ans des douleurs vives dans les cuiſſes & les jambes, & un engorgement aux parties. Arrivé le 5 Juin, & parti le 13, tous ſes accidens ayant entiérement ceſſé.

---

49. Marie Làmar, âgée de 50 ans, Paroiſſe de Ploiti : eſpece d'aſthme, maux de tête continuels depuis bien des années, ſujette à des maux de dents violens. Arrivée le 22 Mai, eſt partie guérie le 14 Juin.

Elle étoit ſuſceptible de criſe Magnétique.

---

50. Euſtache Touſſaint, Paroiſſe de Saint-Quentin, à Soiſſons : la fievre depuis 2 mois, & rhumatiſme ancien. Partie guérie le 13 Juin.

---

51. Genevieve Plot, âgée de 46 ans, Paroiſſe de Saint-Remi-Blanti, ſouffroit depuis cinq à ſix ans de douleurs de ventre qui ſe répercutoient dans les reins, & ſuppreſſion de regle. Arrivée le 7 Juin, eſt partie guérie le 14.

Elle étoit ſuſceptible de criſe Magnétique.

---

52. Marie Vache, Paroiſſe de Grand-Roſoy, âgée de 38 ans : humeur dans les yeux & dans la tête depuis trois ans. Arrivée le 28 Mai, eſt partie guérie le 12 Juin.

---

53. Genevieve Lafin, âgée de 54 ans, Paroiſſe de Tonatre, ſouffroit depuis pluſieurs années de coliques violentes, embarras & douleurs d'eſtomac, & depuis Pâques ſur-tout, n'avoit aucun moment de calme. Arrivée le 23 Mai, eſt partie guérie le 14 Juin.

Elle étoit ſuſceptible de criſe Magnétique.

---

54. Nicolas d'Auteuil, âgée de 14 ans,

Paroiſſe de Septmons : la fievre depuis un mois. Arrivé le 23 Mai, & parti guéri le 14 Juin.

---

55. Jean-Louis Segar, âgé de 29 ans, Paroiſſe de Leuilly : la fievre quarte depuis huit mois. Arrivé le 2 Juin, & parti guéri le 21.

Il étoit ſuſceptible de criſe Magnétique.

---

56. Marie-Félicité le Gras, âgée de 18 ans, Paroiſſe de Nel-en-Dol : la fievre depuis un an. Arrivée le 10 Juin, & partie guérie le 16.

---

57. Marie Lévêque, âgée de 25 ans, Paroiſſe de Verzi : la fievre depuis ſix ſemaines. Arrivée le 11 Juin, partie guérie le 17.

---

58. François Millé, âgé de 23 ans, Paroiſſe de Varenne, avoit de grands maux d'eſtomac, à la ſuite d'un effort qu'il s'étoit donné il y a ſept mois. Arrivé le 11 Juin, & parti guéri le 20.

---

59. Claude Fournier, âgé de 42 ans; Paroiſſe de Morlincourt, avoit depuis neuf années des étourdiſſemens continuels, qui le rendoient preſque ſourd, & de grands maux d'eſtomac. Arrivé le , & parti guéri, tant de ſes maux d'oreilles que de ſes maux d'eſtomac, le 21 Juin.

---

60. Louis Crépin, âgé de 18 ans; Paroiſſe de Buzancy, a eu la fievre avec maux de tête violens, le 30 Mai, a été ſuſceptible de criſe Magnétique dès les premiers jours de ſa maladie; & n'a pu être entiérement guéri qu'au bout de ſix ſemaines.

---

61. Catherine Vidron, âgée de 19 ans; Paroiſſe de Buzancy, avoit des coliques continuelles depuis cinq ans, des foibleſſes d'eſtomac, dérangement de regles, & vomiſſement preſque tous les jours; a commencé le traitement vers le 15 Mai; depuis elle n'a vomi qu'une fois; ſa ſanté s'eſt rétablie, ſes douleurs appaiſées, ſans être encore totalement paſſées; mais tout me porte à la regarder comme guérie. Elle

Elle eſt ſuſceptible de criſe Magnétique.

62. Louis Quentin, âgé de 24 ans, Paroiſſe de Buzancy, s'étoit enfoncé les pointes d'un ciſeau de Tondeur dans le genou, ſur la rotule; il s'y eſt formé une enflure & un abcès, qui n'a été guéri qu'au moyen du Magnétiſme en ſix jours.

Voilà, ſur à-peu-près trois cents malades qui ont été inſcrits à mon traitement, ceux dont je puis certifier l'état actuel, & guériſon, tel que je viens de l'expoſer. Il y a lieu de préſumer, que j'aurois eu la ſatisfaction d'en compter un plus grand nombre, ſi mes affaires m'euſſent permis de reſter plus long-temps à la Campagne.

Signé, le Marquis DE PUISEGUR.

EXTRAIT

D'UNE LETTRE

Ecrite par le Révérend Pere Gérard, Supérieur-Général de l'Ordre de la Charité; au Pere Pellerin, Supérieur de la Maiſon de Mont-Rouge, datée de la Rochelle, le 15 Juin 1784.

J'AI fait un miracle dans ce pays-ci, dont tout l'honneur revient à M. Meſmer, & qui donne la plus haute opinion de ſa découverte. Monſieur le Comte de la Tour-du-Pin, Lieutenant-Général, Commandant en cette Province, eſt venu viſiter notre Hôpital : je l'accompagnai dans la Salle des Soldats, au moment où l'on donnoit l'Extrême-Onction à un jeune homme infiltré depuis la tête juſques aux pieds, & dont la reſpiration étoit ſi laborieuſe depuis trois jours, qu'on étoit obligé de le tenir preſque debout dans ſon lit. Le Médecin ayant dit à M. de la Tour-du-Pin, qu'il étoit ſans reſſource ; ce dernier, qui ſait que je ſuis inſtruit du Magnétiſme, m'a engagé à tenter la cure du malade, ou du moins de le ſoulager. Je n'ai pu réſiſter à ſes inſtances ; mais je vous avoue que j'entrepris le traitement avec répugnance, parce que je craignois que le malade ne me pérît dans les mains. Le contraire eſt arrivé, à mon grand étonnement. Dès la nuit ſuivante le malade urina abondamment (ce qu'il n'avoit pas fait depuis 24 heures), & il alla trois fois à la garde-robe. Depuis ce jour, les évacuations ſe ſont ſoutenues ; les bras, les jambes qui étoient d'une énorme groſſeur, ſont dans l'état naturel. Le malade ſe promene, boit & mange bien. L'Etat-Major eſt venu me voir, me remercier ; tous les Officiers du Régiment en ont fait autant. M. le Comte de la Tour-du-Pin a publié ce miracle dans toute la Province, & cela m'attire tant de malades, que je ſuis obligé de m'enfermer.

CURE

OPÉRÉE PAR M. MESMER, sur le Fils de M. KORNMANN, enfant âgé de deux ans.

UNE humeur âcre, s'étoit jetée ſur les yeux du fils de M. Kornmannn, âgé de deux ans; elle s'étoit épaiſſie au point qu'elle y avoit formé des croûtes; l'inflammation s'y étoit jointe, & avoit occaſionné à l'enfant les douleurs les plus aiguës.

Les Médecins & les Oculiſtes furent conſultés; ils opinerent que pour dévier l'humeur de cette partie, il falloit employer les véſicatoires; en conſéquence on en mit ſucceſſivement derriere les oreilles, & à la nuque. L'enfant fut baigné, purgé, traité enfin ſuivant les principes de l'Art.

Les douleurs parurent ſe calmer; mais elles ſe réveillerent bientôt, accompagnées des ſymptômes les plus affligeans: deux taies s'étoient formées, & couvroient les yeux de l'enfant. L'ophtalmie avoit fait tant de progrès, qu'il ne pouvoit ſupporter le grand jour, & que le moindre rayon de ſoleil ou de bougie le faiſoit tomber en convulſion.

Dans cet état malheureux ſon humeur s'aigrit, il devint triſte, acariâtre, querelleur, inſupportable à lui-même, & à ceux qui lui prodiguoient des ſoins ; il étoit méchant, parce qu'il ſouffroit, & qu'il ſentoit en lui d'inſurmontables obſtacles au développement naturel de ſon organiſation.

Bientôt les Médecins déſeſpérerent de ſon rétabliſſement. Ils annoncerent à M. Kornmann, que s'il vivoit il ſeroit valétudinaire, incapable de s'occuper jamais d'une maniere utile, & qu'on devoit ſe conſoler d'avance de la perte d'un enfant qui ne pouvoit croître, que pour une deſtinée cruelle ; & qu'une conſtitution dépravée, pour ainſi dire, dans ſon principe, rendroit aiſément ſuſceptible des plus vicieuſes habitudes.

Dans cette affreuſe extrémité, M. Meſmer fut conſulté. Il vit l'enfant, & jugeant que toutes ſes infirmités provenoient des obſtructions qu'il avoit dans les viſceres du bas-ventre, il annonça qu'il pouvoit être guéri par le Magnétisme animal, & qu'on verroit son caractere s'adoucir, sa méchanceté disparoître, sa sensibilité augmenter, à mesure que le mal & les souffrances diminueroient.

En entreprenant sa guérison, M. Mesmer fit supprimer les vésicatoires, & défendit les purgations. Bientôt cet enfant, que la fievre & les douleurs avoient exténué, fut en état d'être transporté au traitement.

Alors les crises salutaires se multiplierent, les évacuations les plus abondantes succéderent à quelques convulsions qu'il éprouva au réservoir Magnétique. Loin de l'affoiblir, ces évacuations le ranimoient; elles délivroient ses organes malades, des humeurs viciées qui en empêchoient le jeu. En peu de jours, l'appétit prit la place de la répugnance qu'il avoit pour tous les alimens, les forces revinrent, la gaieté reparut; & dans l'espace de deux mois on vit successivement arriver tous les effets heureux qu'avoit annoncés M. Mesmer.

Au bout de trois mois, le rétablissement de l'organisation intérieure fut à-peu-près achevé : l'enfant avoit crû de deux pouces; mais il lui restoit les deux taies dont on vient de parler. M. Mesmer assura que le traitement dissiperoit ces taies, si l'enfant pouvoit y donner l'application nécessaire. On sent qu'il falloit employer deux fois plus de temps & de soins pour guérir un enfant, que l'envie de faire usage de ses forces nouvelles rendoit inquiet & remuant, que pour guérir un malade ordinaire. Comment le tenir plusieurs heures dans la journée, les yeux appliqués à deux pointes de fer, & dans une position presque toujours la même ! Cependant on mit tant de patience, tant de zele dans le traitement de celui-ci; on y est revenu à tant de reprises, qu'on est enfin parvenu à le rendre efficace. Les deux taies se sont dissipées, & il ne reste plus dans un œil qu'une tache à peine imperceptible.

On observera que du moment que le fils de M. Kornmann a été confié au traitement de M. Mesmer, il n'a pris aucune espece de remede : inoculé, l'année derniere, il n'a eu d'autre préparation, d'autre secours que le Magnétisme animal; l'éruption de la petite vérole s'est faite chez lui sans douleur, & avec une facilité incroyable.

Enfin, ce malheureux enfant que les Médecins avoient condamné à la mort, ou tout au moins à des souffrances cruelles, pour le temps qu'il lui seroit donné de vivre; cet enfant, dont » l'organisa-» tion physique & morale étoit viciée » même avant sa naissance «, est non-seulement l'image de la santé, mais de la douceur, de la sensibilité la plus caressante.

Il a conservé pour le traitement de M. Mesmer un attrait invincible; il y retourne toujours avec plaisir, & c'est le punir que de l'en priver long-temps. D'ailleurs tous ses mouvemens sont vifs, précis & gracieux; on est surpris de la justesse, de la netteté de ses idées: ses habitudes ne se développent que pour l'attacher à tout ce qui est bon, à tout ce qui peut doucement l'émouvoir. En harmonie avec lui-même, avec tout ce qui l'environne, il se déploie dans la Nature, si l'on peut se servir de ce terme, & c'est le seul terme dont on puisse se servir ici, comme l'arbrisseau qui étend des fibres vigoureuses dans un sol fécond & facile, & promet, pour un âge avancé, tous les fruits du plus heureux caractere.

DÉTAIL
DES CURES
OPÉRÉES A LYON,
PAR
LE MAGNÉTISME ANIMAL,
SELON LES PRINCIPES
DE M. MESMER,
PAR *M. ORELUT;*

PRÉCÉDÉ D'UNE LETTRE A M. MESMER.

LETTRE A M. MESMER, A PARIS.

MONSIEUR,

PERMETTEZ - MOI de vous offrir le juste tribut de ma reconnoissance, en vous annonçant les cures que j'ai opérées à Lyon, par le moyen du *Magnétisme animal*, administré d'après vos sages principes. Le détail dans lequel je vais entrer ne sauroit vous être indifférent, puisqu'il intéresse l'humanité, à laquelle vous consacrez les avantages inestimables d'une découverte qui, en illustrant ce siecle, vous désigne une place à côté de ceux qui ont éclairé & servi leurs semblables par leur génie & leurs travaux, & qui ont mérité de la postérité un titre supérieur à tous les autres, celui d'hommes utiles & bienfaisans.

En arrivant dans cette Ville, j'ai trouvé les esprits dans cet état de fermentation, où les jette ordinairement la nouveauté. Quelques Ecrits avoient déjà excité l'étonnement du vulgaire & l'attention des Savans. Ceux qui font intéreffés à foutenir l'ancienne Doctrine médicale, étoient alarmés du récit des prodiges opérés par la nouvelle ; & ces mêmes prodiges offroient une fource inépuifable de *raifonnemens & de conjectures*, à ceux qui nient la poffibilité de tout ce qui paffe les bornes de leur intelligence.

Telles étoient, MONSIEUR, les difpofitions générales & particulieres, au moment où j'ai paru pour diffiper les doutes par les témoignages les moins fufpects, pour convaincre les incrédules & impofer filence aux détracteurs que l'intérêt ou le refpect qu'ils affectent pour les idées reçues en Médecine, ont armé contre le nouveau fyftême.

Il ne m'a pas été difficile de fatisfaire l'empreffement de ceux que la curiofité attiroit en foule auprès de moi ; la fimplicité des opérations, les effets fenfibles de cet agent que vous m'avez appris à diriger ; le prompt foulagement de ceux qui en recevoient l'influence, m'ont obtenu la confiance d'un grand nombre de perfonnes. L'évidence a frappé les ennemis déclarés du *Magnétiſme animal ;* c'eſt au temps & à la multitude des ſuccès qu'il appartient de détruire entiérement les opinions contraires à ſes progrès : il eſt un terme où ce qui eſt utile & vrai fait taire l'intérêt, & triomphe de l'erreur.

Je dois avouer, MONSIEUR, que j'ai eu la ſatisfaction de voir pluſieurs perſonnes recommandables par leurs lumieres, & qui jouiſſent d'une réputation diſtinguée dans l'art de guérir, donner ici l'exemple de l'attention que mérite une découverte auſſi importante que la vôtre, & chercher à ſe convaincre, par leur propre expérience, de ſon efficacité pour conſerver ou procurer la ſanté. Elles l'ont reconnue, & ſe ſont empreſſées de publier ce qu'elles éprouvoient ; & leurs ſuffrages ont beaucoup contribué à répandre & animer la confiance.

Cependant, MONSIEUR, il eſt ſi difficile de déſabuſer les partiſans des préjugés invétérés ; l'empire de la coutume réſiſte tellement à tout ce qui tend à la détruire ; le ſacrifice des opinions, qui ſont le fruit d'une longue & pénible étude, coûte de ſi grands efforts à l'amour-propre, que les témoignages les plus reſpectables, & l'expérience même, ſont quelquefois inſuffiſans pour conſtater les vérités les plus frappantes. Ce n'eſt donc qu'en luttant avec courage contre tous les obſtacles, en leur oppoſant des preuves authentiques, inconteſtables & multipliées, qu'on parviendra à démontrer l'utilité du *Magnétiſme animal.*

Ce ſont ces motifs, Monsieur, qui m'ont déterminé à vous adreſſer le détail de pluſieurs cures que j'ai faites en cette Ville, depuis environ deux mois, & de quelques maladies que j'ai entrepris de guérir. J'ai décrit leurs ſymptômes & les effets ſucceſſifs des criſes ſur les ſujets que j'ai traités, & dont j'eſpere le rétabliſſement parfait. J'oſe croire que vous approuverez les vues qui m'ont décidé, & que vous agréerez l'hommage de mes premiers ſuccès. Je m'empreſſe de vous le rendre publiquement, en vous renouvelant les aſſurances des ſentimens que je vous ai voués, & du reſpect avec lequel j'ai l'honneur d'être,

Monsieur,

Votre très-humble & très-obéiſſant ſerviteur,

ORELUT.

CURES
OPÉRÉES A LYON,
PAR
LE MAGNÉTISME ANIMAL.

RIEN n'eſt plus propre à faire l'apologie du *Magnétiſme animal*, que le détail des cures opérées par le ſecours de cet agent. C'eſt en expoſant les effets ſalutaires qu'il a produits ſur ceux qui ont eu recours à moi, que j'en ferai connoître les précieux avantages. Les guériſons répondront à la critique ; elles déſarmeront, ou du moins elles feront taire l'envie. Je rapporterai des faits connus, certains & authentiques ; il faudra que les détracteurs du *Magnétiſme animal* m'oppoſent des faits contraires, & qu'ils me convainquent de menſonge, ou qu'ils ſe réduiſent à garder le ſilence. Au reſte, je ne ſuis pas aſſez téméraire pour vouloir me meſurer avec eux dans l'art de bien dire : je leur cede volontiers le prix de l'éloquence. Et s'ils m'attaquent dans leurs Ecrits, je ne leur répondrai que par de nouveaux efforts, pour multiplier les guériſons : ce genre de combat eſt le ſeul où j'ambitionne la victoire.

C'eſt dans ces diſpoſitions que j'entreprends le détail des maladies que j'ai traitées. Je prie ceux qui me liront, de conſidérer les choſes, plutôt que les expreſſions, & de pardonner les négligences de mon ſtyle en faveur de mes occupations multipliées. Comme les termes de l'Art n'auroient pas été intelligibles pour tous les lecteurs, j'ai eu ſoin de les écarter, autant qu'il m'a été poſſible. Les maladies que j'ai guéries ſont caractériſées de maniere à être aiſément reconnues de ceux qui pourroient être attaqués des mêmes maux.

Mademoiſelle M******, que la ſingularité de ſa maladie a fait connoître d'un grand nombre de perſonnes en état d'atteſter les faits dont on va rendre compte, étoit,

étoit, à l'âge d'environ quarante ans; affligée depuis plus de quatorze ans, d'une foule de maux. Le plus étonnant, étoit un assoupissement périodique qui duroit toujours six ou sept mois, avec perte des facultés intellectuelles & engourdissement des membres : elle n'étoit rappelée que très-difficilement à l'usage des fonctions nécessaires au soutien de la vie; & pendant qu'elle étoit dans cette espece de réveil, elle avoit les yeux égarés; la mélancolie étoit peinte sur tous ses traits; elle ne connoissoit qu'imparfaitement ceux qui l'environnoient, & retomboit bientôt dans son premier état. Je fus appelé auprès d'elle par sa famille : j'employai le *Magnétisme animal*, dont l'efficacité fut si prompte, que, dans moins d'un quart-d'heure, la malade revint comme d'un profond sommeil. Les yeux s'éclaircirent, la tête fut débarrassée, la physionomie s'anima, les membres s'assouplirent, la gaieté reparut; enfin, la Dlle. M****** reçut une nouvelle existence : elle en étoit privée alors depuis cinq mois.

La singularité de cette maladie permet quelques réflexions sur ses causes. On est fondé à croire que les assoupissemens dont on vient de parler étoient occaſionnés par une humeur âcre, qui ſe portoit ſucceſſivement ſur toutes les parties du corps, & produiſoit des accidens plus ou moins graves, ſuivant les organes qui en étoient affectés. Fixée à la poitrine, la malade étoit fortement oppreſſée, & avoit une toux convulſive & ſans expectoration : parvenue au bas-ventre, elle occaſionnoit une tenſion douloureuſe dans cette partie, & la malade avoit des coliques violentes qui ne lui laiſſoient preſque point de repos : elle étoit ſouvent dans cet état pendant quinze jours. De là l'humeur ſe portoit aux bras ou aux jambes, & y cauſoit des éryſipeles.

Mais, c'eſt ſur-tout à la tête que cette humeur produiſoit les effets ſurprenans que j'ai décrits, & donnoit lieu à cette eſpece de léthargie dans laquelle la malade étoit plongée ; en ſorte que ſa vie étoit partagée entre les douleurs les plus vives, & un ſommeil qui la rendoit preſque inſenſible. En continuant le traitement pendant huit jours, la Dlle. M****** a repris ſes forces, & rien n'annonce encore le retour de la ſituation cruelle où elle a été pendant quatorze ans, quoiqu'elle eût dû, pour le prévenir, continuer le traitement qu'elle a négligé, par l'impatience de jouir d'un bien-être qu'elle recouvroit contre son espérance.

M. Riboud, Conseiller à l'Election de Bourg en Bresse, & résidant à Poncin, âgé d'environ soixante ans, avoit eu, depuis huit jours, une attaque de paralysie qui affectoit tout le côté droit : il éprouvoit des douleurs de tête, des tintemens d'oreille & des vertiges, qui ne lui permettoient pas de considérer attentivement aucun objet. Dans cet état, il fut transporté au traitement : après l'avoir subi pendant quatre jours, le pouls devint d'abord plus fréquent, l'embarras de la tête augmenta, ce qui me fit présumer une crise prochaine ; il survint des évacuations par les selles, les urines & la transpiration, qui diminuerent les accidens & rétablirent les forces dans les membres paralysés, au point que M. Riboud parvint à se soutenir sur sa jambe malade, & à agir plus librement. En continuant le traitement pendant un mois, il a obtenu une guérison entiere ; il marche sans appui, & jouit actuellement, dans le lieu de sa résidence, d'une santé aussi parfaite que s'il n'avoit jamais eu d'attaque.

Madame Orsel, âgée d'environ vingt ans, d'une constitution délicate, & chez qui la sensibilité du genre nerveux avoit été beaucoup augmentée par les incommodités qu'elle avoit essuyées pendant sa grossesse, étoit accouchée depuis quarante jours, lorsque je fus appelé par M. son mari. Elle éprouvoit des spasmes continuels; elle ressentoit une vive douleur dans l'estomac; elle avoit des maux de cœur & des envies de vomir fréquentes. On avoit employé inutilement plusieurs émétiques, & beaucoup de médecines. L'abattement des forces, & la perte absolue de l'appétit, aggravoient encore sa situation. Une humeur laiteuse portée vers l'estomac, avoit été regardée, par ceux aux soins de qui la malade avoit été confiée, comme la cause de ces accidens.

Le premier effet du *Magnétisme* a été de rappeler les douleurs de l'estomac, le tremblement convulsif des mâchoires, & d'exciter des contractions involontaires de tous les muscles : à cet état succédoit une tranſpiration abondante qui ramenoit le calme à la malade, avec le déſir d'éprouver une autre criſe pour hâter ſa guériſon; déſir que tous les malades témoignent pendant le traitement, & qui établit une grande différence entre le *Magnétiſme animal* & les remedes ordinaires qui inſpirent l'averſion & le dégoût.

L'intérêt qu'un grand nombre de perſonnes prenoient à la maladie de Madame Orſel, en attiroit beaucoup auprès d'elle, dans les momens où je provoquois les criſes, & notamment des gens qui exercent avec diſtinction l'art de guérir, & qui ne pouvoient s'empêcher d'applaudir aux ſuccès de l'agent que j'employois pour opérer cette cure, & aux progrès ſenſibles de la guériſon dont ils étoient les témoins.

M. B**, âgé d'environ cinquante ans, affecté, depuis huit mois, d'une dartre éryſipélateuſe, qui occupoit une partie des lombes du côté gauche, avec douleur & inflammation, s'eſt préſenté au traitement : après l'avoir ſuivi avec aſſiduité pendant un mois, les ſymptômes ci-deſſus ont diſparu totalement; il en a été de même des taches blanches, veſtiges d'anciennes éruptions, qui annonçoient un vice dartreux, dont le principe a été radicalement détruit par l'influence du *Magnétiſme.*

M. l'Abbé Arnaud fut attaqué, il y a environ ſix mois, de convulſions extraordinaires & preſque continuelles, aux extrémités inférieures, ce qui lui faiſoit craindre une attaque de paralyſie ſemblable à celle qui a terminé les jours d'une de ſes ſœurs. Cette maladie avoit été traitée ſans aucun ſuccès par les remedes ordinaires; les membres s'affoibliſſoient de jour en jour; les plus légeres cauſes procuroient le retour des convulſions, ce qui forçoit le malade à s'arrêter dans le lieu où il ſe trouvoit au moment qu'il étoit ſurpris par ces attaques. Cinq ſemaines de traitement ont ſuffi pour faire ceſſer tous les accidens, & pour faire eſpérer au ſieur Arnaud une guériſon parfaite.

M. Marteau, demeurant en cette ville, âgé d'environ vingt-deux ans, ayant une fievre quarte depuis neuf mois, avec une obſtruction conſidérable à la rate, le ventre très-gonflé, les jambes œdémateuſes, avec une douleur très-vive au foie, m'appela pendant l'un de ſes accès. Je le touchai pendant cinq minutes ; il éprouva ſur le champ des maux de cœur, ſuivis d'une évacuation par les ſelles. Pendant la durée de l'accès, qui fut plus fort que les précédens, la tranſpiration fut des plus abondantes, & après l'accès, les urines furent copieuſes & chargées de beaucoup de ſédiment. Je continuai le même procédé pendant trois accès ; les effets furent à peu près les mêmes ; & au quatrieme, la fievre ceſſa.

Il reſtoit à réſoudre l'obſtruction de la rate, & à débarraſſer le foie de l'humeur bilieuſe qui l'obſtruoit : le malade recouvra aſſez de force pour ſe tranſporter chez moi, où après avoir ſuivi le traitement pendant un mois, tous les ſymptômes ſe ſont évanouis, & ſa ſanté a été ſi parfaitement rétablie, que l'embonpoint a ſuccédé au maraſme, & l'appétit au dégoût pour les alimens. Le teint s'eſt éclairci, les jambes ſe ſont raffermies, l'enflure a diſparu, & l'état du malade eſt tel aujourd'hui, que ceux qui l'ont vu pendant ſa maladie, ont peine à le reconnoître.

Quelques jours après mon arrivée à Lyon, j'eus la satisfaction d'y recevoir madame Richard ma parente, qui venoit du Bourg-Argental, pour se confier à mes soins, & recourir au traitement, pour être guérie des maux d'estomac qu'elle ressentoit depuis quatre ans, & qui avoient pour cause une humeur laiteuse.

Le premier jour du traitement, elle eut un accès de fievre qui dura pendant quatre heures, & se termina par une transpiration qui exhaloit la même odeur que celle qui se fait sentir dans les suites de couches. Deux jours après, il y eut une éruption de boutons rouges & enflammés, qui vinrent à suppuration, & firent cesser la douleur de l'estomac. Au sixieme jour, il survint une crise par les selles, qui furent des plus abondantes & des plus salutaires; puisque la malade, après quinze jours de traitement, a été entiérement rétablie, & a pu se rendre dans le sein de sa famille, où elle jouit d'une santé parfaite.

Mademoiselle de Boissieu, âgée d'environ vingt-deux ans, résidant au Péage de Roussillon, s'est rendue en cette ville pour être traitée d'une maladie grave, survenue à la ſuite d'un rhumatiſme qui affectoit tous les membres, & dont la durée avoit été très-longue. Elle éprouvoit depuis près de trois ans un vomiſſement ſi fréquent, qu'elle rendoit toujours, dans l'intervalle d'un repas à l'autre, la nourriture qu'elle avoit priſe. Elle reſſentoit des déchiremens dans l'eſtomac, & une chaleur ſi dévorante, qu'elle la comparoit à celle d'un braſier. Une maigreur extrême avoit ſuccédé à l'embonpoint qui lui étoit naturel; elle avoit perdu l'enjouement ordinaire à ſon âge: tous ces ſymptômes faiſoient craindre des obſtructions, & annonçoient une dépravation de tous les ſucs digeſtifs.

Depuis cinq ſemaines qu'elle aſſiſte au traitement avec d'autant plus d'aſſiduité qu'elle a établi ſon logement chez moi, il y a un changement ſi avantageux, qu'il peut être regardé comme une guériſon aſſurée; & ce qui la caractériſe, c'eſt la ceſſation du vomiſſement depuis quinze jours, la facilité avec laquelle les digeſtions ſe font, le retour de l'embonpoint, & ſurtout la liberté de prendre des alimens qu'elle ne pouvoit pas même ſupporter avant ſa maladie.

Il m'eût été aiſé de citer un plus grand nombre de cures ; mais celles que je viens de décrire m'ont paru ſuffiſantes, d'autant mieux qu'il n'y a guere que deux mois que le traitement eſt établi à Lyon. Je me ſuis borné à citer un ſeul exemple dans chaque eſpece de maladie. Pluſieurs perſonnes n'ayant pas voulu être nommées, il ne m'a pas été poſſible d'expoſer leurs maux, & l'influence du *Magnétiſme* ſur elles. Les détails auroient peut-être paru ſuſpects, n'étant pas appuyés par leur propre témoignage. Je vais maintenant décrire quelques maladies qui, ſans être parfaitement guéries, me font eſpérer un ſuccès complet.

Le fils de M. le Marquis de Meximieux, âgé de onze ans, eut dès ſa plus tendre enfance un rhumatiſme général, dont les retours fréquens ont occaſionné les plus vives alarmes. Deux mois avant mon arrivée à Lyon, il éprouva pendant une nuit une douleur aiguë dans la poitrine, avec une fievre & une oppreſſion violente : on crut que l'humeur rhumatiſmale étoit la cauſe de ces accidens, & pour la détourner, on avoit appliqué les véſicatoires qui firent ceſſer la douleur ; mais il ſurvint une palpitation de cœur continuelle, & si forte, qu'elle étoit sensible à la vue. Le malade perdit bientôt ses forces, la voix s'altéra, le visage devint pâle & plombé. Au moindre mouvement, l'oppression augmentoit; la rate étoit gonflée & douloureuse; le malade étoit dans un tel état de dépérissement, que j'hésitois à entreprendre sa guérison. Il falloit toute la confiance que m'inspiroient les cures surprenantes que j'avois vu opérer chez M. Mesmer; il falloit encore la connoissance que j'avois de l'empire puissant que cet agent exerce sur la premiere jeunesse, pour me déterminer à donner mes soins à M. de Meximieux.

Je commençai d'abord par faire supprimer un cautere qui ne procuroit aucun soulagement: j'employai le *Magnétisme*, & peu de jours après le malade fut en état de se rendre au traitement; il y eut un mieux sensible. Depuis un mois la palpitation du cœur est diminuée, les forces & l'appétit sont revenus, la respiration est devenue plus facile, & la voix plus forte. La situation de M. de Meximieux promet une guérison prochaine, & répand déjà l'alégresse dans sa famille, dont il eſt la plus chere eſpérance, & qui étoit menacée de le perdre.

Les demoiſelles Montaland, âgées, l'une de vingt ans & l'autre de dix-huit, eurent, il y a environ une année, une frayeur qui excita un tel ébranlement dans tout le ſyſtême nerveux, qu'elles eurent des convulſions terribles, avec perte de connoiſſance, & des mouvemens ſi extraordinaires & ſi violens, qu'il falloit nuit & jour auprès d'elles pluſieurs perſonnes pour prévenir les accidens auxquels elles étoient expoſées. Les accès étoient fréquens, & ne laiſſoient entre eux que de courts intervalles.

Les ſaignées répétées, les bains & tous les calmans n'avoient produit qu'un foible ſoulagement. Le bruit le plus léger, la moindre ſurpriſe, rappeloit les accès; ce qui arrivoit ſouvent dans le même jour.

C'eſt dans cet état que les demoiſelles Montaland ont eu recours à moi. Depuis un mois & demi que je les traite, elles éprouvent un changement ſi heureux, qu'elles peuvent ſe rendre chez moi & ſoutenir, ſans éprouver des convulſions, non-ſeulement le bruit qui s'entend ordinairement dans les rues, mais encore celui qui eſt occaſionné par l'aſſemblée nombreuſe qui aſſiſte au traitement.

Mademoiſelle Broſſar, âgée de ſept ans, eut à deux ans un dépôt de rache ſur les oreilles qui fluerent pour lors, & dont l'écoulement ne fut pas entretenu avec aſſez de ſoin. Sa ſuppreſſion donna lieu à une ſurdité qui augmenta par degrés. Elle a été préſentée au traitement. Dans les premiers jours, l'écoulement des oreilles ſe rétablit, mais il ne fut pas de longue durée, en ſorte que la ſurdité ne fut point diminuée. Au vingtieme jour, il y eut une criſe plus heureuſe que la premiere; la malade eut la fievre pendant trois jours, avec vomiſſemens de bile verte & de beaucoup de glaires; il y eut aux levres une éruption de boutons qui ſuppurerent pendant quelques jours. Actuellement elle entend mieux, & répond lorſqu'on lui parle à voix ordinaire; elle continue à venir au traitement, & le ſuccès qu'elle a déjà obtenu par un mois d'aſſiduité, fait eſpérer une guériſon complete.

En considérant ce tableau des effets du *Magnétisme animal*, dans les différentes maladies, effets qui ne seront point désavoués par ceux qui les ont éprouvés, il est permis d'espérer, pour le bonheur de l'humanité souffrante, qu'on ne rangera pas cet agent dans la classe des remedes qui n'ont qu'un instant de célébrité, & qui sont soumis aux vicissitudes de la mode & du caprice. C'est un principe puissant, agissant sans cesse, remplissant la Nature, influant sur tous les êtres : il les anime, il les vivifie, il répare & conserve les forces, rétablit l'équilibre des humeurs, rappelle à la santé, donne à la jeunesse plus de vigueur, prévient les infirmités qui accablent la vieillesse, recule les bornes de la vie, & rend les derniers momens de notre existence moins douloureux & moins terribles.

Ce n'est point un enthousiasme aveugle ou insensé qui me transporte & m'inspire. J'atteste les nombreux témoins des prodiges opérés par le *Magnétisme*. En est-il un seul qui, voyant la Nature obéissante au signal que lui donne M. Mesmer, n'ait pas été saisi d'admiration ? Ce ne sont point de vaines promesses, des prestiges trompeurs, de faux pronostics ; ce sont des crises dirigées à volonté, qui retracent les accidens, les ſenſations & les maux qu'on a éprouvés ; & quand le *Magnétiſme* ne ſeroit dans bien des cas, qu'un flambeau dont la clarté pénétreroit dans les replis les plus ſecrets du corps humain, & nous feroit ſeulement connoître les maladies qui l'attaquent & le détruiſent, il ſeroit encore l'un des plus grands bienfaits du génie. Combien de malades ſont expoſés chaque jour aux plus grands dangers, malgré le zele & les ſoins des gens les plus experts dans l'art de guérir, par la difficulté qu'ils éprouvent à reconnoître la cauſe & le ſiege des maladies qu'ils traitent !

Il eſt ſur-tout un avantage inappréciable, qui rend le *Magnétiſme animal* ſupérieur aux agens ordinaires. Il pourroit être inſuffiſant pour ranimer la nature expirante, dans un corps débile & uſé par des maladies graves & invétérées ; mais jamais il ne ſera funeſte, jamais il n'épuiſera les forces & le tempérament, en procurant une ſanté factice pour occaſionner enſuite des maux terribles, qui ſont ſouvent l'effet des remedes qu'on a été forcé d'adminiſtrer pour en guérir de moins dangereux. Ce ne ſont point des miracles que le *Magnétiſme* opere ; il ne peut pas créer des organes, mais il rétablit & conſerve ceux que les accidens ont altérés.

Puiſſé-je contribuer à répandre les influences de cet agent ſalutaire! Puiſſent mes ſuccès encourager ceux qui auront beſoin de recourir à lui pour être ſoulagés! Des hommes dont la réputation eſt établie, & qui joignent aux talens & à l'étude de la Médecine, cet eſprit étendu & libre, qui eſt ennemi des préjugés, ont adopté le ſyſtême Meſmérien, & concourent avec moi à démontrer, par des cures, ſon utilité & ſon importance. Le temps approche ſans doute où il ſera généralement reçu; & alors, il n'y aura qu'une voix pour célébrer ſon Auteur. Heureux ſi étant ſecondé par les travaux de Meſſieurs Faiſſolle, Grandchamp & Bonnefoy, je puis coopérer avec eux à des fonctions ſi intéreſſantes pour l'humanité! De tels Collegues ſoutiennent & animent mes eſpérances; ils ne peuvent qu'exciter la confiance qu'ils ont déjà méritée, par les preuves multipliées qu'ils ont données de leurs lumieres, & d'une expérience conſommée dans l'exercice de leur profeſſion.

AVEC APPROBATION ET PERMISSION.

NOUVELLES CURES

OPÉRÉES

PAR LE MAGNETISME ANIMAL.

AVANT-PROPOS.

VOICI encore des cures opérées par le Magnétiſme animal. Quoi qu'on faſſe pour étouffer cette grande découverte, on n'y parviendra pas. M. MESMER, lâchement trahi & plus lâchement perſécuté, eſt décidé à attendre avec fermeté le ſort que lui réſerve la haine implacable de ſes ennemis.

M. MESMER, écrivant à un de ſes amis, en 1783, diſoit : » Mon „ exiſtence reſſemble abſolument à „ celle de tous les hommes qui, en „ combinant des idées fortes & d'une „ vaſte étendue, ſont arrivés à une „ grande erreur, ou à une impor- „ tante vérité ; ils appartiennent à

„ cette erreur ou à cette vérité ; &
„ ſelon qu'elle eſt accueillie , ils
„ vivent admirés, ou meurent mal-
„ heureux. Mais , quoi qu'ils tentent
„ pour recouvrer leur indépendance
„ primitive , c'eſt - à - dire , pour
„ ſéparer leur deſtinée de celle du
„ ſyſtême dont ils ſont les auteurs,
„ ils ne font que d'inutiles efforts.
„ Leur travail eſt celui de Siſiphe,
„ qui roule , malgré lui, le rocher
„ qui l'écraſe ; rien ne peut les
„ ſouſtraire à la tâche qu'ils ſe
„ ſont une fois impoſée ; il faut
„ qu'ils la rempliſſent , ou que la
„ mort les ſurprenne occupés de la
„ remplir. «

M. Mesmer ſera donc tout ce qu'il doit être ; & s'il faut qu'il ſouffre pour avoir fait un grand bien aux hommes, il ſouffrira, mais il n'abandonnera pas ſon travail commencé. Les grandes vérités ne ſont pas le partage des hommes puſillanimes ; & celui qui les découvre, eſt auſſi celui qui eſt le plus digne de les défendre.

Au reſte, on parle ſi diverſement de la Doctrine de M. MESMER ; on ſait ſi peu à quoi s'en tenir ſur l'étendue de cette Doctrine & ſon utilité, que pour fixer les idées du Public ſur ce point, on ſe détermine à faire imprimer ici le Sommaire des diverſes parties du ſyſtême de M. MESMER, tel qu'il a été développé dans un Cours récemment terminé *.

* Les hommes honnêtes qui s'occupent d'enlever à M. Meſmer la gloire d'avoir fait une grande découverte, peuvent eſſayer de chercher dans Maxwel, la Doctrine dont l'on donne ici le Sommaire.

Sommaire de la premiere Partie.

Dans cette premiere Partie, on donnera une idée générale de la matiere & du mouvement; on déterminera les lois du mouvement; on appliquera le mouvement, d'après les lois qu'on aura déterminées, à la matiere: de cette application on fera résulter le développement des formes, ou la génération des corps, sur-tout des corps célestes; & ce développement ou cette génération expliquée, on parlera de l'action que les corps célestes, & tous les corps en général, exercent les uns sur les autres; ce qui constitue leur influence réciproque, ou le Magnétisme universel de la Nature.

Sommaire de la seconde Partie.

Dans cette seconde Partie, on parlera des propriétés des corps : la dureté ou la cohésion, l'élasticité, la mollesse. Après avoir déterminé les causes & les effets de ces diverses propriétés, on considérera le mouvement comme agissant sur les corps, &, selon la nature de son action, produisant les phénomenes de la gravité, du feu, de l'électricité, de l'aimant. On finira par une exposition du systême de l'influence universelle, ou du flux & reflux général entre tous les corps ; & l'on dira pourquoi cette influence modifie tous les Êtres.

Sommaire de la troisieme Partie.

Dans cette troisieme Partie, on parlera de l'homme.

On dira quels ſont les principes qui le conſtituent, & comment il ſe forme.

On dira comment il s'entretient & ſe répare.

On dira comment il convient de le développer.

En parlant des principes qui conſtituent l'homme, & qui concourent à ſa formation, on développera les cauſes de ſa naiſſance; on déterminera ce qu'il faut appeler en lui le principe de la vie; on fera remarquer comment ce principe eſt ſubordonné à l'action des corps céleſtes, de la terre & des corps particuliers. Cette ſubordination, qu'on appellera *Magnétiſme animal*, expliquée, on expoſera la maniere dont ſe diſtribue, dans les organes de l'homme, le principe de la vie; on fera obſerver, par l'effet de cette diſtribution, l'analogie du corps de l'homme avec l'aimant; comment, ainſi que l'aimant, le corps humain a des pôles; quel eſt l'uſage de ces pôles, & comment il eſt facile d'en étendre l'uſage.

En parlant de la maniere dont l'homme s'entretient & ſe répare, on dira ce qu'eſt en lui la vie, ce qu'eſt la mort, ce qu'eſt la ſanté, ce qu'eſt la maladie; comment, par l'application du *Magnétiſme animal*, on peut faire ceſſer la maladie.

En parlant de la maniere dont il convient de développer l'homme, on expliquera comment il reçoit des ſenſations, de la combinaiſon deſquelles réſultent enſuite des idées; ce qu'eſt en lui cet inſtinct qui le porte à ſentir tout ce qui eſt propre, ou tout ce qui peut nuire à ſon exiſtence ; & l'on finira par déterminer les principes phyſiques de ſon éducation.

Théorie de la ſenſibilité, développée d'après les lois générales du Syſtême du Monde.

Théorie-pratique des procédés réſultans de la Doctrine du *Magnétiſme animal*

CURES

OPÉRÉES A BEAUBOURG EN BRIE,

Par le moyen d'un arbre magnétisé, au mois de Juin 1784.

*EXTRAIT D'UNE LETTRE Ecrite à M. B***.*

MADEMOISELLE de Fouilleuse, âgée de 38 ans, malade depuis très-long-temps, mais davantage depuis cinq ans, d'une perte effroyable qui l'avoit réduite à un état désespéré; a commencé le traitement le 8 Juin, & s'est trouvée guérie le 20 Juillet.

L'état de Mademoiselle de Fouilleuse, avant qu'elle ait été traitée par le Magnétisme animal, étoit très-connu à Saint-Germain.

François Noël, Maître Maçon à Torcy, âgé de 36 ans, se plaignoit depuis très-long temps de coliques & de maux d'estomac ; il ne pouvoit plus vaquer à ses affaires, & alloit à Paris pour consulter sur son état. J'essayai de le toucher, il eut une crise de près de six heures ; il s'en retourna ensuite chez lui ; le lendemain il vint me remercier, & n'a plus senti aucun mal-aise. Je n'oserois pas assurer, cependant, qu'en si peu de temps j'aie pu opérer en lui une cure radicale.

La nommée Marie, femme âgée de 30 ans, de ma Paroisse, avoit eu à la suite de fievres, une humeur qui s'étoit portée sur la cuisse gauche ; je la fis transporter à l'arbre : le lendemain, elle y retourna à l'aide d'une béquille ; au bout de huit jours, le mal disparut, & elle marche parfaitement.

La nommée Cécile, fille de Beaubourg, âgée de 38 ans, sourde depuis dix-sept ans, à ne pas entendre la moindre chose, entendit, au bout de dix jours de traitement, l'horloge sonner, à plus de deux cents toises d'elle, & à présent approche d'une entiere guérison.

Jacques-André Masset, âgé de 18 ans, de Villeneuve-Saint-Denis, ayant la fievre quarte depuis deux mois : guéri au bout de trois jours de traitement.

Pierre Tardi, Maître d'Ecole à Noisiel, âgé de soixante-deux ans, ne pouvant marcher, à cause d'un ulcere à la jambe gauche, marche à présent très-bien, & est guéri.

Catherine Baillard, née à Croissy, âgée de 14 ans, ayant les fievres depuis deux ans ; guérie au bout de douze jours.

Le sieur Bertaut, de Noisiel, âgé de 49 ans, attaqué depuis quinze ans d'une goutte-sciatique qui l'empêchoit de gagner sa vie ; va à présent parfaitement, & a été guéri en huit jours.

Je joins, Monsieur, à l'état de ces cures, une plus particuliere, dont M. le Marquis Dulau, qui a sa Terre à une demi-lieue de chez moi, a été témoin ; il a voulu la ſigner, & lui donner auſſi le plus d'authenticité poſſible.

Je ne vous parlerai point de pluſieurs malades qui ont été ſoulagés, & même guéris de petites douleurs, dès la premiere ou ſeconde fois qu'ils ont approché de l'arbre Magnétiſé ; il m'a paru que je ne devois vous entretenir que de quelques faits principaux, & laiſſer là tous les faits ordinaires. Comme l'arbre Magnétiſé eſt actuellement très-connu, & que les malades y affluent de toute part, j'eſpere dans peu vous envoyer des faits propres à accroître l'opinion qu'on a déjà de la découverte de M. Meſmer.

Il n'y a que quinze jours que le traitement, par le moyen d'un arbre Magnétiſé, eſt établi chez moi, & je ſuis trop bien encouragé pour ne pas y donner la plus grande ſuite.

J'ai l'honneur d'être, &c.

Le Marquis DE TISSART DE ROUVRE.

LETTRE

*A M. B***.*

MONSIEUR,

JE vous envoie le Certificat d'une cure authentique, ſur une malade nommée Madame Lefevre, femme du Valet-de-chambre de M. le Marquis Dulau, chez qui je fus dîner le 28 Juin. Il me parla de la maladie de cette femme. Elle avoit commencé au mois de Septembre 1783, par une fievre qu'à force de drogues & de remedes, on avoit fait paſſer; mais il s'étoit jeté ſur ſon genou une humeur qui avoit produit une enflure conſidérable. On ordonna pluſieurs calmans; rien ne réuſſiſſoit. A la longue, l'humeur changea de place, alla ſe jeter ſur le bras & la main gauche, & fit ſouffrir à la malade des douleurs effroyables, au point que jour & nuit elle jetoit les hauts cris. On la ſaigna, on lui donna de nouveau une quantité énorme de calmans, qui ne produiſirent en elle qu'une grande irritation. Je descendis après le dîner chez elle ; au bout de dix minutes elle s'endormit dans mes bras, & resta trois heures très calme ; elle passa la nuit mieux que jamais elle ne l'avoit passé. Au bout de quatre jours, elle vint sur un cheval, chez moi ; elle en descendit avec beaucoup de peine. A l'aide d'une béquille, elle put se conduire jusqu'à l'arbre Magnétisé : elle y est venue très-exactement pendant quinze jours ; elle est actuellement entiérement guérie ; elle se sert de sa main, ne boite plus comme elle le faisoit auparavant ; son rétablissement peut être regardé comme achevé. Ce fait, très-connu dans le Pays, est attesté par M. le Marquis Dulau, qui veut bien signer cette Lettre avec moi.

Le Marquis DULAU.

Le Marquis DE TISSART DE ROUVRE.

LETTRE

De M. Brilhouet, Chirurgien de S. A. S. Monseigneur le Duc de Bourbon, *à M. Mesmer, datée du Château de Chantilly, le 9 Juillet 1784*.*

Monsieur,

J'ai l'honneur de vous adresser avec un extrême plaisir, une nouvelle preuve des effets du Magnétisme animal; c'est par de tels exemples que je m'appliquerai à combattre vos adversaires, & à vous prouver mon fidelle attachement & ma vive reconnoissance.

* Cette Lettre a été envoyée à MM. les Journalistes de Paris, qui prétextant faussement des ordres supérieurs, ont refusé de l'insérer dans leur Feuille.

Le même jour où cette Lettre leur a été présentée, ils ont donné l'annonce d'un Poëme infame, imprimé avec approbation & privilege, intitulé: *La Mesmériade*, Poëme où les mœurs sont encore plus outragées que M. Mesmer, qui en est le Héros.

Il est temps que le Public apprenne, que depuis cinq

Le Jeudi 8 Juillet 1784, S. A. S. Monſeigneur le Prince de Condé, prenant le divertiſſement de la Chaſſe du Cerf, avec ſa Compagnie, dînoit au ſuperbe rendez-vous de la grande table, diſtante d'une lieue du Château de Chantilly.

Le ſieur Colinet, garçon de Cuiſine, âgé de 14 ans, d'une forte conſtitution, d'un tempérament ſanguin, fut envoyé deux fois en commiſſion au Château de Chantilly.

Le vent étoit du Sud, le temps orageux, il faiſoit une chaleur étouffante; Colinet, ne conſultant que ſon caractere impétueux, s'acquitta de ſes commiſſions avec une extrême célérité. Dans cette courſe, il

---

ans que M. Meſmer s'occupe du développement de ſa Doctrine en France, ſi l'on en excepte une ſeule circonſtance, où l'on n'a pu ſe refuſer à ce qu'il demandoit, jamais il n'a pu être permis ni à lui, ni à ſes partiſans, de faire imprimer dans les Papiers publics, quelques lignes pour ſa juſtification.

Et dans ces mêmes papiers, on trouve tous les jours les imputations les plus atroces contre M. Meſmer, publiées ſous l'autorité d'un Cenſeur qui, pour ſervir la haine de quelques hommes puiſſans, ne rougit pas de devenir l'organe des plus abſurdes calomnies.

Cet état d'oppreſſion ne durera pas.

C'eſt, au reſte, une inſigne folie, que de prétendre arrêter le cours d'une vérité phyſique univerſellement utile au genre humain.

perdit néceſſairement, par les ſueurs exceſſives, une très-grande quantité d'humeurs ſéreuſes ; les liqueurs prodigieuſement raréfiées, formerent des embarras dans les principaux viſceres ; la diminution de la cohéſion de la fibre produite par l'extrême chaleur, rendoit les organes incapables de ſurmonter ces obſtacles.

Auſſi Colinet, de retour de ſon ſecond voyage au Château de Chantilly, avoit déjà des diſparates au cerveau ; ſon viſage étoit enflammé, ſes yeux ardens & ſa vue hagarde. Dans cet état, il but abondamment à la glace, & prit un peu de nourriture. Immédiatement après le repas, Colinet fut tout-à-coup ſaiſi de convulſions, de perte totale de connoiſſance ; pluſieurs hommes vigoureux avoient beaucoup de peine à empêcher qu'il ne ſe tuât ; il reſta deux heures dans cet état déplorable, chacun lui adminiſtrant des ſecours à ſa maniere ; au bout de ce laps de temps, je fus enfin mandé.

J'arrivai auprès du malade à huit heures & un quart du ſoir ; je le trouvai ſans connoiſſance, tourmenté de violentes convulſions ; le pouls étoit à peine ſenſible ; la peau de toute l'habitude du corps étoit froide, & enduite d'une ſueur froide & gluante; la reſpiration étoit obſcure, entrecoupée; le viſage étoit décompoſé, hypocratique: tout enfin annonçoit une mort prochaine.

Dans cet état extrêmement alarmant, j'eus recours au Magnétiſme animal; & en moins d'un quart-d'heure, Colinet me paya largement de mes ſoins, en me donnant des marques d'un prochain rétabliſſement; petit-à-petit je ſentis renaître ſous mes mains la chaleur naturelle, la circulation ſe rétablir, la reſpiration ſe ranimer. Enfin, en continuant le même moyen de guérir, j'eus l'extrême ſatisfaction de rétablir toutes les fonctions léſées, tellement qu'au bout d'une demi-heure, Colinet ouvrit les yeux, regarda tout le monde avec intérêt, comme quelqu'un qui s'éveille d'un profond ſommeil; il parla raiſon, ſe plaignit d'un violent mal de tête que je lui diſſipai à l'inſtant, à ſon grand étonnement; puis je lui fis avaler une cuillerée de kerchwaſſer: peu après il s'endormit paiſiblement. Au bout de deux heures il eut une ſueur aſſez abondante.

Toute la nuit a été excellente. Colinet, ce matin à huit heures, s'eſt éveillé comme à ſon ordinaire, ne ſe plaignant que d'un peu de laſſitude.

Cette étonnante guériſon a été opérée au château de Chantilly, en préſence d'une nombreuſe aſſemblée de perſonnes, qui admirent maintenant ce prodige.

Colinet ne s'eſt reſſenti de rien le reſte de la journée, & je l'ai remis à ſon régime de vie accoutumé.

J'ai l'honneur d'être, &c.

BRILHOUET.

Je trouve bon, & conſens que M. Meſmer rende publique l'obſervation intéreſſante de l'application du Magnétiſme animal, ſur le ſieur Colinet, garçon de cuiſine de S. A. S. Monſeigneur le Prince de Condé. A Paris, ce 13 Juillet 1784.

BRILHOUET.

EXPOSÉ

De la Guérison opérée par le Magnétisme animal, sur la Veuve Bussy-Beausoleil, demeurant à Maupertuis en Brie, âgée de cinquante-trois ans.

Le lundi 28 Juin 1784, on est venu m'avertir qu'il y avoit une femme, qu'on disoit à l'agonie. J'ai envoyé le Médecin, devant moi, chez elle; & lorsque j'y suis arrivé, le Médecin m'a dit que cette femme avoit le pouls extrêmement petit, & qu'il la trouvoit fort mal. Elle étouffoit au point de ne pouvoir pas prononcer une seule parole; elle ne pouvoit pas boire; une goutte d'eau achevoit de l'étouffer. Ses yeux étoient couverts comme d'un nuage; son visage entiérement pâle; les pieds, les mains & le nez absolument froids: tout annonçoit une fin prochaine. On venoit de dire pour elle les prieres des agonisans.

Dans cet état, elle a été magnétisée par

deux perſonnes. Au bout d'une demi-heure le pouls a remonté, l'étouffement a diminué, les yeux ont pris un peu de vie, & le viſage un peu de couleur. Il étoit cinq heures & demie. Elle a bu alors, à la ſuite de cette révolution, des gobelets d'eau entiers, gorgée à gorgée, ſans en être incommodée. A huit heures du ſoir, lorſqu'on a ceſſé de la magnétiſer, elle a dit qu'elle ſe ſentoit beaucoup mieux.

J'ai ordonné, pour la nuit, une boiſſon compoſée d'eau, d'un peu de miel (gros comme une noiſette), & d'une goutte de vinaigre, aiguiſée avec un peu d'émétique *; & j'ai dit qu'on lui donnât un lavement d'eau ſimple.

La maladie de cette femme avoit commencé par une enflure des jambes, des cuiſſes, du ventre; & le mal remontant dans la poitrine, lui cauſoit l'étouffement qu'elle éprouvoit. Elle eſt alitée depuis le 17 Juin, & depuis ce temps elle n'a pas dormi.

Le 29. On m'a appris ce matin, qu'elle

* Un quart d'un grain d'émétique, fondu dans un verre d'eau, dont on mettoit une goutte dans un verre de cette boiſſon.

a dormi cette nuit à quelques reprifes ; que la boiffon que j'avois prefcrite & le lavement ont procuré plufieurs évacuations bilieufes & glaireufes, & qu'elle a rendu un ver rouge.

Elle a été magnétifée à-peu-près fix heures dans la journée. J'ai fait continuer la même boiffon, & les évacuations fe font faites fans lavement : le *mieux* a augmenté.

Le 30. Elle a été magnétifée comme hier. Elle va toujours de mieux en mieux. Il n'y a plus de froid aux pieds, ni aux mains. La circulation eft parfaitement rétablie. La malade s'eft même levée, & a refté une heure & demie dans fon fauteuil.

Le Jeudi premier Juillet. Toujours de mieux en mieux. Le caractere & la gaieté ordinaires de cette femme font revenus. On continue de la magnétifer.

Le Vendredi 2. La malade a été cinq à fix heures levée dans fon fauteuil, fentant fes forces revenir, & n'ayant plus aucune efpece de douleur. Les évacuations continuent naturellement : elle a rendu encore un ver long d'un pied, & gros comme le petit doigt.

Le Samedi 3. La malade va de mieux en

mieux, & s'eſt levée une grande partie de la journée.

Le Dimanche 4. La malade a été neuf heures toute habillée dans ſon fauteuil, & a paſſé dans une autre chambre, ſans autre ſecours que ſon bâton.

Le Lundi 5. Le mieux ſe ſoutient. Ses forces ſont encore augmentées.

J'ai obſervé que depuis le lendemain du jour où la malade étoit ſi mal, elle avoit pris un peu de nourriture; qu'elle l'avoit augmentée tous les jours, & s'en étoit trouvée très-bien.

Le Mardi 6. J'ai fait prendre à la malade une cuillerée de crême de tartre dans de l'eau; elle a été purgée trois fois abondamment, & ſe porte à merveille. Elle a paſſé cinq à ſix heures au réſervoir Magnétique, où elle a éprouvé beaucoup de mouvemens. Elle mange ſans que ſon eſtomac en reſſente aucune incommodité. — Il n'eſt plus queſtion d'étouffement. Elle n'a plus que de la foibleſſe, & un pied encore un peu enflé. Le reſte du corps eſt ſain, le viſage eſt net & clair. Elle a paſſé quelques heures aſſiſe à ſa porte.

Le 12. Depuis ce jour, la malade va de mieux en mieux, & ſe trouve aujourd'hui

12 Juillet, dans un état de ſanté parfaite.

Depuis ſa guériſon, afin de conſtater l'état où étoit la malade avant l'application du Magnétiſme animal, il en a été demandé un détail au Médecin & au Chirurgien qui l'ont traitée dans ſa maladie. On joint ici leurs certificats. On obſervera ſeulement, qu'avant le traitement par le Magnétiſme, l'un & l'autre jugeoient ſa maladie déſeſpérée, & avoient déclaré qu'elle mourroit d'une hydropiſie de poitrine.

CERTIFICAT du Sieur ROBAULT, *Chirurgien du Village de Saint, près de Maupertuis.*

LA veuve Buſſy-Beauſoleil a eu, pendant quelque temps, les jambes & les pieds enflés. A cette enflure ſuccéda une oppreſſion de poitrine, accompagnée de fievre : un pouls petit & enfoncé, un étouffement conſidérable, des envies de vomir fréquentes, des foibleſſes preſque continuelles, étoient autant de ſymptômes, qui annonçoient que la malade ſe trouvoit dans le plus grand danger. — Certifié par ledit Chirurgien.

Signé, ROBAULT.

CERTIFICAT du Sieur MARTIN, *Médecin à Coulomiers.*

ENTRE le vingt & le vingt-huit du mois de Juin, j'ai vu deux fois la Dame Buſſy-Beauſoleil, qu'on dit avoir été enflée dans preſque toutes les parties du corps. On avoit donné des remedes qui avoient diminué de beaucoup l'enflure, & il n'en reſtoit preſque point, qu'un peu aux jambes; depuis ce temps, il lui eſt ſurvenu une oppreſſion conſidérable, de ſorte qu'elle ne reſpiroit qu'avec la plus grande peine. Quelques remedes lui furent adminiſtrés relativement à ſon état. Le 28, j'y fus appelé de nouveau; je trouvai la malade dans un état de foibleſſe ſingulier; le pouls très-petit & fourmillant, l'oppreſſion perſiſtant toujours, une pâleur conſidérable, & enfin dans un état qu'on ne pouvoit la remuer, ou la retourner, pour lui donner un remede, ſans qu'elle ſe trouvât mal.

Signé, MARTIN.

EXTRAIT

D'une Lettre de M. Brazier, Docteur en Médecine de la Faculté de Montpellier, à M. Mesmer, datée de Saint-Etienne-en-Forez, le 21 Juillet 1784.

Monsieur,

J'ai attendu que j'eusse fait en cette Ville l'établissement de votre sublime Doctrine, pour vous offrir l'hommage de ma vénération & de ma reconnoissance. J'ai regretté infiniment que mes affaires m'aient privé du plaisir de rester plus long-temps auprès de vous, & de profiter de vos lumieres. Je n'oublierai jamais le service que vous m'avez rendu, & j'emploîrai, en faveur de l'humanité souffrante, les connoissances que je vous dois.

Je m'empresse de vous annoncer, que j'ai déjà eu, dans ma pratique Magnétique, des succès étonnans. Je tiens un journal exact de mes malades, & j'aurai l'honneur de vous le faire paſſer, lorſque j'aurai terminé quelques cures des plus intéreſſantes.......

Mon traitement des pauvres eſt compoſé de quarante malades, qui offriront des obſervations nombreuſes.

J'ai l'honneur d'être, avec une haute vénération,

MONSIEUR,

Votre, &c.

Signé, BRAZIER.

Nota. On croit devoir faire imprimer ici deux Certificats déjà anciens, mais qui prouvent, de maniere à ne ſouffrir aucun doute, de quelle utilité peut être ſur mer, & pour la conſervation des équipages, l'uſage du Magnétiſme animal. M. le Comte de Chaſtenet-Puiſegur a cherché à rendre ces Certificats publics par la voie des Journaux : il n'a pu y parvenir.

NOUS ſouſſignés, embarqués ſur la Flûte du Roi *le Fréderic-Guillaume*, commandé par M. le Comte de Chaſtenet de Puiſegur, Lieutenant de vaiſſeau, certifions les faits énoncés ci-deſſous : Que dans l'eſpace de de trois mois & vingt jours qu'a duré la campagne de ladite Flûte, dans les mers du Nord, aucun des gens de l'Equipage n'a eu de maladies capables de faire craindre pour ſa vie ; que les nommés Jean-Marie Marzin, Nicolas Ragotin, Nicolas Felmant, Henri Cheguillaume, Joſeph Durand, atteints d'incommodités qui s'annonçoient aſſez vivement, ont reçu des ſecours relatifs à la découverte du Docteur Meſmer, tels qu'attouchement de mains, & celui d'une branche de fer enfoncée dans une boîte de bois ; & que dans l'eſpace de deux ou trois jours, ils ont recouvré leur premiere ſanté, & même ſe ſont trouvé plus de vigueur qu'auparavant. En foi de quoi nous avons ſigné. *Signés*, le Chevalier le Pileur, Garde de la Marine. Simon de Soucher, Garde de la Marine, ayant moi-même éprouvé l'efficacité de ce traitement. Beauſſier de Cuvrac, Enſeigne de Vaiſſeau. Cheguillaume, guéri. Ducreſt, Chirurgien-Major. Croix de Joſeph Durant. Nicolas Ragotin. Jean-Marie Marzin. Et Chaſtenet-Puiſegur, ayant moi-même entretenu & rendu la ſanté aux gens dénoncés ci-deſſus.

Le ſieur Hypolite Pillot, Chirurgien-Major de la Flûte du Roi *la Loire*, certifie avoir eu une maladie des plus graves, qui a fait craindre pour ſa vie, lorſqu'il a reçu en notre préſence les ſecours relatifs à la découverte du Docteur Meſmer, tel qu'attouchement des mains, &c. & que dans l'eſpace de huit jours il a recouvré ſa premiere ſanté. En foi de quoi nous avons ſigné. *Signés*, le Chevalier de Roquefeuil, Commandant ledit Bâtiment. De la Roche de Kandraon, Enſeigne des Vaiſſeaux. De Kſalann, Enſeigne des Vaiſſeaux. Et Pillot.

Je certifie avoir employé, pour la guériſon dudit Sr. Pillot, ce que je ſais de relatif à la Doctrine de M. Meſmer, & l'exactitude de ce qui eſt énoncé ci-deſſus. A Paris, ce 9 Octobre 1783. *Signé*, Chaſtenet-Puiſegur *.

---

* On n'apprendra pas quelque jour ſans intérêt, avec quel zele & quelle perſévérance M. le Comte de Chaſtenet de Puyſegur, M. le Comte Maxime de Puyſegur, & M. le Marquis de Puyſegur, ont contribué à établir le Magnétiſme animal en France, & à y faire rendre juſtice à l'Auteur de cette étonnante découverte.

CURE

OPÉRÉE SUR M. NEVEU, ARCHITECTE.

PENDANT que, dans quantité d'Ecrits, on attaque la nouvelle façon de traiter de M. Mesmer, je crois devoir rendre un témoignage authentique de sa supériorité, puisque je lui dois la vie de mon mari.

Je parle affirmativement, parce que je ne puis admettre aucun doute sur ce qui s'est passé sous mes yeux dans son traitement. Or, en voici la narration succincte, telle qu'une femme inexpérimentée sur ces matieres, peut la rendre.

Je déclare donc que le sieur Neveu, Architecte-Juré-Expert, mon mari, fut attaqué, le 13 Mars 1784, très-subitement d'une apoplexie & paralysie totale, ne donnant aucun signe d'être vivant, que parce qu'il respiroit. Qu'aussi-tôt j'ai appelé à son secours les Médecins & Chirurgiens que

que j'ai pu rencontrer dans la recherche que j'en faiſois faire, & qu'enfin ſon Médecin ordinaire eſt venu, lui a fait adminiſtrer les ſaignées du pied, & les potions & purgations émétiſées, d'uſage en pareil cas : que ces médicamens ne lui ont point procuré les évacuations néceſſaires, ce qui avoit occaſionné une enflure conſidérable de bas-ventre.

Que le cinquieme jour, le Médecin & deux Chirurgiens, voyant que les médicamens n'opéroient point leur effet, ont déſeſpéré de leur malade, & ſur mes inſtances réitérées, m'ont déclaré qu'il étoit à toute extrémité, qu'il n'y avoit plus rien à lui faire, qu'il falloit attendre les décrets de la Providence, & lui faire adminiſtrer l'Extrême-Onction.

Que dans l'affliction la plus profonde, voyant que mon mari étoit abandonné, j'eus recours à M. Meſmer, que je priai d'entreprendre la cure de mon mari. Il vint, l'examina, n'en déſeſpéra point, & le magnétiſa. Il revint le ſoir, le magnétiſa, & m'annonça que la nuit ne ſe paſſeroit point qu'il n'évacuât. J'ai vu en effet, avec la plus grande ſatisfaction, que vers minuit il eſt arrivé une évacuation ſi copieuſe, & ſi fréquemment répétée, que quatre perſonnes, gardes-malades, fortes & robuſtes, que j'avois avec moi, ne pouvoient pas ſuffire pendant toute la nuit à le ſoigner.

Que M. Meſmer lui ordonna un régime convenable à ſa ſituation : il lui adminiſtra ſon traitement avec la plus grande aſſiduité pendant plus de vingt jours, & que ce ne fut qu'au bout de ce temps que mon mari commença à donner quelques ſignes de connoiſſance : que pour lors les occupations de M. Meſmer ne lui permettant plus de venir auſſi fréquemment, il me pria de recevoir les viſites d'un de ſes Eleves, qui, ſous ſa direction, lui adminiſtreroit le même traitement ; ce que j'ai accepté.

Je déclare auſſi, que ſur la fin de Mai, mon mari avoit l'uſage de ſa jambe droite paralyſée, & foiblement celui de ſon bras droit.

Que ſon bon ſens lui eſt revenu vers ce même temps, au point de comprendre tout ce dont on lui parloit ; & qu'actuellement il ne lui reſte plus qu'une légere abſence de quelques termes, pour répondre avec préciſion.

Qu'il a été à la campagne pendant les

mois de Juin & de Juillet, eſpérant y achever ſa guériſon.

Qu'il eſt totalement délivré des maux de tête violens, dont il étoit fréquemment accablé, ainſi que de pluſieurs dépôts d'humeurs autour de la tête, que la Médecine n'avoit pu que pallier.

Qu'enfin une enflure ſurvenue au genou de cette jambe droite, l'a déterminé à aller chez M. Meſmer, ce que juſqu'alors il n'avoit pas cru néceſſaire : qu'après deux ſéances, cette enflure s'eſt preſque diſſipée; qu'il y retournera pendant quelque temps pour parfaire ſon entiere guériſon.

Signé, Femme NEVEU.

COMPTE RENDU

A M. MESMER,

De l'état des Malades admis au traitement gratuit par lui établi, ancien Hôtel de Coigny, rue du Coqhéron ; par Monsieur GIRAUD, *Docteur-Médecin de la Faculté de Turin.*

MONSIEUR,

M'ÉTANT chargé, pendant le séjour que je dois faire dans cette Capitale, pour acquérir une connoissance exacte & approfondie de l'efficacité du Magnétisme animal, du traitement de ceux de vos malades auxquels vous donnez des soins gratuits, & sachant combien leur sort vous intéresse ; je crois ne pouvoir mieux répondre à votre confiance, qu'en vous rendant, à la fin de chaque mois, un compte détaillé de l'état dans lequel ils se trouveront, & des progrès qu'ils auront fait vers la ſanté.

J'ai l'honneur d'être avec les ſentimens de vénération qu'on doit aux hommes de génie, qui s'occupent, comme vous, du bien de l'humanité,

MONSIEUR,

Votre très-humble & très-obéiſſant ſerviteur,

GIRAUD.

Nota. Les détails de maladies ayant pour la plupart été rédigés ſur les Mémoires par écrit, ſignés & préſentés par les Malades, on a cru devoir ſe ſervir des expreſſions & termes, autant que poſſible, des Mémoires mêmes, préférant la vérité à la pureté du ſtyle.

1. GENEVIEVE CHEVAL, âgée de trente-ſix ans, domiciliée rue de Cleri, Paroiſſe Notre-Dame-de-Bonnes-Nouvelles, fut atteinte, en 1781, au mois de Septembre & à la ſuite de douleurs très-aiguës à l'épaule & bras droit, d'une paralyſie du

bras avec hébétation de tous ſens, tant internes qu'externes. Après avoir inutilement tenté, pendant dix-huit mois, ſa guériſon par les moyens connus, même par un long uſage des eaux thermales de Bourbon-les-Bains; elle a été admiſe, au commencement de Juin 1783, au traitement Magnétique, dont les effets ne ſe firent ſentir, les ſix premiers mois, que par des ſpaſmes & des commotions violentes, ſur-tout à la tête, auxquelles ont ſuccédé des criſes convulſives & générales. Elle commença pour lors à reſſentir des douleurs vives au bras paralyſé, ſuivies de mouvemens ſpaſmodiques, qui devinrent enfin preſque volontaires. L'état de maraſme du bras s'eſt diſſipé, & la malade eſt actuellement à même de s'en ſervir, ne ſouffrant plus que des tiraillemens douloureux dans le cou & les épaules, avec de légers étourdiſſemens, ſymptômes que l'on eſpere voir bientôt diſſipés par ſon aſſiduité au traitement.

---

2. Marie-Anne Mielle, de Champeron, Dioceſe de Chartres, âgée de vingt-huit ans, domiciliée ſur la Paroiſſe Saint-Euſta-

che ; à la ſuite d'une ſuppreſſion de regles de pluſieurs mois, fut atteinte, à l'âge de dix-ſept ans, d'une douleur au rein droit, ſi violente, qu'elle ne pouvoit preſque marcher, & avoit la reſpiration très-difficile, ſymptômes qui durerent quatre mois, au bout deſquels la douleur commençant à diminuer, & la quantité des urines diminuant auſſi, l'abdomen ſe tuméfia inſenſiblement, & elle devint pleinement aſcitique, malgré tous les remedes mis en uſage pendant cinq ans ; ce qui détermina les perſonnes de l'Art, qui la traitoient, à admettre la ponction, au moyen de laquelle s'évacuerent dix-ſept pintes d'eau. Après cette premiere opération, la malade rendit des graviers par les urines en très-grande quantité, ce qui n'empêcha pas un nouvel épanchement d'eau dans le bas-ventre, qui donna lieu à une ſeconde ponction dix-huit mois après la premiere ; & à pareil intervalle de temps à-peu-près, l'opération a été répétée pour la troiſieme fois. Quelques temps après, les ſymptômes aſcitiques s'étant de nouveau manifeſtés, elle fut admiſe au traitement Magnétique au mois d'Avril dernier, dont elle reſſentit bientôt les effets : ſouffrant, au moyen des attouchemens, des douleurs & des ſpaſmes dans le bas-ventre, qui ſe ſont enſuite déterminés en criſes convulſives; pour les rendre plus efficaces & plus propices à la réſolution des obſtructions, cauſes de la maladie & de ſon opiniâtreté, la quatrieme ponction fut déterminée & pratiquée le premier Juillet. Enſuite de cette quatrieme opération & les premiers jours ſubſéquens, les criſes ont continué à être très-violentes; mais elles ſe ſont enſuite calmées en raiſon de la réſolution des duretés du foie, de la rate & du méſentere, qui étoient très-apparentes & conſidérables. Les urines dès-lors coulant très-abondamment, & vu l'amélioration bien ſenſible de la ſanté de la malade, il y a tout lieu d'eſpérer une prompte & parfaite guériſon.

---

3. Le ſieur Renaudin, ci-devant Secrétaire de l'Intendance de Dombes, ſouffrant, depuis 1778, d'un rhume de cerveau habituel qui empêchoit la reſpiration par le nez & rendoit la prononciation difficile & preſque inintelligible, fut, l'été dernier, attaqué d'une jauniſſe, ſuite de mauvaiſes digeſtions cauſées par des affections mo-

rales : le foie & la rate étoient tellement obſtrués, qu'il en réſultoit une difficulté de reſpirer & preſque une impoſſibilité de marcher : des maux de nerfs ſe joignoient à des douleurs inteſtinales, une conſtipation inquiétante & une mélancolie habituelle.

Préſenté dans cet état au traitement Magnétique, au commencement de Mai dernier, par M. Melletier, Chirurgien-Major de l'Hôtel-Dieu de Trévoux, l'embarras de la tête, la conſtipation & la triſteſſe augmenterent dès les premiers jours, & l'appétit devint inſatiable. Au bout de dix jours, ſurvint une hémorragie très-abondante par le nez, qui s'eſt renouvelée pendant huit jours conſécutifs. A l'hémorragie ſuccéda un flux abondant d'humeurs par le nez, d'abord griſes, brunes & ſanguinolentes, puis jaunâtres, enſuite d'un blanc ſale, qui a duré douze jours : dès les derniers jours de Mai, la tuméfaction douloureuſe des hypocondres s'eſt diſſipée preſque entiérement, les viſceres obſtrués ont repris leur état naturel. A la ſuite de légeres coliques ſuivies de dévoiement, il a ſenti au dos, (ſuivant l'expreſſion du malade) depuis la troiſieme côte du côté gauche juſqu'aux reins, des mouvemens comme d'un fluide tombant goutte à goutte : & dans le courant de Juin, le rhume de cerveau étant entiérement diſſipé, l'embonpoint, la fraîcheur du coloris, l'agilité, la gaieté ont ſuccédé à l'état de ſouffrance ; & le malade, parfaitement rétabli, a abandonné le traitement.

---

4. Le ſieur Pierre Maroteau-Rochedeau, âgé de vingt-ſept ans, domicilié Paroiſſe de Saint-Paul ; traité d'une maladie vénérienne par les remedes mercuriels, tant internes qu'externes, dont il ſuppoſe la quantité trop grande ; au mois de Juin 1780, à la ſuite d'une frayeur occaſionnée par un incendie, il fut atteint d'un accès d'épilepſie qui dura deux heures ; le lendemain, l'accès ſe renouvela plus fort, mais plus court : dès-lors les accès furent irréguliers par la durée, la force & le nombre ; le malade en eſſuyoit par fois deux ou trois le même jour, & paſſoit enſuite deux ou trois jours ſans en être affligé. Le lendemain de la Pentecôte 1783, il ſe préſenta pour être traité par l'électricité, à M. le Dru, qui lui fit eſpérer ſa guériſon dans ſix mois, le prévenant

que les accès augmenteroient en force & en nombre ; ce qui s'effectua, le nombre s'étant porté jusqu'à trente, certains jours. Sa mémoire & ses facultés intellectuelles étoient tellement affoiblies, que ses amis craignoient pour lui une entiere imbécillité ; ce qui le détermina, au commencement d'Avril dernier, à abandonner l'électricité pour essayer les effets du traitement Magnétique, auquel il fut admis le premier Mai dernier. Les accès furent au commencement assez irréguliers jusqu'au treizieme jour de traitement ; dès ce temps-là jusqu'à la fin de Juin, il n'essuya jamais plus de deux accès par jour ; & le malade ayant recouvré la mémoire & toutes ses facultés intellectuelles, n'en a eu aucuns dès le premier Juillet jusqu'au 15, jour auquel par un cas funeste, renversé par un cabriolet, le cheval passant sur sa main, lui causa une telle frayeur, que pendant les huit jours suivans, il a de nouveau essuyé un ou deux accès par jour, mais très-foibles & très-courts, & depuis neuf jours il n'en a eu aucun. Le malade est dans la pleine persuasion que ces derniers accès n'ont été occasionnés que par le susdit accident.

5. Marie - Jeanne Bugée, demeurant rue du Bout-du-Monde, âgée d'environ trente ans, atteinte depuis six, de tumeurs écrouellées au cou & aux aines, dont plusieurs sont ulcérées, est entrée au traitement le 2 Mai dernier; elle fut, dès la premiere semaine, fort sensible aux attouchemens, qui lui procurerent & lui procurent encore des crises spasmodiques au bas-ventre, au cou, & à la tête. L'état des ulceres est beaucoup amélioré, la suppuration louable, & les glandes considérablement diminuées.

---

6. Le sieur Landrin, Fabricant de bas, grande rue du Fauxbourg Saint-Martin, attaqué depuis dix ans de rhumatisme aux extrémités inférieures, accompagné d'un relâchement du sphincter de la vessie, avec perte involontaire d'urines, sur-tout pendant le sommeil, après avoir essayé inutilement un grand nombre de moyens curatoires, est entré au traitement le 10 Mai dernier, & a éprouvé, dès les premiers jours, un peu plus de facilité à marcher, ensuite des mouvemens convulsifs dans tous les membres, & sur-tout à la

jambe droite qui étoit constamment froide, & qui, depuis cette époque, reprit de la chaleur, qui augmenta de jour en jour : les urines sont devenues sédimenteuses, le ventre s'est relâché en raison de l'augmentation des mouvemens convulsifs critiques, jusques vers la fin du mois, époque à laquelle il marchoit avec une facilité inattendue, & d'une vîtesse à l'étonner lui-même. Le sphincter de la vessie a repris son ton naturel. Cette amélioration a augmenté journellement dans le courant de Juin, & les mouvemens critiques ayant cessé dans ces deux mois, le malade se trouve rassuré sur sa prochaine guérison.

---

7. Marguerite Crepin, âgée de cinquante-un an, domiciliée Paroisse Saint-Eustache, attaquée de maux de nerfs anomales depuis quinze ans, & de douleurs rhumatismales critiques à la tête & aux extrémités supérieures, particuliérement avec des nodosités aux articulations des doigts, ayant la vue considérablement diminuée & presque entiérement perdue à à l'œil gauche, par une taie qui en couvroit en grande partie la pupille; est entrée

au traitement le 10 du mois de Mai. Elle fut très-ſenſible, dès les premiers jours, à l'attouchement, qui lui cauſa toujours dès-lors des douleurs & des ſpaſmes conſidérables aux parties affectées ; elle eut par fois des évacuations critiques & abondantes par les ſelles ; les douleurs habituelles ont ſi conſidérablement diminué pendant le traitement, que cette pauvre malade, qui avoit paſſé les trois dernieres années preſqu'immobile dans ſon lit, ſe trouve à préſent dans le cas de marcher & de ſe ſervir librement de ſes bras ; les nodoſités des doigts ſont en partie entiérement diſſipées, & les autres conſidérablement diminuées ; la vue s'eſt beaucoup améliorée à l'œil droit, & la taie du gauche eſt ſenſiblement diminuée.

---

8. Marie-Louiſe, femme Jeanne, âgée de cinquante ans, domiciliée ſur la Paroiſſe Saint-André-des Arts, atteinte depuis huit ans, & à l'époque de la ceſſation des évacuations périodiques, d'une goutte ſciatique à la cuiſſe droite, & ſouffrant dès-lors des douleurs très-vives au dos, accompagnées d'une grande difficulté de reſpirer

occaſionnée par des ſerremens de poitrine ſpaſmodiques, (déſignées par la malade ſous le nom de crampes) ; a été admiſe au traitement magnétique animal les premiers jours du mois de Mai. Les douleurs de la cuiſſe augmenterent beaucoup les trois premieres ſemaines de traitement ; mais celles du dos, comme la difficulté de reſpirer, & les ſerremens de poitrine ont tellement diminué dès le premier jour, que la malade n'en ſouffre preſque plus actuellement : depuis huit jours les douleurs de cuiſſe & de jambes ſont bien moins vives, & les mouvemens en deviennent journellement moins douloureux & plus libres.

---

9. Le ſieur Louis Witeſcher, natif de Strasbourg, âgé de vingt-deux ans, domicilié en cette Ville, Paroiſſe Saint-Euſtache, ... attaqué de douleurs rhumatiſmales vagues, il y a neuf ans, fut depuis ſept atteint d'hémoptyſie aſſez abondante, qui s'eſt depuis renouvelée aſſez fréquemment juſqu'à l'année derniere qu'elle ceſſa totalement ; dès-lors grande difficulté de reſpirer, enrouement habituel, toux, au

commencement ſeche , puis légérement humide ; par fois crachats puriformes, mais en petite quantité ; ſymptômes qui, joints à des accès de fievre anomale, ne laiſſent pas douter que la maladie ne ſoit une phtiſie pulmonaire. Depuis trois mois, il ſuit le traitement ſans aucun changement conſidérable & bien ſenſible ; toutefois la maladie n'a nullement empirée. Le malade au contraire a beaucoup plus de forces, & la reſpiration bien moins difficile, au point qu'il peut actuellement ſe promener aiſément & vaquer à ſes occupations preſque ſans peine.

---

10. Pierre Denis, âgé de ſoixante ans, Maître Serrurier, Paroiſſe Saint-Jacques-de la-Boucherie ; depuis dix ans, attaqué d'une hémiplégie parfaite du côté gauche ; après avoir eſſayé inutilement tous les remedes propoſés par les gens de l'Art, comme par les empyriques, fut admis au traitement Magnétique le 28 Mai dernier. Dès les premiers jours, il ſentit des douleurs vives à l'épaule & au bras, ſenſations qui augmenterent ſucceſſivement, & devinrent générales ſur les parties paralyſées ;

lyſées ; il fut avant la fin de Juin dans le cas de marcher avec aſſez de liberté, & de mouvoir ſon bras, le portant en avant, en arriere & ſur ſa tête ; il ne manque plus à ſon parfait rétabliſſement, que le mouvement de la main & la facilité d'étendre les doigts qui ſont dans un état de criſpation. Il y a tout lieu d'eſpérer que la continuation du traitement diſſipera en plein le reſte de ſes infirmités.

---

11. Anne, femme Mazéla, âgée de vingt-huit ans, domiciliée ſur la Paroiſſe..... fut atteinte, au printemps de l'année 1781, de douleurs aſſez vives au ſein gauche, avec engorgement de glandes ſous le mamelon, ſans aucune cauſe ſoit interne ſoit externe manifeſte ; toutes les fonctions naturelles étoient aſſez régulieres : ces douleurs ſe diſſiperent, ainſi que l'engorgement des glandes, ſous quelques ſemaines, par l'application d'une pommade compoſée avec l'huile d'olive & la cire vierge ; mais le tout ſe renouvela au printemps de l'année ſuivante, & ſe diſſipa par les mêmes moyens juſques au printemps dernier. Alors l'engorgement du

ſein ſe renouvela avec des douleurs qui ſous quinze jours devinrent très-vives, lancinantes, avec des picottemens & une chaleur cuiſante & continuelle, particuliérement à une des glandes, qui étoit de la groſſeur à peu près d'un œuf de pigeon; la malade eſſuyoit ſouvent des défaillances, & étoit privée de ſommeil. Admiſe en cet état au traitement Magnétique, le 27 Mai dernier, elle ſouffrit, dès les premiers jours, des criſes douloureuſes, ſpaſmodiques & très-vives à la partie malade, qui ſe renouveloient deux à trois fois dans les deux à trois heures qu'elle paſſoit au traitement; mais les criſes étoient conſtamment ſuivies du plus grand ſoulagement pour le reſte de la journée, qu'elle paſſoit preſque entiérement ſans ſouffrance; dès-lors le ſommeil devint plus tranquille: au bout de vingt jours, la glande étoit diminuée de moitié. La malade a eu aſſez fréquemment des évacuations par les ſelles; & au commencement de Juillet la glande ſe trouvant réduite à un ſixieme de ſon volume précédent, les ſpaſmes & les douleurs critiques ſe ſont portées du ſein vers l'ovaire droit & la matrice; ce qui a preſque toujours eu lieu juſqu'à ce jour, que la glande ſe trouve preſque réduite à ſon état naturel : la malade ne ſouffre plus que rarement, & pendant le temps qu'elle eſt au traitement, de légeres douleurs au ſein qui ſont preſque momentanées, & paſſent rapidement vers l'ovaire droit & la matrice, où les ſpaſmes critiques continuent encore, quoique bien diminués en nombre & en force. Une amélioration auſſi ſenſible donne tout lieu d'eſpérer que quelque temps encore d'aſſiduité au traitement délivrera entiérement la malade d'une maladie auſſi douloureuſe que dangereuſe.

---

12. Jeanne Godlar, âgée de trente-trois ans, domiciliée ſur la Paroiſſe Saint-Nicolas; ſujette à des maux d'eſtomac & des migraines depuis pluſieurs années : dans le mois de Janvier dernier, à la ſuite d'un ſaiſiſſement qui ſurvint après le repas, &, lors de ſon flux périodique, occaſionna une ſuppreſſion ſubite, fut atteinte d'une apoplexie qui, par les ſecours de l'Art, ſe termina en une hémiplégie parfaite du côté gauche; cette hémiplégie réſiſtant aux ſecours connus, détermina la malade à recourir au traitement Magnétique,

auquel elle fut admise à la fin du mois de Mai dernier, ne pouvant absolument marcher, ni faire le moindre mouvement du bras gauche, ayant la tête penchée en avant & sur le côté, avec distorsion de la bouche.

Peu de jours après son entrée au traitement, la malade commença à ressentir des douleurs, de la chaleur, & des picottemens aux parties paralysées; sensations qui augmenterent successivement avec un si grand avantage, qu'à la fin de Juin elle fut en état de commencer à marcher dans la chambre, & de faire quelques mouvemens du bras: son état s'est encore amélioré dans le courant de ce mois, quant à la plus grande facilité de marcher, & aux mouvemens volontaires du bras, qui ont lieu depuis quelques jours; ce qui fait concevoir l'espoir d'une parfaite & entiere guérison.

---

13. Marie, femme Savatin, âgée de quarante ans, domiciliée sur la Paroisse Saint-Laurent; à la suite de chagrins bien vifs, essuyés en 1780, fut atteinte de douleurs très-fortes d'estomac, & de serremens de poitrine, qui, malgré les saignées répétées, les émétiques & autres secours

usités en pareils cas, la rendirent vraiment arthritique : elle eut dès-lors des accès très-forts, très-fréquens, & presque journaliers. Elle fut admise au traitement Magnétique, le 11 Juin 1784.

Dès les premiers jours du traitement, elle ressentit des douleurs assez vives au creux de l'estomac, & au côté droit de l'abdomen, vers l'ovaire; par les procédés magnétiques, elle a essuyé des crises asthmatiques plus fortes, lors du déclin des cours périodiques. Son état actuel est beaucoup meilleur; les accès d'asthme sont bien moins fréquens & plus courts; la malade a gagné beaucoup en forces & en appétit, & vit dans l'espérance la plus vive & la mieux fondée, lorsqu'elle compare sa situation précédente à la présente.

---

14. Geoffroi Sable, Cordonnier pour femme, domicilié, Paroisse Saint-Eustache, âgé de quarante ans, malade depuis six d'une obstruction au foie si considérable, qu'il paroît avoir acquis le double volume du naturel; en outre, l'abdomen en général tuméfié & dur, de façon que l'on peut présumer un embarras de tous

les autres viſceres y contenus, ce qui lui occaſionne une forte oppreſſion, & grande difficulté de reſpirer ; au moindre mouvement, une laſſitude habituelle des extrémités inférieures, & privation preſque totale de ſommeil ; en cet état, il a été admis au traitement Magnétique, le 15 du mois de Juin dernier. Juſqu'ici rien de bien ſenſible & bien déterminé, ſi ce n'eſt la reſpiration beaucoup plus libre, & plus de facilité à marcher ; ce qui l'engage à ſuivre exactement le traitement.

---

15. Le ſieur Crépi, garçon de Bureau, rue du Bouloir, âgé de cinquante ans, obligé par ſon état d'habiter des lieux humides & froids ; commença à éprouver, il y a quinze mois, une foibleſſe & débilité générale, plus conſidérable aux extrémités inférieures dévenues œdémateuſes ; incommodités auxquelles s'étoit jointe la perte de l'appétit, & une tuméfaction de bas-ventre. Il ſe préſenta au traitement Magnétique dans les premiers jours de Juin dernier ; il a reſſenti les effets les plus heureux, par une augmentation de forces & d'appétit, & par une diminution de l'œ-

deme & de la tuméfaction du bas-ventre. Le malade a eu, durant le traitement, & à différentes reprises, des évacuations bilieuses, à la suite desquelles, ayant été purgé au commencement de Juillet, & se trouvant assez fort & allégé, empressé de vaquer à ses affaires, il a abandonné le traitement, dont la continuation lui auroit été nécessaire pour sa parfaite guérison.

---

16. Le sieur Gilbert, garçon Epicier, âgé de vingt-trois ans, domicilié sur la Paroisse Saint-Eustache; à la suite d'un gros rhume négligé, commença à ressentir une très-grande difficulté de respirer continuelle, qui devint bientôt un vrai asthme convulsif, presque habituel, & dont les accès devinrent si fréquens & si forts, qu'il fut obligé d'abandonner toute occupation. Fatigué par l'inutilité d'une infinité de remedes pratiqués & suivis à la ville comme à la campagne, il fut admis au traitement Magnétique, le 15 Juin dernier, par le moyen duquel il ne tarda pas à éprouver du soulagement, par une plus grande facilité de respirer, la diminution du nombre & de la force des accès asth-

matiques, par un ſommeil plus tranquille & plus long, par l'augmentation d'appétit, & une digeſtion moins pénible : le tout enſuite d'évacuations critiques par les ſelles & les urines. Cette amélioration, bien ſenſible dès les premiers jours de Juillet, s'eſt conſtamment ſoutenue & augmentée, tellement que le malade eſpere dans peu obtenir une parfaite guériſon.

---

17. Pierre Martin, garçon Maréchal-Ferrant, Paroiſſe Saint-Philippe-du-Roule, âgé de trente-huit ans; attaqué depuis cinq mois d'un rhumatiſme fort douloureux aux deux épaules, ſe propageant le long des bras, ſur-tout du bras droit, devenu immobile dès les premiers temps; après avoir été traité inutilement pendant ſix ſemaines à l'Hôpital de la Charité de cette ville, & enſuite encore chez lui par des perſonnes de l'Art, a été admis au traitement Magnétique, le 16 Juin dernier. Par l'effet de ce traitement, les douleurs ſe ſont peu-à-peu diminuées, & enſuite diſſipées; le mouvement du bras droit eſt revenu, & le malade depuis quelques jours, a repris ſes occupations, & ne

ſuit actuellement le traitement que pour aſſurer la conſtance de ſa guériſon.

---

18. Marguérite, femme Jolver, âgée de trente-huit ans, ſujette à des étouffemens conſidérables, cauſés & entretenus par une obſtruction à la rate bien manifeſte, & atteinte depuis Pâques d'une douleur rhumatiſmale & aiguë à l'épaule droite, qui rendoit le mouvement du bras preſque impoſſible, & l'inſomnie preſque continuelle; a été admiſe au traitement Magnétique, le 16 Juin dernier. Elle s'eſt trouvée très-ſenſible au Magnétiſme; la ſeule préſentation de la main à la région de la rate lui procuroit une grande difficulté de reſpirer; ſymptôme qui a ſuivi les proportions de la diminution de dureté & volume dudit viſcere, qui, peu-à-peu, s'eſt réduit au volume naturel. La diminution des douleurs rhumatiſmales au bras a fait des progrès rapides; elles ſont preſque entiérement diſſipées, & la malade ſe ſert de ſon bras ſans gêne; le ſommeil eſt devenu tranquille, & la malade ne ſuit actuellement le traitement que pour perfectionner & affermir ſon rétabliſſement.

---

19. Marie Rose, veuve Beaucour de Pennencour, domiciliée rue Montmartre, Paroisse Saint-Eustache, âgée de cinquante-deux ans; à l'époque de la cessation des regles, en 1775, commença à souffrir des engourdissemens douloureux au bras droit, & quelques mois après, fut atteinte d'une hémiplégie parfaite du côté droit, avec distorsion de la bouche: en cet état, & après avoir pendant long-temps pratiqué inutilement les moyens curatifs qui lui avoient été conseillés, elle fut admise le 25 Juin dernier au traitement Magnétique, dont les effets furent si prompts, que dès les premiers jours, & par les procédés Magnétiques, elle ressentit beaucoup de chaleur à la tête & au bras paralysé, suivie de crispations qui augmenterent peu-à-peu, & se sont déterminées en crises spasmodiques, pendant lesquelles la malade a commencé à avoir des mouvemens forcés & involontaires du bras, qui se portoit en avant vers la poitrine, & du côté gauche: les crises ont été constantes dès-lors, & la malade a été, dès les premiers jours de Juillet, en état de marcher avec assez de liberté, & de mouvoir son bras à volonté. Il ne manque actuellement à sa parfaite

guérifon, que de recouvrer le mouvement des doigts, qui n'eft encore libre que lors des attouchemens Magnétiques, de l'épaule & du bras.

---

20. Marie Colignan, âgée de trente-huit ans, domiciliée fur la Paroiffe Saint-Euftache : à la fuite d'une fievre maligne, dont elle fut malade il y a deux ans, commença à fouffrir des coliques fréquentes, devenues par la fuite prefque habituelles, avec perte d'appétit, &, par intervalles, des vomiffemens violens, avec perte de connoiffance ; fymptômes auxquels, dès long-temps, s'eft jointe une douleur continuelle, & par fois fi vive à la hanche droite & partie antérieure de la cuiffe, qu'elle peut à peine marcher.

Ajoutez à cela, que depuis un mois elle avoit perdu le fommeil, & que depuis trois mois elle étoit tourmentée par une fuppreffion, qui ajoutoit encore à fes autres maux.

Admife au traitement le 26 Juin dernier, le Magnétifme a fait découvrir un engorgement confidérable à la région épigaftrique, & une obftruction fenfible à la matrice, & vers les ovaires, où elle éprouve des ſenſations douloureuſes, qui ſont plus vives encore à la région lombaire, en approchant des ligamens des vertebres. Dès les premiers jours du traitement, le vomiſſement a ceſſé, les douleurs ont diminué, le ſommeil a été plus long & plus tranquille, & le mouvement de la cuiſſe plus libre; la malade marche actuellement preſque ſans ſouffrance; elle a eu par fois des évacuations critiques bilieuſes par les ſelles, qui, derniérement, ont été plus abondantes; l'engorgement des viſceres paroît conſidérablement diminué.

---

21. Marguerite Leclerc, âgée de vingt-quatre ans, domiciliée rue de l'Arbre-ſec, Paroiſſe Saint-Germain-l'Auxerrois; à la ſuite d'un ſaiſiſſement, a eſſuyé une ſuppreſſion totale des regles depuis un an. Elle s'eſt préſentée le dernier jour de Juin au traitement Magnétique, ayant l'abdomen généralement fort tuméfié, avec obſtruction ſenſible du foie, de la rate, engorgement à la matrice, & une tuméfaction conſidérable, pâle, mollaſſe & non œdémateuſe des deux genoux, dont le volume eſt plus que le double du natu-

rel. Elle a eu, dès les premiers jours, & continue à avoir des crifes fpafmodiques & douloureufes dans le bas-ventre, dont le volume eft confidérablement diminué actuellement; elle a eu auffi des évacuations abondantes par les felles, accompagnées de coliques. La malade marche maintenant beaucoup plus librement; & d'après le meilleur état qu'elle reffent, efpere les plus heureux effets pour l'avenir.

---

22. Louis Leroi, fils d'un Menuifier, rue du Pont-aux-choux, Paroiffe Saint-Gervais, âgé d'environ douze ans, fujet depuis l'âge de trois, à des convulfions périodiques de huit en huit jours, & qui duroient environ une demi-heure, après lefquels il fouffroit d'un mal de tête violent pendant vingt-quatre heures; a été admis le 30 Juin dernier, au traitement Magnétique, dont l'effet fut fi heureux, qu'il n'a reffenti qu'une feule fois un petit étourdiffement, le 2 Juillet; & malgré plufieurs jours d'abfence, il fe trouve déjà dans le plus parfait état de fanté.

---

23. Le ſieur Mathias Loiſelle, Coffretier, rue de la Barillerie, Paroiſſe Saint-Barthelemy; ſouffrant depuis dix ans d'accès journaliers & très-fréquens, de violentes criſpations dans l'eſtomac, qui ſe propageoient au dos, aux épaules, aux reins, & aux inteſtins qui ſembloient ſe gonfler, ſe tirer & même ſe tordre, ſelon les expreſſions du malade, conſignées dans le Mémoire qu'il a remis; dans ces momens, il ſe trouvoit tantôt ſans forces, tantôt dans des ſpaſmes qui l'obligeoient de ſe rouler par terre, & de pouſſer les haut cris; à ces ſymptômes étoient joints des vomiſſemens fréquens d'alimens & de matieres glaireuſes, que le malade hâtoit ſouvent lui-même pour ſe procurer quelque ſoulagement; l'appétit étoit capricieux, la digeſtion pénible: rarement le malade pouvoit jouir de quelques heures de ſommeil, même interrompu, &, ſouffrant trop d'une poſition horizontale dans le lit, étoit obligé de ſe tenir ſur ſon ſéant.

Après avoir été traité par pluſieurs perſonnes de l'Art, & ſans aucun ſoulagement, le malade s'étoit confié aux ſoins de M. Le Dru, qui l'a traité pendant dix mois & demi conſécutifs, au moyen de l'Electricité, dont il n'a non plus retiré aucun fruit ; ce qui l'a déterminé à essayer un nouveau traitement par le Magnétisme ; auquel il a été admis le 3 Juillet : dès le second jour, il a eu quelque soulagement, par la cessation des vomissemens, qui, dès-lors, a été constante, & le sommeil moins agité ; le sixieme jour, le malade a eu des évacuations critiques par les selles qui se sont renouvelées plusieurs fois, depuis le dixieme jusqu'au quinzieme jour ; il a essuyé par les procédés Magnétiques, des crises spasmodiques fort douloureuses, qui lui laissoient un bien-être pour le reste de la journée ; & dès-lors, il commença à dormir tranquillement & horizontalement dans son lit, cinq à six heures consécutives ; & dès le quinzieme jour de traitement, presque tous les symptômes douloureux ont tellement disparu, que le meilleur être du malade est très-grand ; il ne doute pas lui-même, au moyen de son assiduité, qu'il ne se trouve parfaitement rétabli, & en peu de temps, d'une maladie aussi opiniâtre que périlleuse.

---

24. Pierre Begon, domicilié rue Charonne, Faubourg Saint-Antoine, âgé de

quarante ans; atteint depuis cinq de douleurs rhumatifinales qui, d'abord ont attaqué le genou & la jambe gauche: de là, se sont propagées à la droite & portées aux reins, de maniere qu'il pouvoit à peine marcher, même à l'aide de ses béquilles. Dans cet état, & après avoir inutilement tenté plusieurs remedes, & s'être même soumis pendant plusieurs mois au traitement Electrique du sieur Le Dru, a été admis, le 4 Juillet, au traitement Magnétique, qui, dès les premiers jours, lui a procuré des évacuations critiques très-abondantes par les selles, d'après lesquelles grand soulagement, & cessation presque totale des douleurs de reins; état qui s'est soutenu dès-lors, avec diminution de douleurs des cuisses & des jambes, dont il souffre encore, quoiqu'il marche bien plus librement.

---

25. Charles Simonin, Horloger, domicilié à Paris, Paroisse Saint-Séverin, souffrant depuis dix-huit ans, par intervalles, de douleurs avec tuméfaction & tension à l'articulation du pied gauche, & depuis six ans, de douleurs presque continuelles plus ou moins fortes à l'épaule & au bras gauche;

a été admis au traitement Magnétique, le 5 Juillet, dont il reſſent de grands avantages par la diminution des douleurs, ſoit du pied, ſoit de l'épaule & du bras, dont il ſe ſert à-préſent avec facilité & peu de ſouffrance.

---

26. Marguerite Tourrin, de Clermont en Auvergne, domiciliée rue de la Monnoie, Paroiſſe Saint-Germain-l'Auxerrois, âgée de quarante-quatre ans; & ſourde depuis onze des deux oreilles, plus particuliérement de la gauche, ſans aucune cauſe évidente de cette indiſpoſition, ayant ſes évacuations périodiques très-régulieres, & jouiſſant même de beaucoup d'embonpoint : a été admiſe au traitement Magnétique, le 12 de ce mois; les cinq premiers jours, elle n'a reſſenti aucun effet; mais dès le ſixieme, par les procédés Magnétiques, elle a eu dans les oreilles des douleurs vives & lancinantes, avec bourdonnement, des étourdiſſemens, & des ſenſations vives & particulieres le long du collet de l'épine du dos. (Telles ſont ſes expreſſions.) La tête paroît actuellement beaucoup plus libre, & quelque peu de ſéroſité, qui, depuis quatre

jours, flue par les oreilles, rendent l'ouïe moins dure, & augmentent le courage de la malade, & l'espoir de sa prompte guérison.

---

27. Jean-Pierre Gendarme, natif d'Aubervilliers, âgé de quarante ans, habitué à un usage immodéré du vin, & atteint depuis sept ans de tremblemens considérables des extérmités supérieures. Ces tremblemens se sont propagés aux extrémités inférieures, & se sont tellement augmentés depuis un an, qu'il peut à peine marcher & relever ses bras.

Dans cet état, il a été admis le 15 de ce mois au traitement Magnétique, & sous cette derniere quinzaine, il a gagné assez pour pouvoir marcher avec un peu plus de fermeté, & être bien moins affligé du tremblement des bras.

---

28. Le sieur Daupres, Tailleur, rue d'Orléans-Saint-Honoré, Paroisse Saint-Eustache, ayant habité avec Marie Nicôle sa femme, dans une maison nouvellement bâtie, fut atteint, il y a trois mois, de douleurs rhumatismales très-vives

& presque universelles, mais plus fortes du côté droit, sur lequel il ne pouvoit se coucher un instant sans beaucoup souffrir, après avoir inutilement tenté plusieurs remedes : il a été admis au traitement Magnétique, le 18 de ce mois; & sous peu de jours, il fut tellement soulagé, qu'il présenta sa femme souffrante aussi des mêmes douleurs aux bras & aux jambes, & des étouffemens considérables : elle se félicite des effets curatifs du traitement, & éprouve beaucoup de soulagement.

---

29. Edme Deniset, Journalier, âgé de soixante-trois ans, domicilié à Vincennes; atteint d'une paralysie parfaite du bras gauche, depuis six semaines, se présenta le 20 de ce mois, au traitement Magnétique, dont les effets ont été si prompts, qu'à sa premiere séance, il ressentit à l'épaule & au bras paralysés, de la chaleur & de la douleur, qui durerent tout le jour : le soir du deuxieme jour, il commença à faire des mouvemens de la main; & le troisieme, il fut en état de se servir de son bras & de sa main, si naturellement, qu'il a été très-difficile de le

convaincre de la néceſſité de ſuivre encore le traitement pendant quelque temps, pour rendre ſa guériſon auſſi conſtante qu'elle a été prompte.

---

30. Joſephine Giboy, domiciliée ſur la Paroiſſe de Saint-Jean-en-Grêve, âgée de vingt-un ans; ſujette depuis dix, à la ſuite d'une frayeur, à des accès d'épilepſie aſſez violens, longs, fréquens & irréguliers, malgré la menſtruation qui s'eſt établie à l'âge de dix ſept ans, & dès-lors a été fort réguliere : a été admiſe au traitement Magnétique, le 22 de ce mois. Sous l'eſpace de huit jours, les accès ont déjà diminué en nombre, en force & en durée.

---

31. Mademoiſelle Rondue, demeurant rue de Richelieu, âgée de vingt-trois ans; atteinte depuis quinze jours d'une jauniſſe bien caractériſée, & d'une obſtruction bien manifeſte & conſidérable au foie, accompagnée de coliques fréquentes & fort douloureuſes : a été admiſe au traitement Magnétique, le 23 de ce mois; le ſecond jour elle a eu des évacuations faciles & abondantes par les

ſelles, qui ont beaucoup diminué les coliques & le volume du foie ; la couleur jaune des yeux & de la peau eſt bien moins foncée ; la malade ſouffre moins & a plus d'appétit, ce qui fait eſpérer une aſſez prompte guériſon.

Nota. L'on joindra à l'état des malades du mois d'Août, celui d'une trentaine d'autres, que la briéveté du temps n'a pas permis d'inſérer dans celui-ci ; entr'autres, de pluſieurs ſourds, & enfans rachitiques, dont les progrès, quoique lents, ſont manifeſtes ; & d'une douzaine d'autres malades admis au traitement dans les derniers jours de ce mois.

Paris, ce 31 Juillet 1784.

EXTRAIT
DU JOURNAL DE PARIS, du 16 Août 1784. N°. 229.

CURE d'une Hydropisie universelle, qui a été faite sous mes yeux par M. TERS, Chirurgien-ordinaire du Roi, par le moyen du MAGNÉTISME ANIMAL.

JE soussigné, Docteur en Médecine & Médecin pensionné de la ville de Nogent-sur-Seine, Médecin de l'Hôpital & des Epidémies, &c. certifie avoir été appelé le 6 du mois de Mars dernier, pour voir le nommé *Thevenin*, Jardinier, demeurant à un quart de lieue de cette Ville, sur la route de Bray-sur-Seine.

Je trouvai cet homme attaqué d'une fievre intermittente quotidienne ; son viſage étoit bouffi, & la couleur de la peau d'un jaune tirant ſur le verd. Il avoit une oppreſſion conſidérable & une toux continuelle, ſur-tout la nuit; les urines couloient difficilement, & en très-petite quantité; il étoit d'un accablement extrême & ne pouvoit dormir. Aux queſtions que je lui fis ſur ce qui avoit précédé ce malheureux état, il me répondit que depuis le mois de Septembre dernier il avoit une fievre tierce qui ne l'avoit preſque pas quitté, malgré les ſoins que lui avoit donnés pendant tout ce temps M. Plumet, Lieutenant du premier Chirurgien du Roi, & Chirurgien de l'Hôpital de cette Ville.

L'état critique du malade, l'épuiſement où il étoit par la longueur de la maladie, ſa pauvreté, m'offroient peu de reſſources; cependant je lui preſcrivis les apéritifs amers, & une boiſſon adouciſſante. Le neuvieme jour, le trouvant dans le même état, je lui ordonnai deux verres de tiſane purgative, qui l'évacuerent beaucoup, & procurerent un peu de mieux; le ſoir l'oppreſſion étoit diminuée, ainſi que la bouffiſſure du viſage; il dormit un peu la nuit. Le 11, le 12, cet état ſe ſoutint, & le 13 je lui preſcrivis la tiſane purgative qui l'évacua encore aſſez bien ; mais le 13 il empira, & le 14 davantage : l'oppreſſion reparut avec plus de violence ; le malade étouffoit, & ne pouvoit abſolument ſe coucher ſur le dos ; & même toute autre poſition le gênoit. Le viſage étoit devenu plus bouffi qu'auparavant ; le pouls étoit petit, concentré & miſérable ; les urines ne couloient preſque plus ; le ventre étoit tendu, les pieds & les jambes enflés. A deux heures de la nuit, l'étouffement devint ſi conſidérable, que l'on crut que ce malheureux alloit être ſuffoqué ; on l'adminiſtra alors. Le 16, quelques circonſtances me forcerent de ceſſer de le voir. Le Sr. Plumet, ſon Chirurgien ordinaire, a continué de lui donner ſes ſoins juſqu'au 12 de Juillet que M. Ters s'en eſt chargé de la maniere ſuivante.

Etant chez M. de Boullongne, Conſeiller d'Etat, en ſon château de la Chapelle, près cette Ville, le haſard le conduiſit, en ſe promenant avec pluſieurs perſonnes de conſidération, vers la maiſon de cet homme. Un des gens de Madame de Boullongne y entra pour demander à boire. Il fut effrayé & touché de l'état de ce malheureux, & en rendit compte ſur le champ à ſa Maîtreſſe. Cette Dame ſaiſit avec empreſſement l'occaſion qui ſe préſentoit de le faire ſecourir. Elle engagea M. Ters à l'aller voir : celui-ci trouva le malade enflé de la tête aux pieds ; le viſage étoit monſtrueux, le bras droit ſi enflé qu'il ne pouvoit le remuer, & que l'épiderme de la main crevé en différens endroits laiſſoit ſuinter une grande quantité d'eau ; le bras & la main gauche étoient auſſi très-enflés. Le ventre préſentoit une ſurface à faire croire qu'il contenoit vingt pintes d'eau ; les cuiſſes & les jambes avoient le double du volume ordinaire ; le malade étouffoit, il crachoit beaucoup de matiere purulente & verdâtre, ne rendoit pas un verre d'urine par jour ; enfin, il étoit à la veille de périr.

M. Ters, prié par toutes les perſonnes de la ſociété d'eſſayer le Magnétiſme animal, ſe rendit à leur déſir, & dès le lendemain il magnétiſa ce moribond. L'effet du Magnétiſme (malgré le peu d'eſpoir que lui offroit la poſition du malade) a été ſi ſenſible, que M. Ters fut encouragé à le voir deux fois par jour en préſence du Sr. Plumet ſon Chirurgien ordinaire, du Sr. Lange, Chirurgien de cette Ville,

& de moi, qui l'ai ſuivi pendant tout ce traitement. L'effet de la ſeconde application du Magnétiſme a été encore plus marqué ; le malade a éprouvé une grande chaleur par tout le corps, un mal-aiſe univerſel ; il a pleuré & s'eſt endormi à pluſieurs repriſes dans la journée ; il a rendu à pluſieurs fois plus d'une chopine d'urine.

M. Ters a continué les jours ſuivans de le magnétiſer deux fois par jour ; les urines ont coulé de plus en plus, de maniere que le malade en a rendu juſqu'à quatre pintes en vingt-quatre heures : alors il s'eſt trouvé bien ſoulagé, & a repris un air de vigueur ; les forces ont augmenté, l'enflure a diminué par-tout, la reſpiration eſt devenue plus aiſée, la toux moins fréquente, il y a eu un peu de ſommeil.

Le 8 l'enflure étoit diminuée au point que le malade a pu ſe lever ſeul, & ſe promener dans ſa chambre ; les urines ont continué de couler dans la même quantité, & pour les entretenir, M. Ters a jugé à propos à cette époque d'ordonner la tiſane de pariétaire, & un verre de ſuc de cerfeuil tous les matins. Sa nourriture pendant tout ce temps a été du pain dans du lait, & un peu de vin d'Eſpagne.

Du 8 au 15, la toux a presque disparu, les crachats ont cessé, la respiration est devenue libre, le bras gauche a été entiérement désenflé, & le bras droit très-diminué; les bourrelets qu'il avoit sur les reins ont aux trois quarts disparu. Un mieux si marqué & si inattendu a fait redoubler les soins de M. Ters, qui dès-lors a espéré être assez heureux pour conduire son malade à une guérison parfaite. En effet, il étoit de plus en plus sensible aux applications magnétiques; il éprouvoit des douleurs vives & des angoisses de toute espece; nous l'avons vu alternativement pleurer, se plaindre d'un feu dévorant, & s'endormir. Enfin, au quinzieme jour du traitement, il a été entiérement désenflé; le sommeil qui avoit augmenté jusqu'à être de cinq ou six heures, les nuits précédentes, est devenu plein & parfait; les urines ont diminué sensiblement, elles n'ont plus été ni épaisses ni fétides; le ventre a repris son volume naturel, le malade a bu & mangé suivant sa position, a pu rester levé toute la journée, & se promener devant sa maison.

Ce traitement Magnétique a été fait de la maniere la plus publique. Plus de trente perſonnes de Nogent & des environs ont vu opérer M. Ters, & atteſteront, s'il eſt néceſſaire, l'état où étoit le malade lorſqu'il l'a entrepris, & la ſanté dont il jouit aujourd'hui.

Signé à Nogent, ce 29 Juillet 1784 : *Pibault*, Docteur-Médecin ; *Plumet*, Lieutenant du Premier Chirurgien du Roi ; *Bourgeois*, Maire ; *Crauſſon*, Echevin ; *Beaugendre*, Préſident de l'Election ; *Bouillerot de Chanvallon ; Heirſe*, Echevin ; *Hucaut*, Curé de Nogent, Avocat du Parlement de Paris ; *Tarin*, Conſeiller en l'Election ; *Minard de Joucqueuſe*

Nous, Lieutenant-général au Bailliage de Nogent-ſur-Seine, & Subdélégué de l'Intendance de Paris, au Département dudit Nogent, certifions avoir vu le ſieur Thevenin, dénoncé au Certificat ci-deſſus, dans l'état de mieux dont il eſt rendu compte. *Miſſoniers.*

Nous, Procureur du Roi au Bailliage de Nogent, certifions la vérité des faits contenus au Certificat ci-deſſus, ce 29 Juillet. *Macquereſt.*

Je certifie avoir été témoin du traitement & de la guériſon du ſieur Thevenin, ci-deſſus nommé. *Courard*, Prieur-

Curé de Marigny ; *Begley*, premier Vicaire ; *le Noir*, Notaire-Royal ; *Erivot*, Prêtre-Vicaire à Nogent ; *Lange*, Chirurgien ; *Hihoucy des Novers*, premier Commis des affaires de l'Inde ; l'Abbé *Postulard*, Chapelain de l'Hôtel-Dieu ; *Billeton du Marnay*, Sous-Lieutenant de Maréchaussée ; *Cauvin*, ancien Avocat au Parlement.

Certifie avoir suivi le traitement dont il est mention ci-dessus. L'Abbé *de Boullareaux*, Prieur-Commendataire de Saint-Clément-de-Valorgue.

Certifie le traitement ci-dessus véritable, pour l'avoir suivi très-exactement. *Boullongne*, *Boullongne de Nogent*.

Je certifie avoir vu le Malade le premier jour que M. Ters y a été, & l'avoir trouvé dans l'état de maladie décrit ci-dessus. Le Maréchal Duc *de Duras*, le Comte *de Duras*.

J'atteste avoir vu le Malade dans l'état le plus déplorable, & en avoir suivi le traitement Magnétique jusqu'à parfaite guérison. A la Chapelle, ce 30 Juillet 1784. Le Comte *de Pelet*, la Comtesse *de Pelet*.

Je certifie que le 29 Juillet, étant au château de la Chapelle, j'ai vu le Malade dont il eſt queſtion, entiérement déſenflé, & paroiſſant être dans le meïlleur état de convaleſcence. A Paris, ce 6 Août 1784. T. A. *Eu.* Evêque de Nantes; *Feydeau de Boullongne*, la Maréchale *de Belzunce*, le Comte de *Belzunce*, Capitaine de Dragons.

L'original du préſent Procès-verbal eſt entre mes mains. A Paris, ce 8 Août 1784.

Signé, TERS.

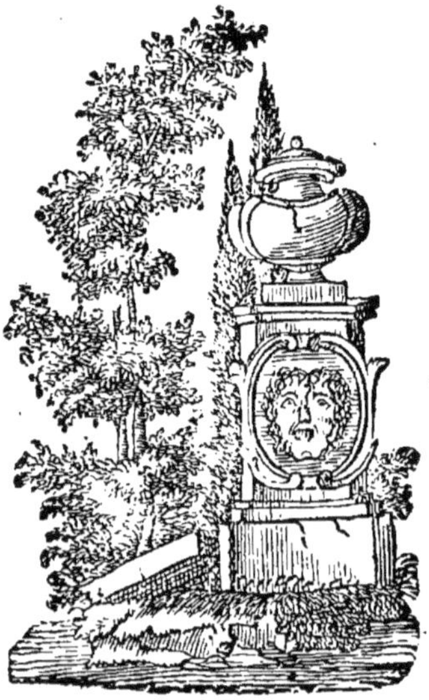

LETTRE DE M. MESMER, A M. ***.

Paris, 16 Août.

Je viens de lire, Monſieur, les Recherches de M. *Thouret* ſur le Magnétiſme animal, & l'Approbation très-détaillée que la Société Royale de Médecine a donnée à cet Ouvrage.

J'ai trouvé dans l'Approbation de la Société trois aſſertions remarquables.

La premiere, que j'ai manqué aux lois du Royaume, en ne ſoumettant pas ma Doctrine à l'examen de la Société.

La ſeconde, que M. *Thouret* a très-bien prouvé l'identité de ma Doctrine avec celle de quelques Philoſophes des ſeizieme & dix-ſeptieme ſiecles, & qu'ainſi je n'en ſuis pas l'inventeur.

La troiſieme, que ma Doctrine eſt fauſſe, & que l'efficacité des procédés qui en réſultent n'eſt qu'une chimere.

Je hais les longues diſcuſſions, Monſieur,

& à ces trois aſſertions, je n'ai que trois réponſes très-courtes à faire.

D'abord, pour me ſervir d'une expreſſion modérée, la premiere aſſertion de la Société n'eſt pas exacte : quoique je ſuſſe parfaitement tous les riſques que j'avois à courir en abandonnant à l'examen d'un Comité de Médecins une Doctrine qui heurte tous les préjugés, ou, ſi vous l'aimez mieux, qui ne s'accorde pas avec leurs connoiſſances ; cependant, Monſieur, vous n'ignorez pas qu'en 1778 j'ai invité vos Confreres à venir chez moi conſtater les effets avantageux que j'aſſurois devoir réſulter de l'application de mes principes ; vous n'ignorez pas que mon deſſein, après que ces effets auroient été conſtatés de la meilleure maniere qu'ils pouvoient l'être, étoit de rendre votre Société, ainſi que l'Académie des Sciences, dépoſitaires de ma Doctrine, & de concerter avec l'une & l'autre, les moyens de la développer & de la répandre. Vous n'ignorez pas que toutes mes démarches auprès de votre Compagnie ſe ſont terminées, de ſa part, par le refu de m'entendre, & que vous m'avez vous-même notifié ce refus. Ces faits devant être encore

encore préſens à votre Mémoire, il me ſemble, Monſieur, qu'on n'a pas pu dire, ſans négliger un peu la vérité, que j'ai manqué aux lois du Royaume, en ne ſoumettant pas ma Doctrine à l'examen de la Société Royale de Médecine, & qu'on pouvoit trouver dans des expreſſions moins déterminées, une maniere plus adroite & plus fine de juſtifier la Société, de ce qu'en 1778 il ne lui a pas paru convenable d'accepter mes offres.

Enſuite la ſeconde aſſertion de la Société me paroît tout au moins inutile. Je n'ai pas lu ce Maxwel, qui joue un ſi grand rôle dans l'Ouvrage de M. *Thouret*, & qui ſe trouve, ſans que je m'en ſois douté, être l'inventeur de ma Doctrine. Lorſqu'il en ſera temps, peut-être trouvera-t-on que s'il réſulte des propoſitions de Maxwel, qu'il exiſte une action réciproque, ou un Magnétiſme entre tous les corps qui ſe meuvent dans l'eſpace, & que cette action n'eſt pas indifférente à leur conſervation, (vérité également ſoupçonnée par Newton, par Deſcartes & par tous les Savans qui ſe ſont occupés de la Phyſique générale); cependant ma Théorie du Monde & des Êtres organiſés peut bien encore m'appartenir.

Quant à préſent, il me ſemble qu'il ne faut que rechercher ſi ma Doctrine eſt ou n'eſt pas avantageuſe à l'humanité, & puis convenir de bonne foi que ſi elle doit produire quelques avantages, lors même que je n'en ſerois pas l'inventeur, ma perſévérance opiniâtre à l'éclaircir, à la développer, à la défendre, doit me mériter de la part des hommes honnêtes un peu de reconnoiſſance.

Enfin, Monſieur, la Société, par une troiſieme aſſertion, déclare que ma Doctrine eſt fauſſe, & que les procédés que je me ſuis faits en conſéquence ſont une chimere. Je ne combattrai pas directement cette troiſieme aſſertion; mais vous me permettrez de prendre acte ici de la déclaration qu'a fait votre Compagnie le 9 Juillet 1784, époque de l'approbation qu'elle a donnée au Livre de M. Thouret, que la Doctrine du Magnétiſme animal eſt une erreur; & ſi j'ai bien ſaiſi le ſens des termes dont elle ſe ſert, qu'elle eſt même une impoſture, c'eſt-à-dire, qu'il eſt faux qu'il exiſte entre tous les corps une influence ou une action réciproque; qu'il eſt faux que cette action, bien que univerſelle, ſoit l'action que la Nature emploie pour nous conſerver; qu'il eſt faux qu'un fluide soit l'intermede de cette action ; qu'il est faux qu'on puisse disposer de ce fluide, en conséquence des lois auxquelles il obéit, pour rétablir notre organisation altérée, ou, ce qui est la même chose, Monsieur, c'est-à-dire, qu'il est vrai que tout est isolé dans l'univers ; que rien n'y est cause & effet à la fois ; que les corps qui se meuvent dans l'espace, ne gravitent point les uns vers les autres ; que s'ils gravitent les uns vers les autres, le produit de cette gravitation mutuelle est indifférent à leur conservation ; qu'ils ne se développent pas ; qu'ils ne sont pas modifiés en vertu d'une loi générale ; qu'il est absurde d'employer à les réparer la loi qui les développe & qui les modifie ; que l'art de guérir ne doit pas être le résultat de la connoissance de cette loi conservatrice ; que la Nature & la Médecine se sont partagé l'empire de l'homme d'une maniere distincte ; que la Nature peut bien agir sur l'homme en état de santé, mais que lorsqu'il est malade, la Médecine doit agir à part de la Nature & hors de la dépendance de ses premieres lois (1).

---

(1) Voilà évidemment ce qui résulte & du Livre de M. Thouret & des principes de la Société Royale de

Votre Société, Monſieur, développera ſûrement quelque jour ces principes d'une maniere lumineuſe ; & l'Univers, bâti d'après le ſyſtême de vos Architectes, offrira, je n'en doute pas, dans ſa brillante incohérence, des raiſons ſatisfaiſantes de tous les phénomenes qu'il offre à notre curioſité ; vous lierez tout, parce qu'enfin tout eſt lié, avec des principes qui iſolent tout ; vous conſtruirez notre pauvre Monde ſi ſinguliérement travaillé par nos modernes Archimedes avec des inſtrumens qui ſemblent d'abord n'être propres qu'à le détruire, & on vous devra une Phyſique nouvelle, où l'enſemble des effets réſultera de la contradiction des cauſes, & où la réalité des uns naîtra de l'inſuffiſance des autres.

J'ai l'honneur d'être, &c.

Signé, MESMER.

Médecine ; car enfin, qu'eſt-ce que je dis depuis quinze ans ? Que la Médecine ne ſera jamais qu'une étrange abſurdité, qu'une ſuperſtition meurtriere, tant qu'on ne la ſera pas réſulter des lois conſervatrices de l'homme, leſquelles ne doivent & ne peuvent être autre choſe qu'une détermination particuliere des lois conſervatrices de l'Univers ; & on me conteſte cette vérité !

FIN.

TABLE.

TABLE.

Fin de la Table.